Hans-Peter Schaper
Krankenwartung und Krankenpflege

Sozialwissenschaftliche Studien

Herausgegeben von
M.-E. Hilger, W. Steffani

Heft 22
Hans Peter Schaper
Krankenwartung
und Krankenpflege

LESKE VERLAG + BUDRICH GMBH, OPLADEN 1987

Krankenwartung und Krankenpflege

Tendenzen der Verberuflichung in der ersten Hälfte des 19. Jahrhunderts

HANS-PETER SCHAPER

LESKE VERLAG + BUDRICH GMBH, OPLADEN 1987

ISBN 978-3-8100-0625-7 ISBN 978-3-322-95578-4 (eBook)
DOI 10.1007/978-3-322-95578-4

INHALTSVERZEICHNIS

0. EINLEITUNG

Der Krankenpflegeberuf zählt zu den sogenannten sozialen oder helfenden Berufen; d.h. die Leistung von Hilfe für andere Menschen wird als eine der zentralen Arbeitsinhalte angesehen. Die Aufgabe, Hilfe speziell für KRANKE Menschen zu erbringen, teilt sich die Krankenpflege mit anderen medizinisch-pflegerischen Berufen, insbesondere aber mit dem Beruf des Arztes.
Die beruflich organisierte Hilfe für kranke Menschen findet sich vor allem im Krankenhaus. Neben dem Krankenhaus gibt es zwar eine ganze Reihe anderer Einrichtungen und Institutionen, wie etwa die freie Arztpraxis, das Sanatorium oder die Familie, in denen kranken Menschen Hilfe von Mitmenschen zuteil wird. Dem Krankenhaus und den in ihm tätigen Ärzten und Pflegepersonen kommt dennoch ein besonderer Stellenwert zu.
'Gesundheit' wird im allgemeinen als ein sehr wichtiges Lebensgut begriffen. Eine ernste Erkrankung wird als Bedrohung für den körperlichen bzw. seelischen Zustand einer Person und ihrer Leistungsfähigkeit erfahren. Mit dem Schweregrad einer Erkrankung wächst daher der Grad an Aufmerksamkeit, der der Krankheit bzw. dem kranken Menschen von ihm selbst und seiner Umgebung zuteil wird. Zugleich muß der Kranke eine mehr oder weniger gravierende Einschränkung seiner sozialen Leistungs- und Kontaktfähigkeit hinnehmen. Vielleicht wird er gar außerstande sein, sich selbst zu helfen bzw. elementare Grundbedürfnisse selbst zu befriedigen; d.h. er ist nicht nur auf die Hilfe anderer angewiesen, sondern eventuell sogar von der Hilfe anderer (total) abhängig.

Das Krankenhaus ist nun aber gerade derjenige Ort, an dem die schwersten Krankheitsfälle konzentriert sind. Und die Ärzte und das Krankenpflegepersonal sind diejenigen Berufsgruppen, die unmittelbare Hilfe in der Krankheit leisten: Die Ärzte, indem sie die Ursachen einer Erkrankung aufzudecken versuchen und eine Therapie einleiten; das Krankenpflegepersonal, indem es den Patienten bei der Verrichtung seiner Grundbedürfnisse unterstützt, therapeutische Anweisungen der Ärzte ausführt und Bedingungen schafft, die dem Wohlbefinden des Patienten förderlich sind und sein Leiden lindern helfen.

Medizinische Hilfeleistungen lassen sich als primär krankheitsspezifische Maßnahmen begreifen; denn Diagnose und Therapie sind je nach Art des Krankheitsfalles verschieden.
Dagegen sind reine pflegerische Hilfeleistungen krankheitsunspezifisch. Das tägliche Waschen und Betten eines Patienten sowie die Hilfe bei der Verrichtung von Grundbedürfnissen resultieren aus der durch die Krankheit bedingten Regression der körperlichen und sozialen Leistungsfähigkeit des Kranken und bedürfen je nach Art der Erkrankung besonderer Vorgehensweisen; Tätigkeiten dieser Art finden sich jedoch auch in anderen sozialen Kontexten. Verschiedene Komposita des Wortes 'Pflege' - wie beispielsweise Säuglingspflege, Altenpflege - spiegeln dies wider. Krankenpflege scheint somit enger mit alltäglichen Dingen und nicht so sehr mit der Besonderheit einer spezifischen Krankheit verknüpft zu sein; dennoch stellt die 'alltägliche' Pflegearbeit einen elementaren Bestandteil jeglicher Versorgung von kranken Menschen dar.

Die Komplexität des Zusammenwirkens von medizinischer und pflegerischer Hilfe sowie die Bedeutung einer sachgerechten Pflege für den Verlauf einer Krankheit werden bei der Bewertung von ärztlichen und pflegerischen Leistungen vielfach nicht hinreichend gewürdigt. Heilung von einer Krankheit, d.h. die Beseitigung des 'Grundübels,' wird im Alltag zumeist als eine Leistung des Arztes begriffen. Dies ist zweifellos einer der Gründe für das hohe soziale Prestige, welches die Berufsgruppe der Ärzte in unserer Gesellschaft genießt. Geschichtlich ist dies gleichwohl weniger eine Frage der Zuschreibung als vielmehr eine Folge aktiv betriebener Professionalisierung durch die Ärzteschaft. Die Tatsache, daß im Vergleich zu den Ärzten das Krankenpflegepersonal kein allzu hohes Ansehen genießt, was sich u.a. an dem Gehaltsgefälle zeigt, ist sowohl auf die ärztliche Professionalisierung, die eine Unterordnung der Krankenpflege unter die Medizin zur Folge hatte, als auch darauf zurückzuführen, daß 'Pflege' "Alltäglichkeit" beinhaltet.

Die hierarchische Arbeitsteilung zwischen Krankenpflege und Medizin wird als eine fraglose Selbstverständlichkeit hingenommen. Auch die Tatsache, daß Krankenpflege vorwiegend von Frauen und daß der Beruf des Arztes hauptsächlich von Männern ausgeübt wird, erscheint uns - trotz der in der jüngsten Vergangenheit zunehmenden Tendenz zur 'Auflösung' geschlechtsspezifischer Berufe - allzu vertraut.

Es wird allzu oft vergessen, daß der Krankenpflegeberuf in seiner heutigen Erscheinungsform erst relativ kurze Zeit besteht. Dies zeigt u.a. ein Blick in die wenigen Lehrbücher zur Geschichte der Krankenpflege. Den Entstehungshintergründen der modernen Form von Krankenpflege wird hier nur wenig Aufmerksamkeit geschenkt. Die Unterordnung der Krankenpflege unter die Medizin und die Tätigkeit von Frauen in der Krankenpflege werden als quasi historische Universalien behandelt.

Die vorliegende Untersuchung versucht nun aufzuzeigen, daß die Grundstrukturen der uns heute bekannten Form der Arbeitsteilung zwischen Medizin und Krankenpflege erst mit der Herausbildung moderner Strukturen der Krankenversorgung im 19.Jahrhundert entstanden sind. Hierzu sind vier zentrale Thesen formuliert:

These 1: Die moderne Krankenpflege bildet sich in Dualität zu Spezialisierungsprozessen innerhalb der Medizin heraus. Das Verhältnis von Medizin und Krankenpflege wird dabei wesentlich durch eine entlastende und kompensatorische Funktion bestimmt, die pflegerische Arbeit für medizinisches Handeln erfüllt.

These 2: Die Unterordnung der Krankenpflege unter die Medizin ist eine Folge mehrerer zusammenwirkender Faktoren und Prozesse - , und zwar insbesondere:

- einer Stagnation der Entwicklung traditioneller Formen der Krankenpflege seit der Zeit des ausgehenden Mittelalters bis zum Beginn des 19. Jahrhunderts;
- einer relativ stetigen Weiterentwicklung der Medizin als Wissenschaft in dem gleichen Zeitraum;
- verstärkter Professionalisierungsbestrebungen innerhalb der wissenschaftlich gebildeten Ärzteschaft seit dem Ausgang des 18. Jahrhunderts.

These 3: Die Wiederbelebung traditioneller Formen der organisierten Pflege in den 20-er und 30-er Jahren des 19.Jahrhunderts und deren Anpassung an die Erfordernisse der Medizin und der Krankenversorgung im Krankenhaus bereiten die Durchsetzung eines modernen Konzeptes von Krankenpflege vor.

These 4: Durch die Mobilisierung weiblicher Arbeitskräfte für sozialkaritative Aufgaben und deren ideologische Legitimierung werden die Grundlagen für die Herausbildung der Krankenpflege zu einem Frauenberuf geschaffen.

Anhand der Untersuchung zeitgenössischer Quellen sowie der Aufarbeitung relevanter Sekundärliteratur sollen diese Thesen abgesichert werden. Im Vordergrund stehen dabei die Auseinandersetzung mit einem von Ärzten vertretenen Reformkonzept der Krankenpflege sowie die Darstellung der Entstehung zweier Krankenpflegeorganisationen, deren Konzepte von Krankenpflege auf Traditionen der christlichen Karitas aufbauen.
Diese Begrenzung des Untersuchungsbereiches liegt aus mehreren Gründen nahe. Erstens spiegeln sich in den untersuchten Konzepten von Krankenpflege sowohl typische zeitgenössische Sichtweisen zum Problem der Krankenpflege als auch allgemeine Tendenzen der Entwicklung des Verhältnisses von Medizin und Krankenpflege. Zweitens werden in den Konzepten erstmals Leitbilder eines "Berufes" der Krankenpflege ausformuliert, die sich auch in allen späteren Konzepten von Krankenpflege wiederfinden lassen. Für eine Untersuchung der Alltagswirklichkeit pflegerischer Arbeit, die einen Vergleich der konzeptionellen Entwürfe von Krankenpflege mit dem Pflegealltag erlaubt hätten, steht drittens hinreichend aussagefähiges Quellenmaterial leider nicht zur Verfügung. Erst umfangreichere, sich vornehmlich auf Archivmaterialien stützende und daher regional begrenzte Untersuchungen werden diese Forschungslücke füllen können.

Die zeitliche Begrenzung dieser Untersuchung auf die erste Hälfte des 19.Jahrhunderts begründet sich folgendermaßen. Der betrachtete Zeitraum stellt sowohl hinsichtlich gesellschaftlicher Strukturen der Krankenversorgung als auch hinsichtlich der Entwicklung der Krankenpflege eine Phase des Überganges dar. 'Übergangsphase' meint hier insbesondere das Nebeneinanderbestehen und die Überlagerung alter und neuer Strukturen.

In den Untersuchungszeitraum fällt der sogenannte Wandel des Hospitals zum Krankenhaus, d.h. die Herausdifferenzierung des Krankenhauses, in dem ausschließlich Kranke aufgenommen werden; im Gegensatz zum Hospital, in dem verschiedenste Kategorien sozial Hilfsbedürftiger wie Arme, Alte, Kranke, Sieche oder auch Straffällige versorgt wurden. Entgegen einer vor allem in der Literatur zur Medizin- und Krankenhausgeschichte vertretenen Auffassung gehe ich davon aus, daß als Triebfeder dieses Wandels nicht nur Veränderungen innerhalb der Medizin, sondern auch gesellschaftspolitische und wirtschaftliche Veränderungen in Betracht zu ziehen sind. Die Medizin stellte nicht die einzige gestaltende Kraft der Krankenhausorganisation sowie ihrer Zwecksetzungen und Zweckspezialisierungen dar. Im Fragenkontext dieser Untersuchung kommt gleichwohl der Medizin eine vorrangige Bedeutung zu, denn Veränderungen im Bereich der Pflege und Versorgung von Kranken im Krankenhaus erscheinen vor allem durch Entwicklungen innerhalb der Medizin beeinflußt.

Dem Wandel der Aufgabenstruktur der Krankenpflege im Krankenhaus steht das wenig anpassungsfähige System der Krankenwartung gegenüber. Die von Ärzten verfaßten Reformvorschläge stellen den Versuch dar, diese Diskrepanz zu überwinden. Dem Scheitern dieser Reformversuche liegen Ursachen zugrunde, die in gewisser Weise typisch für Situationen des strukturellen Überganges zu sein scheinen. Bezogen auf die vorliegende Problematik sind hier insbesondere Widerstände gegen Innovationen, denen die Vorreiter von Reformen durch Angehörige ihrer eigenen Berufsgruppe begegnen, sowie die von der Interessenlage der Betroffenen, der Krankenwärterinnen und Krankenwärter, abgehobene, d.h. idealistische Konstruktion von Reformkonzepten zu nennen.

Die 'Übergangsphase' ist schließlich auch dadurch gekennzeichnet, daß sich 'Lösungen' nicht im Rahmen des 'eigentlichen Geschehens', hier dem Bereich des Gesundheitswesens bzw. der medizinischen Institution des Krankenhauses, sondern außerhalb dessen anbahnen.
Die beiden untersuchten Krankenpflegeorganisationen stellen zwei Entwicklungsformen der Krankenpflege dar, in denen Traditionen sozialkaritativer Arbeit mit einer zunehmenden Anpassungsfähigkeit an Veränderungen im Bereich der Pflegearbeit verknüpft sind. Desweiteren bestehen hier Organisationsstrukturen, innerhalb derer sich auch die Mobilisierung eines neuen Arbeitskräftepotentials, nämlich der weiblichen Arbeitskraft mittlerer Sozialschichten, realisieren läßt.
Mit dem Hervortreten dieser Krankenpflegeorganisationen und ihrer zunehmenden Bedeutung auf dem Markt für Pflegedienste werden - vor dem Hintergrund einer veränderten sozialen Stellung der Frauen bürgerlicher Herkunft - die Weichen für den Übergang der Krankenpflege zu einer geschlechtsspezifischen Tätigkeit gestellt.

Die Einengung dieser Untersuchung auf die berufsmäßig ausgeübte Krankenpflege, und hier insbesondere auf die Krankenhauskrankenpflege, leitet sich in erster Linie aus dem besonderen Stellenwert ab, den die stationäre Krankenversorgung gegenwärtig einimmmt. Diese Form der Krankenversorgung steht - wie erwähnt - im Mittelpunkt öffentlicher Aufmerksamkeit, weil - seit dem 19.Jahrhundert - die als Bedrohung empfundenen Krankheiten vornehmlich im Krankenhaus behandelt werden. Aber auch die arbeitsteiligen Strukturen von Medizin und Krankenpflege sowie die berufliche Organisation der Pflegearbeit sind primär durch Strukturen der Krankenversorgung im Krankenhaus geprägt; denn das Krankenhaus ist nicht nur der Ort der Behandlung von kranken Menschen und ihrer Krankheiten, sondern auch der Ort der Ausbildung des Pflegepersonals und der Ärzte.
Es liegt daher nahe, in einer historischen Untersuchung die Krankenhauskrankenpflege besonders zu berücksichtigen.
Daß diese Eingrenzung nicht immer konsequent eingehalten werden kann, ist dadurch bedingt, daß die Form der berufsmäßig ausgeübten Krankenpflege außerhalb des Krankenhauses in der ersten Hälfte des 19.Jahrhunderts einen weitaus größeren Stellenwert einnimmt als gegenwärtig. In den untersuchten Quellen wird daher auch nicht immer konsequent zwischen der "Privatwartung" und der Krankenpflege im Krankenhaus unterschieden.

Von einer stärkeren Einbeziehung der Entwicklung der "Privatwartung" in die Untersuchung mußte aber auch abgesehen werden, weil hierfür weder hinreichend aussagefähiges Quellenmatrial noch sekundäre Untersuchungen vorliegen.
Darüber hinaus wurde berücksichtigt, daß für die außerhalb des Krankenhauses ausgeübte berufsmäßige Krankenpflege z.T. ganz andere Entwicklungsbedingungen bestanden als für die Krankenhauskrankenpflege. Eine thematische Erweiterung der Fragestellungen wäre daher notwendige Folge gewesen.

ZUR VORGEHENSWEISE UND GLIEDERUNG

Die Konkretion des Einflusses der Medizin auf die Herausbildung des Krankenhauses zu einer medizinischen Institution erfordert eine rückblickende Beschreibung des historischen Gegenstandes Hospital sowie insbesondere auch eine zusammenfassende Betrachtung von Veränderungen innerhalb der Medizin, die zeitlich den Entwicklungen des Untersuchungsbereiches vorangehen. Voraussetzung für die Darstellung des Einflusses der Medizin auf die Krankenpflege und ihrer Unterordnung unter die Medizin ist ein Rückblick auf die Geschichte der Krankenpflege (I.1.). In diesem Untersuchungsteil werde ich die im Kontext dieser Arbeit relevanten Forschungsergebnisse insbesondere der Medizin-, Hospital- und Krankenpflegegeschichte referieren.
In einem zweiten Untersuchungsschritt werden die Ausgangsbedingungen für die Auseinandersetzung mit zeitgenössischen Konzepten der Krankenpflege geklärt. Es werden zunächst Besonderheiten des modernen Krankenhauses und seiner medizinischen Zwecksetzungen aufgezeigt (I.2.) und schließlich deren Bedeutung für die Veränderung des Verhältnisses von Medizin und Krankenpflege diskutiert (I.3.). Dabei wird auch auf den Entwicklungsstand der Krankenpflege zu Beginn des 19.Jahrhunderts eingegangen. Grundlage dieser Darstellungen ist wiederum die referierende Zusammenfassung vorliegender Forschungsergebnisse. Diese werden z.T. einer Kritik unterzogen und durch eigene Schlußfolgerungen ergänzt.

Im Mittelpunkt des zweiten Kapitels steht die Untersuchung zeitgenössischer Ansätze bzw. Konzepte, die eine Reform der zu Beginn des 19.Jahrhunderts vorherrschenden Form der Krankenpflege, der Krankenwartung, zum Ziel haben und die von Ärzten getragen werden.

Dieser Untersuchungsteil stützt sich hauptsächlich auf die Untersuchung zeitgenössischen Quellenmaterials. Lediglich einzelne Aspekte der hier angesprochenen Fragen sind bereits in Arbeiten von E.SEIDLER und A.FISCHER untersucht worden.

Voraussetzung für das Verständnis und die Interpretation der untersuchten Reformkonzepte ist die Darlegung der Kritik ärztlicher Autoren an der herkömmmlichen Form der Krankenpflege, der Krankenwartung, sowie die Beschreibung der sozialen Lage und der Arbeitssituation des Krankenwartpersonals (II.1.). Praktische Ansätze zur Reform der Krankenwartung lagen insbesondere mit der Gründung von Krankenwartschulen vor, von denen hier die beiden bedeutendsten 'Schulen' sowie deren Entstehungshintergründe näher beleuchtet werden (II.2.). In der Entstehung einer neuen Literaturgattung, hier 'frühe Krankenpflegelehrbücher' genannt, spiegelt sich, daß die Abgrenzung eines pflegerischen Sach- und Wissensgebietes objektives Erfordernis der arbeitsteiligen Kooperation von Medizin und Krankenpflege darstellte. Diese Lehrbücher sind aber auch Ausdruck der Tatsache, daß die gedankliche Auseinandersetzung mit Reformideen weiter fortgeschritten war als die Versuche der praktischen Umsetzung dieser Ideen in den Krankenwartschulen (II.3.). Inhaltlich war die Abgrenzung eines pflegerischen Sach- und Wissenskomplexes eng verknüpft mit der Formulierung eines Berufsideals. Daß dabei der Erörterung von Verhaltensweisen des Wartpersonals besondere Aufmerksamkeit geschenkt wurde, erklärt sich - wie zu zeigen sein wird - daraus, daß die Ausübung der medizinischen Kunst nicht vereinheitlicht war und der Anspruch der akademisch gebildeten Ärzte auf ein Behandlungsmonopol gegenüber der herkömmlichen Verteilung heilkundlicher Kompetenzen erst noch durchzusetzen war (II.4.).

Das Scheitern der von Ärzten vertretenen Reform der Krankenwartung wirft die Frage auf, worauf die Gründung von sogenannten Krankenpflegeorganisationen in der ersten Hälfte des 19.Jahrhunderts zurückzuführen ist und weshalb insbesondere Frauen für Pflegearbeit organisiert wurden. Desweiteren wird danach zu fragen sein, weshalb diese Form der Krankenpflege sich durchsetzen konnte und ob sie eine Anpassung der Pflegearbeit an die Erfordernisse der modernen Medizin gewährleistete.

Die Frauenvereine der Befreiungskriege sind Ausgangspunkt für die Erörterung der Frage nach dem Engagement von Frauen für sozialpflegerische Arbeit (III.1.).
Als die erste Organisationsform der Krankenpflege in der ersten Hälfte des 19.Jahrhunderts wird anschließend die katholische Ordenspflege untersucht (III.2.). Im Konzept der Ordenspflege spielte die Gewinnung der weiblichen Arbeitskraft keine Rolle, obwohl hier hauptsächlich Frauen organisiert waren.
Voraussetzung für das Verständnis dafür, weshalb sich dies in der anderen Organisationsform der Krankenpflege, der Diakonissenkrankenpflege, anders darstellte (III.4.), sind die Beschreibungen von Konzepten, die im zweiten und dritten Jahrzehnt des 19.Jahrhunderts entwickelt wurden (III.3.). Abschließend werden einige ergänzende Überlegungen zur sozialen Herkunft der 'Schwestern' und ihrem Verhältnis zu den Kranken sowie zur zeitgenössischen Beurteilung der religiös motivierten 'Schwesternpflege' durch Ärzte angestellt (III.5.).

FORSCHUNGSLAGE, SEKUNDAERLITERATUR UND QUELLEN

Die Geschichte der Krankenpflege ist bislang kein Gegenstand sozialgeschichtlicher Forschungen. Selbst in der Medizin- und Krankenhausgeschichte ist der Bereich der Krankenpflege mehr oder weniger systematisch ausgespart. Bezeichnenderweise wird auch in dem kritischen Forschungsbericht von A.LABISCH, in dem nahezu alle relevanten Aspekte der Sozialgeschichte der Medizin berührt werden, die Krankenpflege mit keinem Wort erwähnt (1). Unverständlich erscheint desweiteren, daß in dem kürzlich von O.ZETTEL herausgegebenen Sammelband "Gesundheitsberufe, Studien zu ihrer Entstehung und Veränderung" die Krankenpflege als "nicht-ärztlicher Beruf" ausgespart bleibt (2).
Bemerkenswert ist aber vor allem, daß, obwohl die "Geschichte der Krankenpflege" obligatorischer Bestandteil des Faches Berufskunde in der Krankenpflegeausbildung war und heute in einigen Bundesländern auch noch ist, es nur insgesamt vier Schriften gibt, die den Anspruch erheben, Lehrbuch zur Geschichte der Krankenpflege zu sein bzw. den Unterricht unterstützendes Material aufzubereiten.

- Die "Geschichte der Krankenpflege" von E.BAUER hat nicht nur wegen der dilettantischen und unkritischen Aneinanderreihung von Ereignissen, sondern auch aufgrund der teilweise fehlerhaften Wiedergabe von Fakten und Zusammenhängen, die nicht zuletzt durch die von dem ehemaligen "Lehroberpfleger" vorgenommene laienhafte Materialauswahl bedingt sein dürfte, als für Unterrichtszwecke wenig geeignet zu gelten (3).

- Entsprechend dem Anspruch der Autorin stellt die Broschüre zur "Geschichte der Krankenpflege, Leitfaden für den Schwesternunterricht" von L.KATSCHER lediglich eine zusammenfassende Darstellung älterer Beschreibungen zur Geschichte der Krankenpflege dar. Übernommen wird damit auch eine traditionelle, personen- und institutionenorientierte Geschichtsauffassung (4).

- Als Standardwerk zur Geschichte der Krankenpflege ist zweifellos das inzwischen in fünfter Auflage erschienene Lehrbuch E.SEIDLERs "Die Geschichte der Pflege des kranken Menschen" zu bezeichnen (5). Diese Arbeit stellt die bislang fundierteste Beschreibung der Geschichte der Krankenpflege von ihren Anfängen bis ins 19.Jahrhundert dar. E.SEIDLER ist im übrigen der einzige deutsche Medizinhistoriker, der u.a. die Krankenpflege zum Gegenstand seiner Forschungen gemacht hat. Ein Manko dieses Unterrichtswerkes stellt m.E. der Sachverhalt dar, daß die historische Betrachtung der Krankenpflege mit dem Beginn des 19.Jahrhunderts endet. Entwicklungstendenzen der Krankenpflege zu einem Beruf und der Pflegearbeit im modernen Krankenhaus werden lediglich angedeutet. Dabei dürfte gerade die Geschichte der Krankenpflege des 19. und 20. Jahrhunderts im Unterricht von Krankenpflegeschülern den Hauptansatzpunkt zu einer kritischen, auf die Verhältnisse in der gegenwärtigen Krankenpflege bezogenen Auseinandersetzung mit der Geschichte des Pflegeberufes darstellen.
  Hingewiesen sei in diesem Zusammenhang auf eine von Angehörigen des Pflegeberufes verfaßte Broschüre zur Geschichte der Krankenpflege unter dem Nationalsozialismus, die als ein Hinweis darauf gewertet werden kann, daß durchaus ein Bedürfnis nach einer kritischen Auseinandersetzung mit der Geschichte des Pflegeberufes besteht (6).

- Hinsichtlich der Behandlung der Geschichte der Krankenpflege in der ersten Hälfte des 19.Jahrhunderts stellt schließlich die kommentierte Quellenedition von A.STICKER, der ehemaligen Leiterin des Agnes-Karll-Archivs in Kaiserswerth, für die Unterrichtsvorbereitung ein unverzichtbares Hilfsmittel dar (7). Die vorliegende Untersuchung verdankt dieser Schrift eine Reihe von wichtigen Literaturhinweisen sowie auch Anregungen inhaltlicher Art.

Allenfalls für eine erste Orientierung zur Geschichte der Krankenpflege dienlich sind verschiedene, rein deskriptive, aber immerhin einen allgemeinen Überblick vermittelnde Artikel in der Krankenpflegefachpresse, in Lehrbüchern zur Krankenpflege sowie in anderen Arten von Veröffentlichungen (8).

Sowohl in diesen Artikeln als auch in den "Lehrbüchern" von F.BAUER und L.KATSCHER ist Geschichte der Krankenpflege vielfach eingeengt auf 'Geschichten' über einzelne hervorragende Persönlichkeiten und deren Idealismus sowie auf die sogenannte Organisationsgeschichte. In diesen Veröffentlichungen setzen sich mehr oder weniger deutlich Traditionen einer Geschichtsschreibung durch, die sich gegen Ende des 19.Jahrhunderts herausgebildet haben. Seit diesem Zeitpunkt finden sich in Periodika aus dem medizinischen Bereich oder aus dem Verbandswesen Artikel zur Geschichte der Krankenpflege, die zumeist von Ärzten verfaßt wurden (9). Darüber hinaus gibt es auch entsprechende veröffentlichte Reden zu feierlichen Anlässen (10). Nach der Jahrhundertwende werden Aufsätze zur Geschichte der Krankenpflege mehr oder weniger obligatorischer Bestandteil von Lehr- und Handbüchern der Krankenpflege.

Typisch für die traditionelle Sichtweise von Geschichte der Krankenpflege ist, daß die historische Legitimierung aktueller Leitbilder des Krankenpflegeberufes implizit oder explizit Ziel dieser Darstellungen ist. Nicht selten spielt dabei der scheinbare Nachweis von Universalien der Pflege kranker Menschen, wie z.B. der altruistischen Hinwendung der Pflegenden zum Kranken, eine wesentliche Rolle.

Im Vergleich zu den Veröffentlichungen vom Ende des 19. und dem Beginn des 20.Jahrhunderts werden Veränderungen lediglich in der sozialen Zusammensetzung der Autorenschaft und im Stil der Darstellungen sichtbar. Es sind nicht mehr allein nur Ärzte, die sich literarisch mit der Geschichte der Krankenpflege auseinandersetzen, sondern auch Angehörige des Pflegeberufes selbst. Im Stil und in der Begriffswahl sind Anpassungen an den vorherrschenden Sprachgebrauch und an Sprachgewohnheiten festzustellen.

Zusammenfassend ist zu sagen, daß mit Ausnahme von E.SEIDLER und A.STICKER die Geschichtsschreibung der Krankenpflege von geschichtswissenschaftlichen Laien getragen wird und daß sie immer noch stark von traditionellen Sichtweisen beeinflußt ist (11).

Charakterisieren läßt sich der Zustand der Geschichtsschreibung zur Krankenpflege trotz bzw. gerade wegen der oben skizzierten 'Forschungslage' als ein Zustand der 'Geschichtslosigkeit' der Krankenpflege. Damit ist zum Ausdruck gebracht, daß es keine Geschichte des Alltages pflegerischer Arbeit und keine Sozialgeschichte der Subjekte und der Objekte von Krankenpflege gibt. Diese "Geschichtslosigkeit" der Krankenpflege kann m.E. darauf zurückgeführt werden, daß im Gegensatz zur medizinischen die pflegerische Hilfe für Kranke auch den Charakter von "Alltäglichkeit" trägt. Alltägliches braucht nicht aufgeschrieben zu werden, da es dem Träger ohnehin mehr als vertraut ist. Alltägliches stellt kein BESONDERES Thema dar (12). Diese These vom Zusammenhang von "Alltäglichkeit" und "Geschichtslosigkeit" bestätigt sich implizit auch dadurch, daß es eine nahezu unübersehbare Fülle an medizingeschichtlicher Literatur gibt. Medizinisches Handeln trägt - zumindest in seiner schulmäßigen Form - immer auch den Charakter des Besonderen, des 'Nicht-Alltäglichen' (13).

Beurteilt man die Forschungslage zur Krankenpflegegeschichte nicht nach dem Gesichtspunkt der Kontinuität traditioneller Sichtweisen, sondern danach, inwiefern auch der Alltag pflegerischer Arbeit thematisiert wird, dann ist hinzuzufügen, daß lediglich in der genannten Schrift von A.STICKER sowie in zwei biographischen Arbeiten der Autorin Ansätze hierzu vorliegen.

Ein Vergleich dieser Situation der Forschungslage zur Geschichte der Krankenpflege im deutschsprachigen Raum mit derjenigen im amerikanischen Sprachraum zeigt, daß dort ein größeres Interesse an der History of Nursing besteht. Dies zeigt sich sowohl in Veröffentlichungen in der Krankenpflegefachpresse (14) als auch daran, daß es eine ganze Reihe von Lehrbüchern zur History of Nursing gibt (15) und daß vereinzelt ein Bemühen um die Integration der History of Nursing in die Social History und die History of Politics erkennbar ist (16). Es ist zu vermuten, daß Besonderheiten der spezifisch amerikanischen Professionalisierung im Bereich der Krankenpflege hierbei eine nicht unwesentliche Rolle spielen.
Bedeutsam erscheint schließlich, daß, gemessen an Lehrbüchern zur History of Nursing, die Krankenpflegegeschichtsschreibung in den USA eine gewisse Tradition hat. Die wohl umfangreichste und bedeutendste ältere Schrift ist das dreibändige, zwischen 1907 und 1912 veröffentlichte Werk von M.A.NUTTING/L.L.DOCK, welches wenig später von Agnes Karll ins Deutsche übersetzt wurde (17). Diese Arbeit stellt zweifellos das Standardwerk zur Geschichte der Krankenpflege dar; in ihm nimmt nicht nur die Darstellung der Entwicklung der Krankenpflege in Deutschland einen breiten Raum ein, es legt auch auf die Darstellung des Pflegealltages einen besonderen Akzent.

Dafür, daß bislang von der amerikanischen Geschichtsschreibung zur Krankenpflege keine Impulse auf die Weiterentwicklung im deutschsprachigen Raum ausgegangen sind, gibt es mehrere Erklärungen. Die Verschiedenheit des amerikanischen Krankenpflegesystems und die weit fortgeschrittene Professionalisierung des Krankenpflegeberufes dürften hierbei ebenso eine Rolle spielen wie die Tatsache, daß sich die deutsche Medizingeschichtsschreibung noch kaum der Sozialgeschichte der Medizin zugewandt hat. Die Krankenpflege gerät daher hier gar nicht erst ins Blickfeld. Impulse für sozialgeschichtlich orientierte Untersuchungen zur Krankenpflege sind dagegen von seiten der berufssoziologischen Forschung und der Frauengeschichtsforschung zu erwarten. Als ein erster Ansatz in diese Richtung ist die empirische Untersuchung von I.OSTNER/ A.KRUTWA-SCHOTT "Krankenpflege - ein Frauenberuf?" zu werten, die auf der exemplarischen historischen Analyse zweier Phasen der Entwicklung der Krankenpflege im 19. Jahrhundert und zu Beginn des 20. Jahrhunderts aufbaut (18). Wenn auch in den berufssoziologischen Untersuchungen zur Frauenarbeit von E.BECK-GERNSHEIM und I.OSTNER (19) empirische Aussagen zur Krankenpflege nur am Rande auftauchen, so ergeben sich aus diesen beiden theoretisch orientierten Analysen zur Frauenarbeit für sozialgeschichtliche Untersuchungen zur Krankenpflege eine Reihe von interessanten und neuen Fragestellungen. In ihrer Diplom-Arbeit versucht C.BISCHOFF erstmals diese Ansätze auf die Geschichte der Krankenpflege anzuwenden (20).

Die vorliegende Arbeit versteht sich als ein Versuch, die 'Lücke' sozialgeschichtlicher Forschungen zur Krankenpflege zu füllen. Dieser Versuch stellt sowohl eine Ergänzung zu der Arbeit von A.STICKER als auch zu der oben erwähnten Untersuchung von I.OSTNER/A.KRUTWA-SCHOTT und einer von C.BISCHOFF projektierten Untersuchung zu Ideologemen des Frauenberufes Krankenpflege, in der die Entwicklung der zweiten Hälfte des 19.Jahrhunderts und im 20.Jahrhundert im Vordergrund stehen, dar.

Aus der skizzierten Forschungslage ergibt sich, daß nur in Teilbereichen dieser Untersuchung auf Vorarbeiten zurückgegriffen werden konnte, die speziell die Krankenpflege zum Untersuchungsgegenstand haben. Soweit erforderlich finden sich jeweils zu Beginn eines Unterabschnittes Hinweise auf die wichtigsten Untersuchungen sowie gegebenenfalls Anmerkungen zur Forschungslage angesprochener Themenbereiche.

Ausgewertet wurden für diese Untersuchung die relevante Sekundärliteratur zur Medizin-, Kranken- und Krankenpflegegeschichte sowie Literatur zur Geschichte der Sozialpflege und der Frauenarbeit.
Einbezogen wurden dabei auch Veröffentlichungen, in denen sich die Autoren vornehmlich auf ereignisgeschichtliche Darstellungen beschränken. Die Heranziehung solcher Veröffentlichungen erschien vor allem dann als problematisch, wenn Angaben aufgrund fehlender Quellennachweise grundsätzlich nicht überprüfbar waren, wie dies bei älteren Schriften durchweg der Fall ist. Übernommen wurden in dieser Arbeit daher Angaben nur dann, wenn sie aufgrund der Kenntnis übergeordneter Zusammenhänge als wahrscheinlich gelten konnten.
Soweit Sekundärliteratur aus der Zeit vor und nach der Wende zum 20.Jahrhundert benutzt wurde, war ein besonderes Augenmerk auf quellenkritische Gesichtspunkte zu richten. Insbesondere bei Darstellungen zur sogenannten Geschichte der christlichen Liebestätigkeit waren die z.T. konfessionell bedingten Interpretationen der Autoren und die beschreibende Wiedergabe von Ereignissen und Zusammenhängen sowie deren autorenspezifische Akzentuierung nicht immer klar voneinander zu trennen.

Von einer Einbeziehung von Archivmaterialien wurde abgesehen, denn dies hätte entweder den gesetzten Rahmen dieser Arbeit gesprengt oder aber eine enge regionale Begrenzung der Untersuchung erfordert.
Es wurden vielmehr schwerpunktmäßig zeitgenössische Quellen ausgewertet, die in der Form von Veröffentlichungen vorliegen und im Hinblick auf die behandelten Fragenkomplexe insofern ein vergleichsweise homogenes Schrifttum darstellen, als die Autoren bestimmten sozialen Gruppen angehören, ein spezifisches Interesse an der Auseinandersetzung mit Fragen der Pflege kranker Menschen haben und daher auch ähnliche Problemkreise thematisieren.
Bei der Behandlung der Diakonissenkrankenpflege wurde von dieser Vorgehensweise abgewichen, denn für diesen Themenbereich kann die Forschungslage als relativ gut entwickelt bezeichnet werden. Darüber hinaus hat diese Organisationsform der Krankenpflege einen regional begrenzten Entstehungsbezug, was die Berücksichtigung archivalischer Quellen, die insbesondere in den Arbeiten von A.STICKER umfangreich dokumentiert sind, rechtfertigt.
Im übrigen wurde, soweit in Ausnahmefällen die hier gezogene Grenze zwischen archivalischen Quellen und zeitgenössischen Veröffentlichungen überschritten wurde, dies an Ort und Stelle vermerkt.

KAPITEL I

HISTORISCHE RUECKBLICKE AUF DEN WANDEL VON MEDIZIN, HOSPITAL UND KRANKENPFLEGE

In kurzen historischen Rückblicken werde ich die Entwicklung der Medizin, des Hospitals und der Krankenpflege vom Mittelalter bis zum Beginn des 19.Jahrhunderts beleuchten. Die Aufgliederung der Darstellung in die drei genannten Bereiche ist an vorgegebenen Strukturen relevanter Forschungszweige orientiert. Inhaltlich rechtfertigt sich diese Aufgliederung dadurch, daß sich die Anfänge der modernen, naturwissenschaftlich orientierten Medizin zunächst unabhängig von der Entwicklung des Hospitals und der sogenannten organisierten Pflege entwickelten. Die Geschichte der Krankenpflege ist dagegen auf vielfältige Weise mit der Geschichte des Hospitals verflochten. Eine getrennte Darstellung beider Bereiche empfiehlt sich dennoch, denn es sollen auch Besonderheiten des Verhältnisses der pflegerischen zur medizinischen Praxis behandelt werden.

Die Rückblenden sollen einen Eindruck von der Verschiedenheit traditioneller und moderner Formen der Krankenversorgung vermitteln. Darüber hinaus stellen sie eine Voraussetzung für das Verständnis sowie auch für die Einschätzung von Entwicklungen innerhalb der Krankenpflege in der ersten Hälfte des 19.Jahrhunderts dar. Es soll insbesondere aufgezeigt werden, daß

- sich eine Dominanz der wissenschaftlichen Medizin in der medizinischen Versorgung erst im 19.Jahrhundert herausbildete (Abschnitt I.1.1.);
- das Hospital keine Anstalt ausschließlich für kranke Menschen, mithin keine medizinische Institution darstellte (Abschnitt I.1.2.);
- die mittelalterliche Krankenpflege eine religiöse Institution war und daß es vor dem 19.Jahrhundert keine ausgesprochen arbeitsteilig orientierte Kooperation von Medizin und Krankenpflege gab (Abschnitt I.1.3.).

Anschließend wird diskutiert, inwiefern aufgrund des sogenannten Einzuges der Medizin ins Hospital diese Einrichtung zu einer medizinischen Institution, dem Krankenhaus, umgestaltet wurde. Es soll u.a. verdeutlicht werden, daß die Herausbildung einer Institution wie die des Krankenhauses einerseits (Abschnitt I.2.) und die Entstehung eines abgrenzbaren Pflegesektors im Krankenhaus andererseits (Abschnitt I.3.) wesentliche Voraussetzungen für die Weiterentwicklung der modernen Medizin darstellten.

I. 1. ASPEKTE DER ENTWICKLUNG DER MEDIZIN, DES HOSPITALS UND DER KRANKENPFLEGE VOM MITTELALTER BIS ZUM BEGINN DES 19.JAHRHUNDERTS

I. 1.1. DIE ENTWICKLUNG DER MEDIZIN

Die Medizingeschichtsschreibung ist vorwiegend wissenschaftsgeschichtlich orientiert. Ansätze sozialgeschichtlicher Fragestellungen in ihr sind bislang noch recht selten (1).

Nimmt man die Standardwerke der Medizingeschichte als Maßstab, so ist zu konstatieren, daß in ihnen zwar die bis zum Beginn des 19.Jahrhunderts bestehende Vielfalt an Heilberufen Erwähnung findet, daß jedoch primär die Vertreter einer "gelehrten Medizin" (2) sowie ihre "Entdeckungen" als relevante Objekte der Wissenschaftsgeschichte der Medizin und damit auch der Geschichte der Medizin begriffen werden (3).

Dies mag z.T. darin begründet sein, daß "Volksmediziner" vor allem auf praktisches heilkundliches Handeln ausgerichtet waren und daher weniger zur Weiterentwicklung des systematischen - d.h. von der alltäglichen Praxis abstrahierenden - medizinischen Wissens beigetragen haben. Und gerade weil volksmedizinisches Wissen sich primär in der heilkundlichen Praxis vergegenständlichte, findet es sich weniger offenkundig dokumentiert als das ins Medium der Schrift gegossene Wissen der Gelehrtenmedizin (4).
In Betracht zu ziehen ist aber auch die nachweisliche Manipulation und Herabsetzung volksmedizinischen Wissens durch die Träger der Gelehrtenmedizin (5). Hierbei handelt es sich offensichtlich um Momente einer "Strategie der Verselbständigung" (6), also um Akte der Professionalisierung der wissenschaftlich orientierten Medizin.
Die Einengung der Medizingeschichtsschreibung auf die Beschreibung und Untersuchung des als wissenschaftlich apostrophierten medizinischen Wissens erweist sich damit in gewisser Weise selbst als ein Akt von Professionalisierungsgeschichte der Medizin, der von Trägern eben dieser Profession konzipiert und verfaßt ist (7).

Es erscheint wenig verwunderlich, daß einer der ersten und wohl bedeutendsten Versuche, neuzeitliche Medizingeschichte aus einer sozialgeschichtlichen Perspektive zu schreiben, von einem Nicht-Mediziner, von dem amerikanischen Naturwissenschaftler SHRYOCK, unternommen wurde (8).

Ziel der nachfolgenden Darstellung ist es aufzuzeigen, daß sowohl in der Gelehrtenmedizin des Mittelalters als auch in der naturwissenschaftlich orientierten Medizin der Neuzeit Theorie und Praxis auseinanderfielen. Der Beitrag der wissenschaftlichen Medizin für die Krankenversorgung der Bevölkerung war zunächst äußerst gering. Die Versorgung von Kranken wurde bis ins 19.Jahrhundert hinein von verschiedenen Gruppen und Subgruppen nicht wissenschaftlich gebildeter Ärzte gewährleistet. Die Evidenz der Frage nach den Ursachen dafür, weshalb sich die wissenschaftliche Medizin im 19. Jahrundert dennoch das Monopol der medizinischen Versorgung eroberte, liegt nahe.
Anhand einer aspekthaften Diskussion des Paradigmenwechsels der wissenschaftlichen Medizin im Übergang vom Mittelalter zur Neuzeit sowie der Erörterung von Tendenzen der Professionalisierung des ärztlichen Handelns wird hierauf eine Antwort gegeben. Dabei wird zugleich auf das Besondere des naturwissenschaftlichen Krankheitsverständnisses eingegangen (9).

Ausgangspunkt meiner Darlegungen sind einige Überlegungen zum Verhältnis von Theorie und Praxis in der scholastischen Medizin (10).

Eine in der Medizingeschichtsschreibung vieldiskutierte und zugleich sehr umstrittene Frage gilt dem Einfluß des Christentums auf die abendländische Heilkunde des Mittelalters. Im Zentrum steht dabei die These von einer relativen Wissenschaftsfeindlichkeit der christlichen Lehre und ihrer Repräsentanten. Nach dem christlichen Krankheitsverständnis war Krankheit eine Prüfung und/oder Strafe Gottes. Von Gott gegeben, wurde Krankheit auch von Gott wieder genommen; so waren dem menschlichen Eingriff in das Krankheitsgeschehen tendenziell Grenzen gesetzt. Vielfach wird daher ein retardierender Einfluß des Christentums auf die Entwicklung von Theorie und Praxis der mittelalterlichen Heilkunde vermutet (11).
Dieser Zusammenhang kommt exemplarisch zum Ausdruck in der von dem Konzil von Tours verfügten Formel: "Die Kirche vergießt kein Blut". Den gelehrten Medizinern - zumeist geistlichen Standes (Weltklerus) - wurde damit die chirurgische Betätigung untersagt. Dies führte in der Konsequenz dazu, daß bis zum 18.Jahrhundert lediglich die Innere Medizin als wissenschaftliche Disziplin, die Chirurgie - und schon lange die an volksmedizinischen Kenntnissen orientierte Tätigkeit der Bader - hingegen als Handwerk galt (12)(13).

Die scholastische Medizin wird auch als "Bibliotheksmedizin" bezeichnet, die nach ACKERKNECHT eher als eine in "Schulen" gelehrte, spekulative Philosophie gelten kann und sich vor allem durch akademische Beredsamkeit auszeichnete (14).

Bei SEIDLER findet sich hierfür ein illustratives Beispiel:
Die sozialhygienischen Maßnahmen zur Zeit der Pest um 1348 zählt er zu den "hervorragendsten Leistungen des Mittelalters", und er sieht hierin die ersten Ansätze zu einem öffentlichen Gesundheitswesen (15). Als eine Besonderheit wird von SEIDLER hervorgehoben, daß in den Gutachten von Ärzten **präventive** Vorschriften in den Vordergrund traten.
FISCHER betont demgegenüber "die eifrige **literarische** Tätigkeit" der "deutschen Ärzte im Kampf gegen die Pest" und weist somit implizit darauf hin, daß die wissenschaftliche Heilkunde hier nicht als Agens auftrat. Vielmehr nahm sie eine vornehmlich reaktive Rolle ein und blieb in therapeutischer Hinsicht bedeutungslos (16). Die sozialhygienischen Maßnahmen waren, wie im übrigen auch SEIDLER bemerkt, "Reaktionen der betroffenen Gesellschaft selbst, während die Medizin dem Geschehen machtlos gegenüberstand" (17).

Die Feststellung einer praktisch-therapeutischen Irrelevanz der Gelehrtenmedizin macht zwei Fragen evident. Welche Personengruppen gewährleisteten eine Krankenversorgung der Bevölkerung? Welchen Prinzipien waren die gelehrten Mediziner verpflichtet?

Zunächst ist festzuhalten, daß die gelehrten Mediziner allein schon wegen ihrer relativ geringen Anzahl das bestehende Bedürfnis nach Krankenversorgung nicht befriedigen konnten. Aufgrund der erwähnten Ausgrenzung der Chirurgie aus der wissenschaftlichen Heilkunde waren sie darüber hinaus in ihrem heilkundlichen Handeln prinzipiell eingeschränkt.
Der Großteil der Versorgungsleistungen wurde von "Volksärzten" (18) - d.h. von einer Vielzahl unterschiedlichster Personengruppen mit verschiedensten mehr oder weniger spezifischen Fertigkeiten und Kenntnissen

(19) - bewältigt. Diese heilkundlich tätigen Personen waren "im Volk oder nahe am Volke tätig". Sie hatten keinen Zugang zur Gelehrtenmedizin (20). Sie waren in der Regel handwerksmäßig ausgebildet und stützten sich in ihrem Handeln auf probate Prinzipien heilkundlicher Empirie und der in die Volksmedizin eingegangenen Elemente der Diätetik (21).
Soweit die gelehrten Mediziner ebenfalls heilkundlich tätig waren, unterschieden sich die Prinzipien ihres Handelns kaum von denen der "Volksärzte" (22). Die geringe therapeutische Bedeutung der scholastischen Medizin spiegelt sich also selbst noch auf der Ebene des heilkundlichen Handelns der gelehrten Mediziner wider.

Dennoch zeichneten sich in den spätmittelalterlichen Städten erste Bestrebungen der "Verselbständigung des ärztlichen Handelns" (23) ab, die von akademisch gebildeten Ärzten getragen wurden.
Ich werde hier diese frühen Ansätze der Verselbständigung der wissenschaftlichen Medizin im Zusammenhang mit Aussagen über die Stellung der Frau in der mittelalterlichen Heilkunde diskutieren; denn die sogenannte Verdrängung der Frau aus der Heilkunde erklärt, weshalb die wissenschaftliche Medizin des 19. Jahrhunderts eine 'rein' männliche Profession darstellte.

Zu dem Kreis der heilkundlich Tätigen gehörten immer auch Frauen, sei es als Hebammen, Frauen- und Augenärztinnen mit vorwiegend handwerksmäßiger Ausbildung und Praxis (24) oder in rein volksmedizinischer Tradition als "weise Frauen" (25). Es kann festgehalten werden, daß zumindest im Mittelalter die heilkundliche Betätigung grundsätzlich beiden Geschlechtern offenstand (26).

Seit dem 16.Jahrundert läßt sich jedoch ein Rückgang der Ausübung der Heilkunde durch Frauen konstatieren. BECKER/U.A. sprechen thesenhaft von der "Verdrängung der Frau" aus der Medizin mit dem Beginn der Neuzeit (27). Tatsächlich wurden bereits mit dem Erstarken der scholastischen Medizin Frauen von dem Besuch der Universitäten ausgeschlossen (28), und sie blieben es bis zum Ende des 19.Jahrhunderts. In geschlechtsspezifischer Hinsicht mußte sich daher, zumindest in dem Maße wie die Bedeutung der akademischen Bildung für den ärztlichen Stand zunahm, eine eindeutige männliche Dominanz in den der wissenschaftlichen Medizin zuzurechnenden Bereichen der Heilkunde bemerkbar machen.

Weiterhin kann darauf verwiesen werden, daß die spätmittelalterlichen Medizinalordnungen nicht nur als Reaktionen auf die sich in den Städten zunehmend als Problem erweisenden Hygieneprobleme verstanden werden können (29). Sie fungierten auch als Instrument einer ärztlichen Standespolitik. MANN spricht von dem Versuch zur "Monopolisierung der Sicherung der Berufsarbeit im Heilwesen" (30).

Dies impliziert, daß von diesen ersten Ansätzen zur Professionalisierung ärztlichen Handelns nicht allein weibliche Heilkundige betroffen waren. Diese Abgrenzungsbestrebungen dürften sich vielmehr gegen alle verschiedenen Gruppen der 'Volksärztinnen' und "Volksärzte" gerichtet haben. Gleichwohl gibt es Anzeichen dafür, daß Frauen hiervon in besonderer Weise betroffen waren. Die Annahme eines "Verdrängungsprozesses" der Frau aus der Heilkunde kann daher als eine berechtigte Hypothese gelten, deren Gültigkeit für den Bereich der Geburtshilfe und des Hebammenwesens bereits bestätigt wurde.
In den Hebammenordnungen nahmen seit dem 16.Jahrhundert restriktive Bestimmungen zu, welche die Autonomie der Hebammen zunehmend einschränkten (31). Daß diese Tendenz nicht auf rein medizinisch-sachliche und

wissenschaftlich-rationale Ursachen zurückzuführen ist, - wie einige (männliche) Medizinhistoriker meinen - liegt angesichts der politisch-wirtschaftlichen Bedeutung der von den "weisen Frauen" beherrschten Schwangerschaftsverhütung und der Relevanz des Geburtsvorganges für die Erbfolge auf der Hand (32).
Es wird weiteren Untersuchungen über die Entwicklung der heilkundlichen Praxis von Frauen vorbehalten sein, die mit der oben erwähnten These generalisierte Aussage zu erhärten. Dabei wird jedoch, mehr als es in bisherigen Untersuchungen seitens der Frauengeschichtsforschung der Fall ist, dem Umstand Rechnung zu tragen sein, daß nicht allein weibliche "Volksärzte" aus der Heilkunde verdrängt wurden. Unbestritten ist gleichwohl die Tatsache eines Rückganges der Betätigung von Frauen in der Heilkunde seit dem Beginn der Neuzeit; d.h. daß Grundlagen einer geschlechtsspezifischen Arbeitsteilung von Medizin und Krankenpflege lange vor Beginn des 19.Jahrhunderts geschaffen waren.
Es ist deutlich geworden, daß Bestrebungen zur Verselbständigung ärztlichen Handelns zunächst einmal wenig mit der praktischen Relevanz der Leistungen einer bestimmte Gruppe von Ärzten zu tun hatten. Dieser Gesichtspunkt soll im folgenden noch vertieft werden. Bevor dies geschieht, werde ich mich jedoch den sich seit dem Beginn der Neuzeit abzeichnenden Anfängen einer naturwissenschaftlich orientierten Medizin zuwenden.

Andreas Vesal veröffentlichte Mitte des 16.Jahrhunderts ein umfangreiches Werk unter dem Titel "Vom Bau des menschlichen Körpers in sieben Büchern", welches "unzweifelhaft den Anfang der medizinischen Grundlagenforschung auf dem Boden exakter Naturbeobachtung bedeutete" (34) und worin grundlegende Irrtümer der über Jahrhunderte hinweg in der Galenschen Tradition stehenden, spekulativen mittelalterlichen Anatomie aufgedeckt wurden (35).
Der entscheidende Vorstoß gegen Galens Humoraltheorie und damit der Vollzug eines radikalen Bruches mit "den erstarrten Traditionen der mittelalterlichen Medizin" (36) geht auf Paracelsus zurück. Er setzte der scholastischen Autoritätengläubigkeit ein eigenes - gleichwohl noch in alter Tradition sich in der Bezugnahme auf die göttliche Autorität legitimierendes - Natur- und Weltbild entgegen und postulierte die Erkennbarkeit der natürlichen Zusammenhänge. Sein Bruch mit der Vergangenheit dokumentiert sich auch darin, daß er seine medizinischen Schriften in seiner Muttersprache verfaßte (37).

Ich verzichte hier darauf, auf die verschiedenen Entwicklungsphasen der Übernahme naturwissenschaftlicher Methoden und Denkweisen in die Medizin einzugehen. Entscheidend erscheint mir der Hinweis, daß sich mit dem naturwissenschaftlichen Paradigma das Verhältnis der wissenschaftlichen Medizin zur Natur und den Naturerscheinungen - und folglich auch das Krankheitsverständnis - veränderte. Indem man mit neuen Methoden daran ging, die Dinge zu messen, die man beobachtete, wurde Krankheit zu einem Naturereignis "im Körper" vergegenständlicht und nicht mehr als Phänomen "des Körpers" begriffen (38). Es wurde also die für das christliche Krankheitsverständnis typische gedankliche Verknüpfung von Krankheit und Krankheitsverlauf mit dem Tun und Handeln des betreffenden Menschen aufgelöst. SHRYOCK beschreibt dies folgendermaßen:

"Wo die Alten einen unzertrennbaren Zusammenhang zwischen dem Patienten und seiner Krankheit gesehen hatten, nahm Sydenham am Patienten gewisse Krankheitssymptome wahr, die er auch an anderen

beobachtet hatte und wiederzusehen erwartete. Mit anderen Worten, er machte einen Unterschied zwischen dem Kranken und seiner Krankheit und objektivierte die letztere als ein Ding an sich." (39)

Die in der Denkweise der naturwissenschaftlichen Medizin angelegte und in der Anwendung von auf Naturbeherrschung gerichteten Methoden vollzogene Vergegenständlichung von Krankheit führte zu einem Konzept von Medizin, in dem Krankheit als prinzipiell beherrschbar erschien, in dem jedoch die naturverhaftete Körperlichkeit von Krankheit - respektive der Mensch als biologisches und soziales Wesen - tendenziell als Störfaktor empfunden wurde (40).
Im weiteren Verlauf der Untersuchung werde ich aufzeigen, daß durch ein solches Konzept von Medizin bestimmte Strukturen der Arbeitsteilung von Medizin und Krankenpflege vorgegeben waren.

Der Übergang von der mittelalterlichen Medizin zur Medizin der Neuzeit läßt sich auch als ein Paradigmenwechsel von der Naturbezogenheit zur Naturbeherrschung in der Medizin begreifen (41). Diese Entwicklung vollzog sich nicht als ein wissenschaftsinterner Prozeß. Sie ist vielmehr als Teil eines "gesamtgesellschaftlichen Rationalisierungsprozesses" zu begreifen, der die Gesamtheit traditioneller Denkweisen sowie überkommene Arbeits- und Lebensformen überhaupt veränderte (42).

Auf das vielschichtige Verflechtungsverhältnis und die Wechselbeziehungen von Entwicklungen im Bereich der Naturwissenschaft einerseits und im Bereich der naturwissenschaftlichen Medizin andererseits sowie der Abhängigkeit der Entwicklung der Medizin von sozialen, wirtschaftlichen und politischen Faktoren kann hier nicht im einzelnen eingegangen werden (43). Festzuhalten ist jedoch, daß der Übergang zum naturwissenschaftlichen Paradigma gekennzeichnet war durch eine sich über mehrere Jahrhunderte hinziehende Auseinandersetzung naturwissenschaftlicher mit traditionellen Denkweisen und Methoden. Diese Auseinandersetzung kann selbst zu Beginn des 19.Jahrhunderts noch nicht als abgeschlossen gelten.

Auf die Frage, seit wann und in welcher Weise diese neuen Denkweisen in die Praxis ärztlichen Handelns hineinwirkten bzw. diese zu strukturieren begannen, werde ich in einem späteren Abschnitt dieser Arbeit, in dem ich mich mit dem Ende des 18.Jahrhunderts einsetzenden Wandel vom Hospital zum Krankenhaus auseinandersetze, näher eingehen.
An dieser Stelle beschränke ich mich darauf, exemplarisch auf einige Probleme der Überwindung der Trennung von Theorie und Praxis in den Anfängen der modernen Medizin hinzuweisen.

Eines der "Kernprobleme der Abhängigkeit der Medizin von sozialen Faktoren" (44) war, daß die Ärzte, die als einzige Wissenschaftler eine "lebenswichtige Kunst" ausübten, am Krankenbett zum Handeln gezwungen waren. Sie konnten nicht etwa wie andere Forscher ihr Urteil hinausschieben und warten bis die neuen Theorien ausgereift waren, bis sich aus ihnen praktische Folgerungen für Diagnose und Therapie deduzieren ließen. Während die wissenschaftliche Medizin auf der Ebene der Theorie durch die Übernahme von naturwissenschaftlichen Methoden in Bewegung geraten war, blieb die Praxis den herkömmlichen therapeutischen Systemen verhaftet. Das Phänomen der sogenannten Patentmedizin und das Aufblühen des Kurpfuschertums sowie die Erfolglosigkeit des Kampfes gegen die Kurpfuscher sind als Reflex dieses Auseinanderfallens von Theorie und Praxis in den Anfängen der modernen Medizin anzusehen (45). Hierauf zurückzuführen ist ebenfalls das Aufkommen spekulativer und romantischer

Theoriekonzepte, welche u.a. auf der entäuschten Hoffnung basierten, daß eine naturwissenschaftlich begründete Medizin auch alsbald zu erfolgreichen Therapien vorstoßen werde (46).
Die hier angedeutete Problematik macht verständlich, daß sich in berufsstruktureller Hinsicht bis zum Beginn des 19.Jahrhunderts im Vergleich zum Mittelalter wenig verändert hatte. Es existierten weiterhin verschiedenste Gruppen und Subgruppen von Ärzten und Heilkundigen, deren Klientel sich schichtenspezifisch und je nachdem, ob die Verhältnisse in Stadt oder Land zugrunde gelegt werden, differenzieren läßt (47). Die wissenschaftliche Medizin spielte hinsichtlich der Krankenversorgung der Bevölkerung weiterhin eine untergeordnete Rolle.
Für das Gros der Bevölkerung war die Inanspruchnahme eines ausgebildeten Arztes ohnehin aus finanziellen Gründen ausgeschlossen. Die "Volksärzte" waren aber nicht nur billiger, sie standen dem Volk auch näher (48).

Von Bedeutung ist in diesem Zusammenhang auch, daß sich zwischen den gebildeten Ärzten und ihrer Patientenschaft eine "mentalitätsmäßige Kluft" auftat (49); denn während die naturwissenschaftlich orientierte Medizin die Beherrschbarkeit von Krankheit postulierte, wurden in der Bevölkerung Gesundheitseinbußen noch weitgehend als gottgewollt angesehen (50). Diesem in der Bevölkerung noch weit verbreiteten Krankheitsverständnis entsprach ein herkömmliches Krankheitsverhalten, welches im Widerspruch zu dem mit dem Postulat der Beherrschbarkeit von Krankheit verknüpften Anspruch auf ein Behandlungsmonopol des von einem Patienten konsultierten (akademischen) Arztes stand. So begnügten sich beispielsweise Wohlhabende nicht mit dem Rat eines Arztes, vielmehr konsultierten sie weiterhin im Falle der Krankheit verschiedene Heilpersonen (51).
Insoweit im Krankenhaus des 19.Jahrhunderts auch untere Sozialschichten zur Klientel des akademisch gebildeten Arztes gehörten (52), ist anzunehmen, daß aufgrund der weiten Verbreitung medizinischen Aberglaubens und volksmedizinischer Weisheiten unter den Krankenhausinsassen, auch von seiten dieser Sozialschichten der modernen Medizin wenig Vertrauen entgegengebracht wurde.

Ein Beispiel hierfür findet sich in einem Aufsatz von PIECHOKI:

> *"Die größten Schwierigkeiten bei der Behandlung aller Kranken waren: abergläubische Vorstellungen, durch Kräutermänner und -weiber beeinflußt. Verschriebene Medikamente, besonders die RICHTERschen, werden im Heimatort gegen Brot und Butter verkauft. Schließlich weigern sich vor allem Frauen, daß Studenten bei der Behandlung dabei sind und z.T. selbst praktizieren." (53)*

Im Rahmen der an späterer Stelle erfolgenden Auseinandersetzung mit den Konzepten einer neuen Form der Krankenpflege werde ich aufzeigen, daß der Krankenpflege, insofern ihr die Aufgabe übertragen wurde, das Vertrauen der Kranken in den behandelnden Arzt zu fördern, eine wichtige Funktion zur Überwindung der "mentalitätsmäßigen Kluft" zwischen Ärzte- und Patientenschaft zugedacht wurde. (54).

Die moderne Medizin befand sich in ihren Anfängen in einem schwer lösbaren Dilemma, denn sie konnte ihren Anspruch auf Beherrschung von Krankheit (noch) nicht einlösen. Aufgrund der noch weit verbreiteten Orientierung der Praxis der Krankenbehandlung an herkömmlichen Behandlungs-Richtlinien war sie daher in therapeutischer Hinsicht nicht mehr und nicht weniger erfolgreich und zuverlässig als die volksmedizinischen Praktiker auch (55).

Hieraus kann die Schlußfolgerung gezogen werden, daß die moderne naturwissenschaftlich orientierte Medizin sich nicht aufgrund einer größeren therapeutischen Effizienz gegenüber der herkömmlichen heilkundlichen Praxis durchsetzte.
Es sei angemerkt, daß die obige Aussage zur Ineffizienz der wissenschaftlichen Medizin für das gesamte 19.Jahrhundert Geltung beanspruchen kann. MC KEOWN hat nachgewiesen, daß der Beitrag der Medizin zur Besserung der Gesundheitsverhältnisse gegen Ende des 18.Jahrhunderts und im 19.Jahrhundert äußerst gering war (56).

> *"We conclude that the advances in health since the eighteenth century has been due to: a rising standard of living, from about 1770; sanitary measures, from 1870; and therapy during the twentieth century." (57)*

Zur Erklärung der Tatsache einer allmählichen Durchsetzung der modernen Medizin gegenüber der herkömmlichen Heilkunde ist im Sinne von UNSCHULD nach Prozessen der Verselbständigung der naturwissenschaftlich orientierten Medizin zu fragen (58). In Anknüpfung an die obige Feststellung, daß auch noch zu Beginn des 19.Jahrhunderts eine Vielzahl von Gruppen und Subgruppen von Ärzten und Heilkundigen existierten, die hinsichtlich der Versorgung von Kranken z.T. in Konkurrenz zueinander standen, kann die Frage nach der Verselbständigung der modernen Medizin folgendermaßen präzisiert werden: "Warum (war) es gerade eine bestimmte Gruppe von Heiltätigen", die eine Sonderstellung erlangte und "nicht eine andere aus einer Vielzahl ursprünglich gleichermaßen legitimierten Gruppen" (59)?
UNSCHULD nennt drei Kernelemente von "Strategien der Verselbständigung": Manipulation von Wissen, Betonung einer Ethik, Standesvereinigungen (60). Beispielhaft sei im folgenden für die beiden zuerst genannten Elemente auf einige relevante Entwicklungsaspekte eingegangen (61).

Die Manipulation von Wissen

> *"Als wichtigstes Element in diesem Prozeß muß die Manipulation von Wissen angesehen werden. Einmal galt es, der Allgemeinheit und konkurrienden Fachgruppen den Zugang zu Fachwissen zu verwehren." (62)*

SHRYOCK weist auf die Intensivierung der wissenschaftlichen Kommunikation hin. Seit dem Ende des 18.Jahrhunderts nahm die Zahl medizinischer Gesellschaften erheblich zu, und die "medizinische Literatur schwoll entsprechend an". Die "alten Schranken der beruflichen Zusammenarbeit fielen" (63). Dies trug zur Verdichtung einer gleichwohl zunächst nur diffus abgrenzbaren Gemeinschaft wissenschaftlich und praktisch tätiger Ärzte bei. Es bildeten sich also erste Anfänge eines berufsinternen Kommunikationsnetzes heraus, zu dem allerdings nur die akademisch gebildeten Ärzte vollen Zugang hatten. Der Grad akademischer Bildung diente nach außen hin als Abgrenzungskriterium.

Die Betonung einer Ethik

Nach FISCHER-HOMBERGER wandelten sich im Zuge der Aufklärung auf der Grundlage der Ablösung einer individual-medizinischen Orientierung durch hygienisch-kollektiv-medizinisches Denken die Vorstellungen über die Verantwortung des Arztes. Dadurch wurden Fragen der ärztlichen Ethik aus der Beschränkung auf die gerichtsmedizinische Literatur herausgehoben und für eine größere Gruppe von Ärzten verallgemeinert (64).
Zur Funktion einer ärztlichen Ethik schreibt UNSCHULD:

"Formulierte Ethik vermittelt den Eindruck, als stimme die Tätigkeit zumindest einer elitären Teilgruppe der Ärzte mit den in der betreffenden Gesellschaft herrschenden Werten überein." (65)

Sie hatte aber nicht nur die Herausstellung der "Uneigennützigkeit der Hilfeleistung" zum Ziel, sie beinhaltete im Gruppeninteresse auch Konformitätsvorschriften. Hierzu gehörte die Forderung, andere Ärzte nicht um des eigenen Vorteiles willen zu kritisieren, denn:

"Öffentliche Kritik der Gruppenmitglieder untereinander verhindert beim Publikum das Aufkommen einer Vorstellung gleichmäßiger Kompetenz aller Praktiker und damit die Bildung eines blinden Vertrauens, das letztlich allen Mitgliedern der Gruppe zugute kommt." (66)

Auf diesen Aspekt werde ich im Kapitel II dieser Arbeit noch zurückkommen. Dort wird aufgezeigt, inwiefern das Interesse von Ärzten an einer Reform der Krankenwartung u.a. mit Interessen der ärztlichen Professionalisierung verknüpft war.

Seit der Mitte des 18.Jahrhunderts wurden von seiten der studierten Ärzte immer häufiger berufsständische Forderungen nach Abgrenzung gegen die unteren Kategorien des Medizinalpersonals erhoben. Als Ziel dieser Verselbständigungs- bzw. Professionalisierungsbestrebungen sind vor allem auch ökonomische Interessen - insbesondere das Bestreben nach Ausschaltung der unliebsamen, "ungebildeten" Konkurrenz - in Betracht zu ziehen (67).

Die Professionalisierung des ärztlichen Handelns konnte aber nur in dem Maße erfolgreich sein, wie erstens eine Verbesserung der medizinischen Infrastruktur mit ausgebildeten Ärzten stattfand und zweitens sowohl der Zugang zum Beruf des Arztes als auch das Tragen der Berufsbezeichnung nach formell einheitlichen Kriterien geregelt war und diese Regelungen gesellschaftlich legitimierte Autorität beanspruchen konnte.
HUERKAMP vermutet ein starkes staatliche Bemühen darum, ...

"... die medizinische Infrastruktur insgesamt stärker in den Griff zu bekommen und größeren Einfluß auf Zusammensetzung und Qualifikation des Medizinalpersonals zu gewinnen." (68)

Dies könnte erklären, weshalb der Prozeß der Vereinheitlichung verschiedener Subgruppen von Ärzten sowie die Ausgrenzung des "unteren" Heilpersonals unter "staatlich-bürokratischer Dominanz" erfolgte (69). Doch es würde zu weit führen, diesen für einzelne Gruppen von Ärzten und regional sehr unterschiedlich verlaufenen Prozeß hier nachzuzeichnen.

Einen vorläufigen Abschluß erreichte die - schon im Spätmittelalter zu konstatierende, jedoch erst seit dem Ende des 18.Jahrhunderts sich verstärkende und eine sichtbare Form annehmende - Professionalisierung des ärztlichen Handelns mit der gesetzlichen Verankerung des ärztlichen "Einheitsstandes" 1852. Die herkömmliche Hierarchie der Heilpersonen wurde

"... endgültig ersetzt durch eine neue Form der Arbeitsteilung. In dieser besaßen die akademischen Ärzte eine klare Dominanz: sie hatten das Recht, in alle Bereiche medizinischer Tätigkeiten einzugreifen und kontrollierten Art und Umfang der von ihnen an die untergeordneten Gruppen - Heildiener, Hebammen, später Krankenschwestern - delegierten Aufgaben." (70)

Mit der Verankerung des ärztlichen Einheitsstandes wurden folglich "moderne" (71) Strukturen der medizinischen Versorgung offiziell festgeschrieben. Für diese ist u.a. der Sachverhalt charakteristisch, daß die Krankenpflege als ein der Medizin untergeordneter, als ein weisungsgebundener Arbeitsbereich definiert ist. Die nunmehr gesetzlich verankerten Normen schlossen ein autonomes pflegerisches Handeln aus.

Für die vorliegende Untersuchung ergibt sich hieraus, daß die zeitgenössischen Konzepte einer neuen Form der Krankenpflege in der ersten Hälfte des 19.Jahrhunderts vor dem Hintergrund eines Kampfes um die Dominanz der akademischen Ärzteschaft in der medizinischen Versorgung zu interpretieren sind.

Zusammenfassend ist folgendes festzuhalten. Mit dem Paradigmenwechsel zur naturwissenschaftlich orientierten Medizin setzte sich ein modernes Krankheitsverständnis durch, welches als reduktionistisch anzusehen ist, insofern und insoweit Krankheit als ein von dem Individuum als Träger einer Krankheit losgelöstes Phänomen begriffen wurde. Mit der Objektivierung von Krankheit entstand ein Konzept von Medizin, in dem Krankheit prinzipiell als beherrschbar erschien. Auf die medizinische Praxis der akademisch gebildeten Ärzte wirkte sich diese Entwicklung jedoch zunächst kaum aus, da neue therapeutische Systeme noch nicht zur Verfügung standen.

Die Durchsetzung der modernen Medizin, d.h. der akademisch gebildeten Ärzteschaft gegenüber den anderen Gruppen von Ärzten und Heilpersonen, kann daher nicht mit einer effizienteren therapeutischen Praxis erklärt werden. Dies war vielmehr eine Folge berufsständischer Auseinandersetzungen, deren Anfänge bis ins Spätmittelalter zurückverfolgt werden können, die jedoch erst mit der sogenannten Verankerung des ärztlichen Einheitsstandes in der Mitte des 19.Jahrhunderts zu einem vorläufigen Abschluß kamen. Für die Entwicklung der Krankenpflege des 19.Jahrhunderts ist dies insofern von besonderer Bedeutung, als damit die Unterordnung und Weisungsgebundenheit des Pflege- und Wartpersonals, welche sich insbesondere mit der Herausbildung des modernen Krankenhauses anbahnte, offiziell festgeschrieben wurde. Daß hierbei die berufsständische Auseinandersetzung der akademisch gebildeten Ärzte mit allen anderen an der Krankenversorgung beteiligten Gruppen - mithin auch mit dem Krankenwartpersonal - einen wichtigen Stellenwert einnahm, wird im folgenden zu zeigen sein.

I. 1.2. DAS MITTELALTERLICHE UND DAS NEUZEITLICHE HOSPITAL

Die neuere Hospitalgeschichtsschreibung ist weitgehend eingeengt auf die Architekturgeschichte (72). Sie bietet daher nur wenig sozialgeschichtlich relevantes Material. Ebenso läßt die Vielzahl an zumeist deskriptiven Arbeiten über die Geschichte einzelner Hospitäler, wenn sie nicht ohnehin rein medizingeschichtlich ausgerichtet ist, die Berücksichtigung sozialgeschichtlicher Aspekte vermissen. Von daher stellt die erstmals 1960 erschienene Arbeit von ROHDE "Zur Soziologie des Krankenhauses", die historisch orientiert ist, ein unverzichtbares und hilfreiches Arbeitsmittel dar (73).

Der folgende Überblick über die Geschichte des Hospitals vom Mittelalter bis zum Beginn des 19.Jahrhunderts soll aufzeigen, daß das Hospital nicht wie das moderne Krankenhaus des 19. und 2o.Jahrhunderts eine medizinische Institution darstellte. Desweiteren möchte ich darlegen, daß ein Verständnis, welches davon ausgeht, in Hospitälern seien die Insassen um ihrer selbst willen versorgt und gepflegt worden, zu kurz greift (74). Das Hospital war vielmehr "seit jeher Objekt und Mittel bestimmter Zwecksetzungen (...), die jeweils aus dem sozialen, wirtschaftlichen und geistigen Zusammenhang einer Epoche bestimmt wurden" (75). Zwecksetzungen ebenso wie "Zweckspezialisierungen" (76) sind als Resultat gesellschaftlicher Bedürfnisse in einer konkret-historischen Situation anzusehen. Die Bedürfnisse der Hospitalinsassen sind als Teil, aber auch nur als ein Teil, umfassenderer gesellschaftlicher Bedürfnisse zu begreifen.

Das mittelalterliche Hospital wird in der Literatur als "Pflegestätte für Arme, Kranke und sonstige Hilfsbedürftige" (77) oder auch als "Versorgungsanstalt für Hilflose" (78) bezeichnet. Hier fanden Arme, Kranke, Alte sowie sonstige Hilfsbedürftige Aufnahme (79).

Trotz aller sich schon im Hochmittelalter abzeichnenden Ansätze, die Betreuung auf Kranke einzuschränken, blieb der medizinische Charakter dieser Anstalt nahezu bedeutungslos (80). Selbst die häufiger erwähnte Anstellung eines Arztes an den Stadthospitälern (81) vermag an der vorherrschenden Zwecksetzung des Hospitals als Auffangbecken für unterschiedliche Kategorien sozial Hilfsbedürftiger wenig zu ändern.

Das Hospital war aber auch gar nicht - wie das spätere Krankenhaus - als eine Stätte der HEILUNG von Krankheit gedacht, sondern vielmehr als eine Stätte des HEILS. Damit soll zum Ausdruck gebracht werden, daß diese Einrichtung "aus engster Assoziation mit der Kirche als sakralem Raum hervorgegangen" war (82) und daß die hier von Orden und Pflegegemeinschaften geleistete leibliche und geistliche Betreuung der Armen und Kranken immer auch unter dem Aspekt der Heilserwartung gesehen werden muß.

Das mittelalterliche Hospital ist daher auch in keiner Weise vergleichbar mit neuzeitlichen Institutionen des Sozial- und Gesundheitswesens; denn eine planvolle Aufnahme der Hilfsbedürftigen gab es nicht, vielmehr lag diese im Ermessen der jeweiligen leitenden Ordensmitglieder. Der religiös motivierten Hilfeleistung fehlte geradezu jeglicher "Überblick über das quantitative und qualitative Ausmaß der Notlagen" (83).
Das Fehlen einer rationalen Strategie zur Begegnung des sozialen Elends erklärt sich aus dem Charakter des Hospitals als HEILSstätte, in der die Armen und Kranken als "Heilswerkzeug" Gottes fungierten (84).
Aus der "extrasocietären Zwischenstellung" der Armen und Kranken resultierte

> *"... teilweise auch die positive Chance, die der Armut beigemessen wurde, insofern die weitgehende Ausgliederung aus den gesellschaftlichen Sicherungsbezügen eine Minimalisierung des irdisch orientierten Engagements und damit eine größere Nähe zum Reiche Gottes mit sich brachte." (85)*

Die Stellung des Kranken ergab sich aus dem christlichen Krankheitsbegriff. Zum einen war der Begriff Krankheit auf alle "Mühseligen und Beladenen" ausgedehnt und schloß somit die Armen ein. Zum anderen räumte das Verständnis von Krankheit als eine Prüfung Gottes dem Kranken eine herausgehobene Stellung im Rahmen der göttlichen Ordnung ein. Ähnlich wie die Armut den Armen brachte Krankheit den Kranken in eine nähere Beziehung zu Gott (86).

Die ständische Ordnung der mittelalterlichen Gesellschaft wurde in der göttlichen Ordnung "auf den Kopf" gestellt (87). Diese Umkehrung der Standesverhältnisse vor Gott sollte zugleich die Grundlage der Beziehungen von Helfer und Hilfebedürftigen im Hospital sein. PROBST faßt die in vielen Ordensregeln festgelegten Beziehungen beider Gruppen folgendermaßen zusammen:

> *"Der Arme oder Kranke ist der Hausherr, der Edelmann wird sein Knecht." (88)*

Dies impliziert die Verpflichtung des Helfers, den Armen und Kranken zu dienen wie dem "Hausherrn".

Betrachtet man lediglich diese Verhaltensforderung, so wird das traditionelle Verständnis der Institution Hospital als Ausdruck reiner und selbstloser Menschenliebe verständlich; denn den Helfern können dann altruistische Motive - und nur solche - unterstellt werden.
Dies soll nun nicht heißen, daß Altruismus nicht auch ein reales - der Institution Hospital Stabilität verleihendes - Motiv gewesen war (89). Altruismus oder Menschenliebe waren aber nicht das einzige hier in Betracht zu ziehende Motiv - wie die traditionelle Geschichtsschreibung Glauben machen will; denn aufgrund der Nähe der Armen und Kranken zu Gott nahmen diese vor allem auch eine Mittlerfunktion zum Vorteil des himmlischen Heils sowohl der ihnen Dienenden als auch der Hospitalsstifter ein. Die ideelle Geltung der göttlichen Standesordnung innerhalb des Hospitals ermöglichte somit umgekehrt die normative Regelung von Pflichten der Hospitalinsassen zum Vorteil ihrer Wohltäter.

> *"Die täglichen Gebete der Spitalinsassen für das Seelenheil der Wohltäter nahmen beträchtliche Zeit in Anspruch; zur Teilnahme am Gottesdienst und den Seelenmessen war jeder verpflichtet." (90)*

Die Reziprozität der Verpflichtung von Helfern und Hilfebedürftigen läßt diese letzten beiden Begriffe als austauschbar erscheinen, so daß nur in Abhängigkeit von der jeweiligen Betrachtungsperspektive eindeutig festgelegt werden kann, wer Helfer und wer Hilfebedürftiger war.

Die Tatssache, daß einerseits die geistlichen Verrichtungen der Hospitalinsassen bis ins Detail geregelt waren und z.T. auch unter Anwendung von Druckmitteln durchgesetzt werden konnten (91) und daß es andererseits ebenfalls normativer Verhaltensabstützungen für 'die Helfer' bedurfte (92), weist daraufhin, daß die Gegenseitigkeit der Verpflichtungsverhältnisse nicht zu jeder Zeit von den Beteiligten als eine Selbstverständlichkeit akzeptiert wurde. Nicht nur selbstlose Motive auf der einen Seite und Dankbarkeit für die gewährte Hilfe auf der anderen Seite sicherten das Gelingen des 'Tauschgeschäftes', es bedurfte vielmehr deren institutioneller Absicherung (93).

Diese Ausführungen verdeutlichen, daß das mittelalterliche Hospital nicht primär als eine Einrichtung zur Bewältigung sozialen Elends oder gar als eine medizinische Institution angesehen werden kann. Es handelte sich vielmehr um eine assoziierte Gemeinschaft der Leidenden, die abgesondert von der Gesellschaft zum Zwecke der Besserung ihrer eigenen Leiden als auch als "Heilswerkzeug" ihrer Wohltäter und der ihnen Dienenden zusammengefaßt war.

Verständlich wird nunmehr, daß sich die Anzahl der Hospitäler nicht primär aus den Erfordernissen des sozialen Elends erklärt, sondern wohl eher aus der Sorge der Stifter um ihr Seelenheil (94). Geistliche Vergünstigungen, wie "die Verleihung von Ablässen für den Bau und Unterhalt von Hospitälern", dürften als Verstärker dieses karitativen Engagements gewirkt haben (95). Auf dieser Grundlage nahm das Vermögen der Stiftungshospitäler z.T. Ausmaße an, die das zur Sicherstellung des tatsächlich abgewickelten Betriebes Notwendige erheblich überschritten. Das Hospital war damit nicht mehr allein eine karitative Anstalt, sondern es wurde zu einem wirtschaftlichen und politischen Machtfaktor.

Dieser Aspekt ist im Zusammenhang mit der spätmittelalterlichen Stadtentwicklung zu diskutieren.

> *"Die Entstehung dieses städtischen Bürgertums vollzieht sich in einem Prozeß der Auseinandersetzung mit dem - meist geistlichen - Stadtherrn, indem es Kaufleuten und Handwerkern gelingt, sich aus der vom Stadtherrn - dem Bischof - in Anspruch genommenen Hörigkeit zu befreien. Wobei die Kaufleute ihrerseits eine Vorrangstellung gegenüber den Handwerkern erlangen." (96)*

Das zunehmende Selbstbewußtsein der bürgerlichen Stadtherren drückte sich in dem Grundsatz aus: **Wer in der Stadt lebt, muß sich ihrem "Regiment" unterwerfen.** Hiervon konnten die von der Geistlichkeit geführten Hospitäler schon allein wegen ihrer wichtigen wirtschaftlichen und politischen Potenz nicht ausgenommen werden (97).

Die Versuche zur Erlangung der Verwaltungshoheit über die Hospitäler waren unterschiedlich erfolgreich. Es kann davon ausgegangen werden, daß nicht nur starke regionale Unterschiede bestanden, sondern daß auch innerhalb ein und derselben Stadt ein Nebeneinander von erfolgreicher und erfolgloser Einflußnahme herrschte.
Weniger problematisch dürften sich diese Verhältnisse bei den rein städtischen Gründungen dargestellt haben (98).
Als Mittel zur Einflußnahme bzw. zur Ausübung der Verwaltung dienten die sogenannten Pflegeschaften, die sich zunächst auf das Außenverhältnis der Anstalten bezogen und in der Hand eines vom Rat der Stadt berufenen "Pflegers" lagen. Eine zunehmende Einflußnahme auf die innere Verwaltung kann an der Anstellung von städtischen Spitalmeistern sowie von bezahlten Laienkräften für Aufgaben der Versorgung der Insassen festgemacht werden (99).

Dieser von REICKE als "Verbürgerlichung der Hospitäler" beschriebene Prozeß (100) hatte Auswirkungen auf die 'Verwaltungs- und Personalstruktur' der Hospitäler (101). Darüber hinaus veränderten sich die Zwecksetzungen. Die Hospitäler wurden durch die Bürger der Stadt als Pfründehäuser zur Sicherung des Lebensabends oder auch - darauf weist TRÜDINGER hin - als Versorgungsanstalten für Bürgertöchter und manchmal auch Bürgersöhne genutzt (102). Eine Einschätzung des Ausmaßes dieser strukturellen Veränderungen und veränderten Zwecksetzungen ist aufgrund des gegebenen Forschungstandes zu diesem Thema im Augenblick nicht möglich.

Einigkeit besteht in der Literatur allerdings darüber, daß die Reformation diese Entwicklungstendenzen erheblich verstärkte. Die Auflösung der Klöster und Orden dürfte zu einer vermehrten Anstellung von bezahlten Laienkräften geführt haben. Der Unterhalt von Spitälern wurde weitgehend "zur Sache der kommunalen 'Behörden' gemacht" (103). Die Übung der mittelalterlichen Karitas wurde durch Ansätze von rationalen Strategien zur Bewältigung des sozialen Elends ersetzt.

Die Einstellung zu Armut und Krankheit hatte sich - insofern man davon ausgehen kann, daß Armut und Krankheit nahe beieinanderlagen und zwischen beiden wenig differenziert wurde - verändert.
Während *"früher das Spital das Wirtshaus Christi war"*, wurden nunmehr Arme, die an die Spitaltüre klopften, mit folgenden Worten empfangen: *"Was für Bettler führt der Teufel wieder her ?"* (104)
Folglich wandelten sich auch die Motive zur Unterhaltung von Hospitälern.

Eine Schwierigkeit in Hinblick auf die Geschichte des Hospitals seit dem Beginn der Neuzeit besteht darin, daß keine Untersuchungen dazu vorliegen, ob die gesellschaftliche Reaktion auf Armut und Krankheit identisch war (105) oder ob es - von Einzelfällen abgesehen - ausgesprochene Krankenspitäler gab (106).
Geht man von ersterem aus, so kann man sagen, daß Krankheit und Armut nun stärker als gesellschaftliches Problem ins Bewußtsein traten. Bewältigungsstrategien zielten jedoch mehr darauf ab, einerseits die Betroffenen gesellschaftlich zu isolieren und zu internieren, insofern Armut als ein störendes Element in der Gesellschaft empfunden wurde, und andererseits nur den tatsächlich Arbeitsunfähigen soziale Unterstützung ohne Gegenleistung zukommen zu lassen, die übrigen aber für Arbeit nutzbar zu machen (107).
Nach MURKEN hatten sich die "in den deutschen Städten noch bestehenden Hospitäler (...) im Laufe des 17. und 18. Jahrhunderts zu Bewahranstalten für sozial schwache Bevölkerungsgruppen (Sieche, Krüppel, Alte, Verwahrloste oder Kranke) entwickelt." (109)

Zusammenfassend kann folgendes festgehalten werden. Das mittelalterliche Hospital stellte als HEILSstätte eine religiöse Institution dar. Arme und Kranke fanden hier Aufnahme. Helfer und Hilfebedürftiger standen der religiösen Ordnung nach in einem wechselseitigen, institutionell abgestützten Verpflichtungsverhältnis. Dieses "caritative Sozialasyl" wandelte sich auf der Grundlage einer veränderten Wirtschaftsordnung in den Städten und einer veränderten Einstellung zu Armut und Krankheit seit dem Beginn der Neuzeit zu einer Bewahr- und Isolieranstalt, die als eine unzulängliche Auffangstelle für hoffungslose Kranke zu gelten hat.

I. 1.3. VON DER ORGANISIERTEN PFLEGE DES MITTELALTERS ZUR KRANKENWARTUNG

Zum Stand der Forschung zur Krankenpflegegeschichte habe ich bereits einleitend Stellung genommen. Ergänzend sei hier darauf hingewiesen, daß in Darstellungen zur Geschichte der Krankenpflege der sogenannten, in der Zeit vom ausgehenden Mittelalter bis zum Beginn des 19.Jahrhunderts vorherrschenden Krankenwartung, nur wenig Aufmerksamkeit geschenkt wird. Dies mag u.a. damit zusammenhängen, daß Geschichte in der traditionellen Krankenpflegegeschichtsschreibung immer auch die Funktion der Legitimierung aktueller Leitbilder des Krankenpflegeberufes erfüllen sollte. Für eine positive historische Legitimierung von Leitbildern bietet aber gerade die "Krankenwartung" dieser Zeit kein Material.

Im einzelnen beabsichtige ich, auf das Verhältnis von wissenschaftlicher Medizin und mittelalterlicher Krankenpflege einzugehen und außerdem her-

auszuarbeiten, inwiefern die mittelalterliche Krankenpflege sowohl als HEILpflege als auch als HEILSpflege angesprochen werden kann. Der Übergang von der "organisierten Pflege" (110) des Mittelalters zur neuzeitlichen Krankenwartung wird, ausgehend von einem Modell der "Hierarchie der Krankenhausorganisation" und in Bezugnahme auf die Entwicklung des Hospitals, diskutiert. Die Entwicklung der Krankenwartung bis zum Beginn des 19.Jahrhunderts kann aufgrund der gegebenen Forschungslage nur andeutungsweise nachvollzogen werden.
Im Rahmen eines Exkurses werde ich schließlich die Frage erörtern, ob die organisierte Pflege des Mittelalters als geschlechtsspezifische Tätigkeit anzusehen ist.

Die mittelalterliche Krankenpflege ist, wenn man von der nicht schriftlich überlieferten und bislang auch noch nicht untersuchten Pflege Kranker im Rahmen "vorfamilialer Sozialformen" (111) absieht, eng verknüpft mit der Geschichte der christlichen Orden als Träger der Pflege und Versorgung von Armen und Kranken. Die Objekte ihrer pflegerischen Fürsorge waren sogenannte Sozial-Entwurzelte, d.h. Menschen, die, aus welchen Gründen auch immer, zeitweilig oder dauerhaft nicht in bestehende Sozialformen integriert waren und aufgrund von Armut und Krankheit der Hilfe anderer bedurften. Die aus den Infirmarien der Klöster hervorgegangenen Hospitäler waren vielfach der Ort pflegerischer Fürsorge. Die pflegenden Orden und die Existenz von gesellschaftlicher Armut und Krankheit sowie das Hospital als "caritatives Sozialasyl" sind also in einem engen Zusammenhang zueinander zu sehen.

Die christlichen Ordensbewegungen entwickelten sich aus alten Formen des Klosterwesens.

> *"Die Verbindung der caritativen Betreuung der Hilfsbedürftigen mit der speziellen Ausbildung in der Heilkunde (in den Klöstern; HPS) ist einer der wichtigsten Gründe, aus dem heraus auch von offizieller Seite in zunehmendem Maße die Orden auch zur Krankenbetreuung aufgefordert wurden." (112)*

In der Regel werden drei Gruppen von Orden unterschieden:
- Die **geistlichen Orden** gehen auf die benediktinische Tradition zurück. Als klösterliche Gemeinschaften gehörte u.a. die Pflege Kranker zu ihren Aufgaben, sie verstanden sich jedoch vornehmlich als Hüter des christlichen Auftrages überhaupt.
- Die **Ritterorden** gingen aus den Kreuzzügen hervor. Der "Zweck der Krankenpflege" hatte sich bei den verschiedenen Orden unterschiedlich erhalten, z.T. wurden männliche und weibliche Laienkräfte aufgenommen und ihnen Pflegeaufgaben übertragen, während die Ritter selbst sich primär Missionsaufgaben widmeten.
- Die **weltlichen Orden** waren "ursprünglich Laienverbindungen, die sich zu caritativem Dienst zusammenschlossen und sich unter den Schutz der Kirche stellten" (113).

Viele dieser "Orden" sind aufgrund ihres Laiencharakters und der lockeren Bindung an die Kirche treffender als Pflegegemeinschaften zu bezeichnen.
Allen Orden und Pflegegemeinschaften war es gemeinsam, daß sie sich eine Regel gaben, welche die genossenschaftliche Lebensweise ihrer Mitglieder festlegte und eine religiös motivierte Verpflichtung zur Pflege Armer und Kranker enthielt (114).

Orden und Pflegegemeinschaften unterschieden sich u.a. in der Stärke ihrer Bindung an die Kirche. Am geringsten war diese bei den Pflegegemeinschaften. Um sich vornehmlich der Pflege der Armen und Kranken widmen zu können, gaben sich die Pflegegemeinschaften eine freiere Regel; d.h. religiöse Rituale und die Befolgung der drei Gelübde Gehorsam, Armut und Keuschheit waren weniger orthodox gestaltet. Dies kann als eine Anpassung der Regel an die Erfordernisse des armen- und krankenpflegerischen Tätigkeitsfeldes interpretiert werden (115).
SEIDLER weist beispielsweise auf die Antoniter hin. Dieser Orden wurde "ausschließlich zur Behandlung einer umschriebenen Erkrankung", und zwar dem Ergotimus, sowie von Hautleiden gegründet (116). Leider gibt es keine Angaben darüber, ob und gegebenenfalls inwiefern die Ausrichtung auf ein bestimmtes Tätigkeitsfeld bzw. auf ein bestimmtes Krankheitsbild zur Ausbildung spezieller Pflegemethoden führte.

Zur praktischen Ausrichtung der Pflege der Orden und Pflegegemeinschaften kann allgemein lediglich folgendes festgestellt werden:

> *"Wo Pflege organisiert war, orientierte sie sich an den überkommenen diätetischen Richtlinien, deren Struktur sich aus allen Pflegeregeln und Spitalordnungen herauslesen läßt." (117)*

Nach SEIDLER war das praktische Handeln sowohl der Medizin als auch der Pflege an den gleichen diätetischen Prinzipien orientiert (118). Im Vergleich zu den Pflegeformen des Klosterwesens hatte jedoch der "lebendige Austausch zwischen der wissenschaftlichen Heilkunde und der organisierten Pflege deutlich nachgelassen" (119).
An diese Feststellung anknüpfend stellt SEIDLER die These auf, daß sich die "äußeren Wege von Medizin und Krankenpflege " zu trennen begannen (120). Eine der wesentlichen Rahmenbedingungen für die Auseinanderentwicklung von (wissenschaftlicher) Medizin und Krankenpflege sieht er in der universitären Zentrierung der scholastischen Medizin sowie der relativ bedeutungslosen Praxis der Stadtärzte an den Hospitälern. Ausgangspunkt der Trennung von Medizin und Krankenpflege war die Herausbildung einer organisierten Pflege, für die das Hospital den Hauptwirkungsbereich darstellte (121).
Weitgehend unberührt von dieser Entwicklung blieb zunächst die Ebene des praktischen heilkundlichen bzw. pflegerischen Handelns. Denn beide - scholastische Medizin und organisierte Pflege - blieben "an den überkommenen diätetischen Richtlinien" orientiert. Dies impliziert, daß KrankenPFLEGE zugleich auch KrankenBEHANDLUNG war (122). Es ist daher festzuhalten, daß sich mit der modernen begrifflichen Trennung von Krankenbehandlung - als Arbeitsbereich der Mediziner - und Krankenpflege - als Arbeitsbereich der Pflegepersonen - das mittelalterliche Verhältnis von wissenschaftlicher Medizin und Pflege nicht adäquat beschreiben läßt. Weder institutionell noch inhaltlich stellten sie komplementäre Handlungskomplexe dar, die sich die Arbeit am kranken Menschen aufgrund fachlicher Differenzierung teilten. Zumindest für die organisierte Pflege stellte Pflege und Behandlung eine Einheit dar. In sektoraler Hinsicht waren wissenschaftliche Medizin und Pflege auf unterschiedliche Orte der Auseinandersetzung mit dem Phänomen Krankheit konzentriert.

Fragt man, ähnlich wie dies oben im Hinblick auf die scholastische Medizin geschehen ist, nach der Bedeutung der organisierten Pflege für die Krankenversorgung der Bevölkerung, so ist zunächst in Erinnerung zu rufen, daß diese sich überhaupt nur auf den Teil der Bevölkerung bezog, der der Fürsorge und des Schutzes "vorfamilialer Sozialformen" entbehrte (123).

Wenn C.BRUNNER die Tätigkeit der Stadtärzte in den Hospitälern kritisiert und die Leistung der Krankenpflege folgendermaßen hervorhebt,

> *"Oft mags wohl auch besser gewesen sein, wenn die Quacksalberei der Medici wegblieb. Krankenpflege war es ja vielmehr als Curatio medicorum, welche die Leiden und Drangsale der schwergeplagten Menschen von damals milderte. In ihrer Ausbreitung, Organisation, Hospitalisierung und Popularisierung liegt eine Förderung der Heilkunde und ein Kulturfortschritt dieser Zeit." (124)*

so überschätzt und idealisiert er die Bedeutung der Pflegeleistungen seitens der Orden und Pflegegemeinschaften für die Gesamtbevölkerung. Diese "romantische Überschätzung des Mittelalters", die sich in der traditionellen Krankenpflegegeschichtsschreibung häufiger findet (125), gipfelt in der Annahme, die christliche "Hinwendung zum Kranken (habe) geradezu paradigmatische Verhältnisse geschaffen (..), etwa in der Form einer pflegerischen Intensität, die heute ihresgleichen suchen könne" (126). Abgesehen davon, daß die Tätigkeit der Orden und Pflegegemeinschaften nur auf einen bestimmten Kreis der Bevölkerung gerichtet war, bleibt hier der Umstand unberücksichtigt, daß im Vordergrund der mittelalterlichen Krankenpflege weniger die heilende Pflege als vielmehr die HEILSpflege gestanden hat.

HEILSpflege meint zweierlei:

1. Da Krankheit als eine Prüfung und/oder Strafe Gottes angesehen wurde, stand die leibliche Pflege und Versorgung der Pflege des Geistes an Bedeutung nach:

> *"Neben dem Primat, der der Seele vor dem Körper eingeräumt wurde, wirkte hier auch die Vorstellung mit, daß Beichte und Kommunion die Sünde als Krankheitsursache mindert oder entfernt, also auch auf das körperliche Leiden bessernd wirkt, ..." (127)*

Unter diesem Aspekt ist HEILSpflege sowohl auf das geistliche als auch auf das leibliche Wohl des Kranken gerichtet.

2. Unter Bezugnahme auf die Ausführungen im vorherigen Abschnitt zum Hospital als HEILSstätte ist an dieser Stelle auf den "handfesten Verdienstgedanken", den die Pflegenden mit der Pflege und Versorgung der Armen und Kranken verbanden, hinzuweisen. Indem sich die Pflegenden in eine religiös motivierte Abhängigkeit zu den Armen und Kranken setzten, erhofften sie sich für ihren Dienst entsprechenden himmlischen Lohn. In diesem Sinne zielt HEILSpflege auf das HEIL der Pflegenden ab. Dabei beinhaltet der selbst auferlegte Verzicht auf irdische Güter und damit die Annäherung an die extrasocietäre Zwischenstellung der Armen und Kranken eine zusätzliche Versicherung göttlicher Güte (128).

Die mittelalterliche Krankenpflege in der Form der HEILSpflege und das Hospital als Stätte des HEILS bedingten sich gegenseitig. Sie sind verschiedene Ausdrücke ein und desselben Sachverhaltes, nämlich der Einbindung von Armut und Krankheit in das Leben der mittelalterlichen Gesellschaft. Diese integrative Funktion von HEILSpflege und HEILSstätte ist so zu verstehen, daß den außerhalb "vorfamilialer" Sicherungsbezügen stehenden Menschen eine Möglichkeit zur sozialen Teilhabe geboten wurde. Die Annäherung an die extrasocietäre Zwischenstellung der Armen und Kranken bot den Pflegenden zugleich die Möglichkeit in größere Nähe zum Reiche Gottes zu treten.

Im folgenden werde ich danach fragen, aufgrund welcher Entwicklungen die Orden und Pflegegemeinschaften zurückgedrängt wurden und mithin die organisierte Pflege ihre relativ autonome Stellung im Hospital einbüßte; weshalb die Pflege Armer und Kranker zu einer bloßen äußeren Versorgung der Hospitalinsassen degenerierte und sich die Reziprozität der Beziehungen von Helfer und Hilfebedürftigen auflöste.

Im vorhergehenden Abschnitt wurde angedeutet, daß der von REICKE als "Verbürgerlichung der Hospitäler" beschriebene Prozeß Auswirkungen auf die 'Verwaltungs- und Personalstruktur' der Hospitäler hatte. Diese im Spätmittelalter einsetzende Entwicklung kann als einer der wesentlichen Faktoren für die Ablösung der organisierten Pflege durch die auf einem Lohnarbeitsverhältnis basierende Form der Krankenwartung gelten. Mit der in der Neuzeit zunehmenden Bedeutung dieser Form der Krankenpflege im deutschsprachigen Raum, und zwar insbesondere den protestantischen Territorien, verlor auch die HEILSpflege der Orden und Pflegegemeinschaften an Bedeutung.

Ich werde hier einige Tendenzen dieser Entwicklung skizzieren. Meine Darstellung knüpft an einen Artikel von GRAUHAN/GRAUHAN "Das Unbehagen am Krankenhaus" an, der zwar nicht den Anspruch einer historischen Untersuchung erhebt, der aber dennoch versucht, "die drei Hierarchien der Krankenhausorganisation" als geschichtliche Entwicklungsformen zu begründen (129).
Die Autoren unterscheiden die "Pflegehierarchie", die "Verwaltungshierarchie" und die "ärztliche Hierarchie". Unter der "Pflegehierarchie" verstehen sie die historisch älteste Form der Krankenhausorganisation. Mit dem Aufkommen der "Bürgerhospitäler" in den Städten entwickelte sich die "Verwaltungshierarchie", und erst im Laufe des 19.Jahrhunderts bildete sich die "ärztliche Hierarchie" im Krankenhaus heraus (130).
Wenn auch auf der begrifflichen Ebene relativ unklar bleibt, was die Autoren unter "Hierarchie" verstanden wissen wollen, so bietet dennoch die der Darstellung zugrundeliegende Periodisierung sowie Charakterisierung der drei "Hierarchien" eine sinnvolle Grundlage für die weitere Erörterung der Entwicklung der Krankenpflege.
In diesem Abschnitt ist jedoch zunächst nur der Prozeß der Ablösung der "Pflegehierarchie" durch die "Verwaltungshierarchie" bzw. die Unterordnung der ersteren unter die letztere zu diskutieren (131).

Die Charakterisierung der "Pflegehierarchie" als die historisch älteste Form der Krankenhausorganisation hebt zunächst auf den Umstand ab, daß die im mittelalterlichen Hospital tätigen Pflegeorden und Pflegegemeinschaften zumeist alle anfallenden Tätigkeiten kooperativ regelten und selbst ausführten. Dabei wird unterstellt, daß die bei der Geistlichkeit liegende Oberaufsicht vergleichsweise wenig Einfluß auf die genossenschaftliche Wahrnehmung alltäglicher und konkreter Arbeitsaufgaben hatte, sie legte allenfalls die Rahmenbedingungen dieser Arbeit fest (132).

Die "Hierarchie" der Pflegenden untereinander war genossenschaftlich gegliedert, was darin zum Ausdruck kommt, daß beispielsweise alle oder zumindest ein Teil der Ordensmitglieder die jeweiligen Vorsteher für eine festgelegte Periode selbst wählten (133).

Das Aufkommen der "Verwaltungshierarchie" dürfte überall dort zu vermuten sein, wo sich der Besitz der Hospitäler erheblich vergrößerte, dieser selbst zu einem Objekt der Tätigkeit der Pflegeorden heranwuchs und

nicht mehr allein der Sicherstellung der Versorgungsleistungen diente (134). GRAUHAN/GRAUHAN vermuten daher - ohne gleichwohl Zeitpunkt und Ort genauer bestimmen zu wollen - , daß "auch innerhalb der Klöster und in den von Bischöfen beaufsichtigten Stiftungshospitälern (..) die Verwaltung der Besitztümer größere Bedeutung erlangt haben (mag) als die Pflege der Kranken" (135).
In Anknüpfung an die Ausführungen des vorherigen Abschnittes interessieren an dieser Stelle insbesondere die Auswirkungen städtischer Einflußnahme auf die Verwaltung der Hospitäler.

Die Einrichtung der sogenannten Pflegschaften kann als Ausdruck des Versuches verstanden werden, die (externe) Kontrolle des an Bedeutung und Umfang zunehmenden Verwaltungsbereiches der Hospitäler zu erlangen. Vom Grundsatz her dürfte gleichwohl der Unterschied der Interessen der bürgerlichen Stadtherren zu denen der klösterlichen oder bischöflichen an der Besitzverwaltung gering gewesen sein. Dennoch wird in diesem Zusammenhang dem Übergang von Kontrollfunktionen von einer kirchlichen Instanz - zu der im weitesten Sinne auch die Pflegeorden und Pflegegemeinschaften gerechnet werden können - auf eine bürgerliche besondere Bedeutung zugemessen; denn selbst die ungebrochene Akzeptanz des Hospitals als eines "Gotteshauses" seitens des Stadtbürgertums (136) änderte nichts daran, daß diese Repräsentanten einer neuen Wirtschaftsordnung in Hinblick auf die ökonomisch-politische Potenz der Hospitäler säkulare Ziele verfolgten und sich somit in Gegensatz setzen mußten zu den Zielen der geistlichen Herren. Dabei wurden die Hospitäler selbst zum Prüfstein der Auseinandersetzung des Stadtbürgertums mit der Geistlichkeit. Die oben erwähnte Anstellung eines dem Rat der Stadt verantwortlichen Spitalmeisters und seiner Ehefrau möchte ich als konstituierendes Element einer bürgerlichen "Verwaltungshierarchie" werten. Insofern nämlich - neben dem für die Beaufsichtigung der äußeren Verwaltung zuständigen städtischen "Pfleger" - dem Spitalmeister die Regelung der Verhältnisse im Innern übertragen wurde und dieser auch im Hospital wohnte, war eine ständige Präsenz der Interessen der bürgerlichen Stadtherren geschaffen (137).

Der herkömmlichen "Pflegehierarchie" wurde somit eine "Verwaltungshierarchie" vorgeschaltet. Die Dominanz der letzteren führte nicht nur zu einer Unterordnung der "Pflegehierarchie", sondern tendenziell auch zu deren Verdrängung; denn die Anstellung von bezahlten Laienkräften für Aufgaben der Pflege und Versorgung der Armen und Kranken ersetzte zunehmend die Mitglieder der Pflegegemeinschaften (138). Im Gegensatz zu den Pflegeorden und Pflegegemeinschaften wird man bei diesen "Wärterinnen" und "Wärtern" kaum noch tradierte Kenntnisse diätetisch orientierter Pflegeprinzipien voraussetzen können. Negative Rückwirkungen dieser Säkularisierung auf das Niveau der Pflege und Versorgung der Hospitalinsassen lassen sich zwar vermuten, sind jedoch aufgrund der vorliegenden Literatur nicht belegbar.

Die Reformation verstärkte und beschleunigte die hier beschriebenen Prozesse durch die Aufhebung der Pflegeorden und Pflegegemeinschaften und durch die Säkularisierung des Hospitalwesens.
Hinzuweisen ist gleichwohl darauf, daß die Aufhebung der Pflegeorden und Pflegegemeinschaften nicht unbedingt gleichbedeutend war mit einer Ausweisung ihrer Mitglieder aus dem Hospital. Beispielsweise schildert STEINHILBER die Aufforderung des Heilbronner Rates an zwei Beginen-Gemeinschaften, die Tracht niederzulegen und ein bürgerliches Gewand anzutun. Die eine der beiden Gemeinschaften leistete diesem Folge (139).

Hieran wird zugleich deutlich, daß Säkularisierung nicht unbedingt bedeutete, daß die Mitglieder pflegender Orden und Pflegegemeinschaften durch Laienarbeitskräfte ersetzt wurden. Indem es ihnen jedoch untersagt wurde, die Pflege in Hospitälern als Angehörige einer religiösen Gemeinschaft fortzuführen und indem ihre Autonomie durch das Aufkommen einer "Verwaltungshierarchie" eingeschränkt wurde, mußte sich der innere und äußere Zusammenhalt der pflegenden Gemeinschaften auflösen. In der Aufforderung des Heilbronner Rates an die Beginen, ihre Tracht niederzulegen, kommt dieser Sachverhalt symbolisch zum Ausdruck. Letztlich bedeutete dies die Aufhebung der mittelalterlichen Form organisierter Pflege - zumindest aber einen erheblichen Traditionsbruch für die Institution religiös motivierter Pflege.

Die die organisierte Pflege des Mittelalters ablösende und noch in der ersten Hälfte des 19.Jahrhunderts vorherrschende Form der Krankenpflege wird in der Krankenpflegegeschichtsschreibung im allgemeinen als "Krankenwartung" bezeichnet. Darunter wird eine auf der Basis der Lohnarbeit organisierte Form der äußeren Versorgung von Hospitalinsassen verstanden, die von bezahlten Laienkräften, die sich z.T. aus den Reihen der arbeitsfähigen Hospitalinsassen rekrutierten (140), ausgeübt wurde. In der Krankenwartung entfällt die religiöse Motivierung zur Ausübung der Pflege und Versorgung von Armen und Kranken, mithin auch ein reziprokes Verhältnis zwischen Helfer und Hilfebedürftigem. Es erscheint als unwahrscheinlich, daß sich spezifische Pflegeprinzipien, d.h. über die vorherrschenden volksmedizinischen Weisheiten und Praktiken hinausgehende Methoden der Pflege, innerhalb der Krankenwartung entwickelten und tradiert wurden.
Berücksichtigt man, daß das Hospital des 17. und 18.Jahrhunderts häufig den Charakter einer Bewahr- und Isolieranstalt für "sozial schwache Bevölkerungsgruppen" hatte, daß Armut als ein störendes Element gesellschaftlich ausgegrenzt wurde (141) und daß seit dem 17.Jahrhundert die Hospitäler permanent überfüllt waren (142), so kann vermutet werden, daß der Krankenwartung im Hospital u.a. auch Funktionen der sozialen Kontrolle der Insassen übertragen wurden. Anhaltspunkte hierfür finden sich zumindest in "Wärterinstruktionen", die aus der ersten Hälfte des 19.Jahrhunderts datieren und die - wie im übrigen auch die Verhältnisse in der Krankenwartung dieser Zeit - im zweiten Kapitel dieser Arbeit noch näher untersucht werden.
Über diese allgemeinen Angaben hinaus lassen sich aufgrund des Forschungstandes sowohl zur Krankenpflegegeschichte als auch zur Hospitalgeschichte keine detaillierteren Aussagen über die Entwicklung in der Krankenwartung bis zum Ende des 18.Jahrhunderts machen.

Die Ergebnisse dieser Darstellung der Entwicklung der Krankenpflege seit dem Mittelalter können folgendermaßen zusammengefaßt werden.

Die Entstehung der organisierten Pflege im Mittelalter implizierte eine Trennung von Medizin und Krankenpflege hinsichtlich ihrer "äußeren" Formen. Beide Bereiche blieben jedoch im praktischen heilkundlichen (pflegerischen) Handeln an den gleichen Prinzipien orientiert.
Die mittelalterliche Krankenpflege wurde als HEILSpflege charakterisiert. Damit ist ausgesagt, daß Armut und Krankheit gleichermaßen das Objekt pflegerischer Bemühungen darstellten und daß die Sorge um den Zustand des Seelenlebens der Armen und Kranken vor der leiblichen Versorgung den Vorrang hatte. Dies erklärt sich sowohl aus dem christlichen Krankheitsverständnis als auch aus der Hoffnung der Pflegenden auf einen himmlischen Lohn für ihren Dienst an den Armen und Kranken.

Im Zuge der "Verbürgerlichung der Hospitäler" und der Auflösung der Pflegeorden und Pflegegemeinschaften durch die Reformation wurde die organisierte Pflege des Mittelalters durch die lohnmäßige Krankenwartung abgelöst. Das pflegerische Niveau der Krankenwartung wird als vergleichsweise gering eingeschätzt.

Im Rahmen eines Exkurses werde ich nachfolgend danach fragen, ob die organisierte Pflege des Mittelalters als eine spezifisch weibliche Tätigkeit gelten kann.

I. 1.3.1. EXKURS: KRANKENPFLEGE, EINE SPEZIFISCH WEIBLICHE TAETIGKEIT ?

In der traditionellen Krankenpflegegeschichtsschreibung wird eine natürliche Prädestination der Frau für die Krankenpflege unterstellt, und es wird ein besonderer Einfluß des Christentums auf die Stellung der Frau in der Krankenpflege hervorgehoben. Inwieweit es sich bei der mittelalterlichen Krankenpflege jedoch um einen spezifischen Aufgabenbereich der Frau handelte, wird nicht thematisiert (143).

BISCHOFF äußerte sich kürzlich dahingehend, daß sich erst die Krankenpflege des 19.Jahrhunderts zu einer geschlechtsspezifischen Form gesellschaftlicher Arbeit herausbildete (144). Für diese Auffassung spricht die Tatsache, daß es sowohl männliche als auch weibliche Orden und Pflegegemeinschaften gab. Das dürfte in dem religiös-karitativen Charakter der mittelalterlichen Krankenpflege begründet sein. Die Übung einer allgemeinen Barmherzigkeit richtete sich als Gebot Gottes gleichermaßen an beide Geschlechter (145) und wurde in der Form der organisierten Pflege auch von beiden Geschlechtern ausgeübt. Nicht einzusehen wäre überdies, weshalb sich die christliche Männerwelt einer der Möglichkeiten, auf Erden ihr himmlisches Los vorzubereiten, berauben sollte - wenn man dies, in Anlehnung an das Verständnis NUTTING/DOCKs von dem Verhältnis der Geschlechter untereinander, einmal so ausdrücken darf (146).

Zu prüfen bliebe dennoch - das kann hier nur als ein offenes Problem formuliert werden -, ob nicht zumindest zeitweise der Anteil der Frauen an der organisierten Pflege größer war als der der Männer; denn der Eintritt ins Kloster oder in eine Pflegegemeinschaft sowie die Ausübung karitativer Tätigkeiten überhaupt können als eine der wenigen gesellschaftlich anerkannten Möglichkeiten für Frauen, eine selbständige - d.h. einer von "vorfamilialen" Bindungen unabhängigen - Existenz zu führen, gelten; sei es, daß Frauen aufgrund sozialökonomischer Zwänge nach einer solchen Alternative suchen mußten, was insbesondere für die Zeit des spätmittelalterlichen Frauenüberschusses zutreffen könnte, oder daß sie durch eigenen Entschluß eine solche Alternative suchten (147).

Für die Krankenwartung in der Zeit vom 16. bis zum 18.Jahrhundert können aufgrund des Forschungsstandes keine Aussagen gemacht werden. Zeitgenössischen Quellen der ersten Hälfte des 19.Jahrhunderts ist immerhin zu entnehmen, daß der Anteil von Frauen in der Krankenwartung denjenigen der Krankenwärter überwog. Daß dies gleichwohl kein Indiz für einen geschlechtsspezifischen Charakter der Krankenwartung darstellt, werde ich am Ende des folgenden Kapitels noch belegen (148).

Eine geschlechtsspezifische Arbeitsteilung zwischen Medizin und Krankenpflege bildete sich erst im Verlaufe des 19.Jahrhunderts heraus. Während auf seiten der Medizin die Grundlagen hierfür bereits im Mittelalter geschaffen waren (149), entstanden diese auf seiten der Krankenpflege erst mit dem Aufkommen organisierter Formen der Krankenpflege im 19.Jahrundert.

I. 2. DER WANDEL VOM HOSPITAL ZUM KRANKENHAUS

In den vorhergehenden Abschnitten habe ich Zusammenhänge zwischen der organisierten Pflege und dem mittelalterlichen Hospital aufgezeigt und auf den Einfluß von Prozessen der "Verbürgerlichung der Hospitäler" auf die hinsichtlich der Herausbildung der Krankenwartung als eine auf der Basis eines Lohnarbeitsverhältnisses ausgeübten Form von Krankenpflege hingewiesen. Desweiteren wurde deutlich, daß es auf institutioneller Ebene keine bedeutsamen Berührungspunkte zwischen der organisierten Krankenpflege einerseits und der wissenschaftlichen Medizin andererseits gab.
In diesem Abschnitt werde ich einige für die Entwicklung der Krankenpflege im 19.Jahrhundert relevante Voraussetzungen zu klären versuchen. Insbesondere wende ich mich hier der Frage zu, aufgrund welcher Bedingungen seit dem Ende des 18.Jahrhunderts ein ständig zunehmender Teil medizinischer Praxis, Forschung und Ausbildung an einem Ort, dem Krankenhaus, zentralisiert wurde. Es geht mit anderen Worten darum, diejenigen Entwicklungsbedingungen zu untersuchen, die im Ergebnis zu einer institutionellen Verflechtung der Medizin mit dem Hospital führten.

Das hiermit angesprochene Phänomen wird in der Hospitalgeschichte unter dem Oberbegriff des "Wandels vom Hospital zum Krankenhaus" zusammengefaßt (150). Was darunter im einzelnen zu verstehen ist, bleibt jedoch in mancherlei Hinsicht offen. Dies dürfte u.a. auf den Mangel an sowohl systematisierenden als auch ins Detail gehenden Forschungsarbeiten zu diesem Thema unter sozialgeschichtlichen Fragestellungen zurückzuführen sein. Je nach dem Erkenntnisinteresse und der Aspektsetzung der Autoren fallen Akzentuierungen und Periodisierungen des sogenannten Wandels vom Hospital zum Krankenhaus unterschiedlich aus. Unbestritten ist lediglich die Tatsache, daß es sich um ein äußerst komplexes Phänomen handelt, welches durch das Zusammenwirken von Entwicklungen verschiedenster Art bedingt war, und daß dieser Wandel sich hauptsächlich in der ersten Hälfte des 19.Jahrhunderts vollzog.

Trotz des Umstandes, daß die Organisationsstruktur und die medizinische Zwecksetzung unseres heutigen Krankenhauses auf diese Zeit der Entstehung des "modernen" Krankenhauses im 19.Jahrhundert zurückgeht, muß - abgesehen von der Architekturgeschichte - der Forschungsstand als wenig entwickelt bezeichnet werden.
Ausgehend von einigen Anmerkungen zur Entwicklung der klinischen Medizin, wird im folgenden versucht, den Begriff des "Wandels vom Hospital zum Krankenhaus" inhaltlich zu füllen.

Die klinische Medizin weist seit dem 18.Jahrhundert eine kontinuierliche Entwicklung auf (151). FOUCAULT hat in seiner Arbeit "Die Geburt der Klinik" die verschiedenen Entwicklungsstufen der "Klinik" analysiert. Da im Rahmen dieser Arbeit nicht die Entwicklung der "Klinik" im Detail interessiert und ich mich im folgenden ohnehin auf wenige Andeutungen hierzu beschränken muß, werde ich in Anlehnung an ROHDE verallgemeinernd von der "modernen Klinik" sprechen (152).

Die Entstehung der modernen Klinik Ende des 18. und zu Beginn des 19.Jahrhunderts kann als Ausdruck eines aus der Orientierung an naturwissenschaftlichen Methoden resultierenden Bedürfnisses nach Systematisierung und Anordnung des bisherigen medizinischen Wissens verstanden werden. Die Beobachtung - am Krankenbett - wurde zu einem grundlegenden Erkenntnisprinzip. Zugleich war sie Methode der Unterweisung des Schülers durch den medizinischen Lehrer (153). Im Vordergrund stand zunächst nicht so sehr die Forschung als vielmehr die Lehre.

> *"Die Klinik umfaßt eigentlich nur die Instruktion, die der Meister seinen Schülern gibt. Sie ist aber selber keine Erfahrung, sondern das Konzentrat einer früheren Erfahrung, die nun anderen dienstbar gemacht wird." (154)*

Im bisherigen medizinischen Denken war Krankheit immer vom Lebendigen aus konzipiert gewesen. Eine neue Erkenntnisdimension eröffnete sich der klinischen Medizin durch die Einbeziehung anatomisch-pathologischer Erfahrungen (155).

> *"Nunmehr bilden Leben, Krankheit und Tod eine technische und begriffliche Dreifaltigkeit. Die alten Kontinuitäten, die im Leben die drohende Krankheit und in der Krankheit die Nähe des Todes ansetzten, sind gebrochen. (...)*
> *Von der Höhe des Todes aus können die organischen Abhängigkeiten und die pathologischen Sequenzen gesehen und analysiert werden." (156)*

Die Orientierung der klinischen Medizin an der pathologischen Anatomie bedeutete einen weiteren Fortschritt für die Erkennung von Krankheitsursachen (157), mithin eine weitere Annäherung an die Beherrschung von Krankheit.
Der Tod erwies sich hier zwar als notwendiges funktionales Element medizinischen Erkenntnisgewinns, er wurde gleichwohl als nicht beherrschbares Element menschlicher Existenz aus der Medizin verdrängt; denn "die Eingriffe am toten Leib dienten der Erhaltung von Leben, verloren damit ihre Nähe zum Tod" (158). Der klinische Mediziner verstand sich fortan als "Anwalt des Lebens" (159) und nicht mehr als Mittler zwischen Leben und Tod (160).

Die Entwicklung der klinisch-anatomischen Medizin und die Entstehung der modernen Klinik waren aber auch an außerwissenschaftliche Voraussetzungen gebunden.
SHRYOCK weist beispielsweise darauf hin, daß das Bedürfnis nach Spezialisierung in der Forschung früher existierte, als es sich in der Praxis durchsetzen konnte. Dies wird verständlich, wenn man berücksichtigt, daß ein Arzt sich in der Praxis - nicht zuletzt aus Gründen der eigenen Existenzsicherung - allen typischen Fällen zuwenden mußte (161), und daß trotz des Bestehens wissenschaftlicher Gesellschaften, die meisten Ärzte gerade nur mit jenen Krankheitsfällen in Berührung kamen, welche ihnen der Kreis ihrer Patienten bot (162).

Im klinischen Unterricht gab es zwar eine gewisse Tradition der Unterweisung von Schülern am Krankenbett in einem Hospital. In aller Regel fanden - einer deutschen Tradition gemäß - diese Unterweisungen jedoch in den Privatwohnungen der Kranken statt (163).
Es stellte daher einen Fortschritt dar, als einige Medizinprofessoren in eigenen Praxisräumen Armensprechstunden einrichteten, die u.a. der Instruktion ihrer Schüler dienten. Sie unternahmen mit ihren Studenten auch Reisen auf das Land zu "sehenswürdigen Kranken". Diese Reisen waren jedoch mit einem erheblichen Aufwand an Weg und Zeit verbunden, so daß man bestrebt war, die "instruktivsten Fälle" an einem Ort zu vereinen und diesen "Sammelplatz" bettlägeriger Kranker an die "ärztliche Beratungsstelle" anzuschließen (164).

Die Zentralisierung eines in quantitativer und qualitativer Hinsicht ausreichenden "Vorrates an klinischem Material" (165) für Zwecke des klinischen Unterrichts und der anatomisch-klinischen Forschung ist als eine Voraussetzung für die Entwicklung und Ausbreitung der modernen Klinik anzusehen.

Die Nutzbarmachung des Hospitals für Zwecke klinischer Studien und Ausbildung stellte eine naheliegende Problemlösung dar, denn im Hospital waren ja bereits Kranke zusammengefaßt, und außerdem konnte man an vorhandene - wenn auch in deutschen Regionen wenig verbreitete - Traditionen des klinischen Unterrichts im Hospital anknüpfen.
Abgesehen von der Größe und räumlichen Streuung der herkömmlichen Hospitäler entsprach deren innere Struktur und Zwecksetzung als Bewahr- und Isolieranstalt für Arme und Kranke jedoch in keiner Weise den Anforderungen der modernen Klinik. Diese erforderte eine Trennung der Kranken von den anderen Gruppen sozial Hilfebedürftiger sowie eine nach Krankheitsarten systematisierte Unterbringung der Kranken.
Vom Ende des 18.Jahrhunderts bis zur Mitte des 19.Jahrhunderts kam es neben der Umgestaltung von Hospitälern zu einer Reihe von Krankenhaus-Neugründungen (166). Die Ausgrenzung aller Nicht-Kranken gab dem Begriff des KRANKENhauses schließlich auch seinen besonderen Sinn (167).

Der als Wandel vom Hospital zum Krankenhaus bezeichnete Prozeß beinhaltete also die Nutzbarmachung des Hospitals für medizinische Lehr- und Forschungszwecke bei gleichzeitiger Differenzierung der Zusammensetzung der hilfsbedürftigen Insassen (Patientenschaft) (168). Der Wandel vom Hospital zum Krankenhaus bedeutete eine neue Qualität des Hineinwirkens der wissenschaftlichen Medizin in die medizinische Praxis; denn die durch die Herausbildung des Krankenhauses erreichte Zentralisierung des "Krankenmaterials" beeinflußte auch die Struktur dieser Praxis. Diese wiederum wurde entscheidend durch die Erfordernisse von Forschung und Lehre geprägt.

Bevor einzelne Aspekte dieses Prozesses näher betrachtet werden, ist zunächst noch auf den Sachverhalt einzugehen, daß sich die erwähnten Krankenhausgründungen nicht allein mit den Bedürfnissen der modernen Klinik erklären lassen.

Nach SHRYOCK sind philanthropische Motive zu berücksichtigen. Diese dürften allerdings die Entwicklung in Deutschland nicht in dem gleichen Maße beeinflußt haben, wie er dies für die englischen Verhältnisse beschreibt. Übertragbar bleibt gleichwohl seine Argumentation. Als Voraussetzung für die philanthropisch geprägte "Krankenhausbewegung" sieht er die im Zuge der beginnenden Industriellen Revolution in Gang gesetzten Prozesse der Verstädterung und der Verelendung der arbeitenden Bevölkerung an. Damit vergrößerte sich jedoch nicht nur das Krankenpotential, es wurde auch der bürgerliche Wohlstand hervorgebracht, dem die Mittel für philanthropische Taten zur Verfügung standen (169).

Weitaus bedeutender als die philanthropischen Bestrebungen war - zumindest im deutschen Raum - die Förderung von Krankenhausbauten durch staatliche Instanzen. Dies macht es erforderlich, auf die Interessen der aufgeklärt absolutistischen Herrscher am Bau von Krankenhäusern einzugehen.

Angelegenheiten des öffentlichen Gesundheitswesens waren integrale Bestandteile der kameralistischen Wirtschaftskonzepte (170).

Von J.H.G.Justi - einem der bedeutendsten Vertreter des Kameralismus' - sagt ROSEN:

> *"Gesundheits- und Krankheitsprobleme werden in Verbindung mit dem Ziel der Bevölkerungsvermehrung angegangen." (171)*

Wenn auch in den Schriften anderer Kameralisten, wie beispielsweise Sonnenfels, stärker ein "philanthropisches Verlangen nach sozialer Gerechtigkeit" in den Vordergrund trat (172), so kann dennoch gesagt werden, daß Krankheit im aufgeklärten Absolutismus vor allem unter Aspekten der Staats- und Wirtschaftspolitik sowie der Peuplierung angegangen wurde.

> *"... vom wirtschaftlichen Gesichtspunkt seien Kranke unangenehmer als Tote, weil sie entweder zu einer öffentlichen oder privaten Belastung würden." (173)*

Daher müsse von seiten der Obrigkeit, so die Überlegung der Zeitgenossen, alles zur Erhaltung bzw. Herbeiführung der Gesundheit der Untertanen getan werden (174), was die Bereitstellung von Mitteln für Krankenhausbauten erklärt (175).

ROSEN konstatiert schließlich eine parallele Entwicklung des Interesses von Ärzten an den Gesundheitsproblemen der Bevölkerung und politisch-administrativer Interessen des "Staates". Der Gedanke der Überwachung der Gesundheit durch die Obrigkeit wurde auf dem Höhepunkt dieser Entwicklung in der zweiten Hälfte des 18.Jahrhunderts zum System der Medizinischen Polizei ausgeformt (176).
Hingewiesen sei auch darauf, daß ärztliche Interessen an der Frage der Gesundheitsfürsorge im Kontext der Professionalisierungsbestrebungen, respektive der Ausformulierung einer ärztlichen Ethik, zu sehen sind (177).

Die Medizinische Polizei war für die Entwicklung der Krankenhäuser insofern von Belang, als durch die - vielfach sogar gesetzlich fixierte - Verpflichtung der Obrigkeit zur Hilfe die Errichtung und Unterhaltung von Krankenhäusern durch die Obrigkeit begründet wurde (178) und Strukturen zentralisierender Verwaltungstechniken Eingang fanden.

Indem schließlich Ärzte die Ideen der Medizinischen Polizei übernahmen, wandelte sich einerseits die Vorstellung über die Verantwortung des Arztes - das Interesse des Einzelnen war gegen das der Allgemeinheit abzuwägen (179) - , andererseits gründeten sich hierauf ärztliche Forderungen nach "staatlicher" Abhilfe bei den verschiedensten von ihnen als unzureichend empfundenen Angelegenheiten des öffentlichen Gesundheitswesens (180).

Folgendes kann an dieser Stelle festgehalten werden. In den Krankenhausgründungen vereinigten sich Interessen der modernen Klinik mit denen der Staatsraison. Für die Medizin war das Krankenhaus ein Ort, an dem kranke Menschen für Unterrichts- und Forschungszwecke zusammengefaßt waren. Die Obrigkeit verband dagegen mit der Förderung und Unterhaltung von Krankenhäusern primär das Ziel der Erhaltung bzw. Herbeiführung eines angemessenen Gesundheitszustandes der Untertanen.
Aufgrund der oben referierten These von MC KEOWN zur therapeutischen Ineffizienz des ärztlichen Handelns im 18. und 19.Jahrhundert (181) kann festgestellt werden, daß das Interesse der Obrigkeit an der Gesunderhaltung der Bevölkerung und der tatsächliche Beitrag des Krankenhauses

hierzu auseinanderfielen. Daß diese Diskrepanz nicht allein mit dem niedrigen Entwicklungsstand naturwissenschaftlich fundierter Therapiemethoden erklärt werden kann, erscheint offensichtlich. In Betracht zu ziehen wären hier auch Fragen der Zusammensetzung der Krankenhausinsassen nach Krankheitsarten, Alter und sozialer Herkunft sowie Fragen danach, welche Hemmnisse sich der Durchsetzung und Durchführung von Innovationen auf den verschiedenen Ebenen der Krankenhausorganisation in den Weg stellten. Dies zu beantworten ist jedoch nicht Aufgabe der vorliegenden Untersuchung.

Näher zu untersuchen ist allerdings die Frage, welche Veränderungen der "Einzug der Medizin ins Hospital" zur Folge hatte. Exemplarisch werde ich dabei einzelne Aspekte herausgreifen. Die Beantwortung dieser Frage wird über spezifische Merkmale des Wandels vom Hospital zum Krankenhaus Aufschluß geben, aus denen sich Aussagen über notwendige Veränderungen im Bereich der Krankenpflege ableiten lassen.

DIE ÄRZTLICHE HIERARCHIE

Vor dem Ende des 18.Jahrhunderts waren nur selten festangestellte Ärzte an Hospitälern tätig. Die Festanstellung von Ärzten, mithin die Herausbildung einer ärztlichen Hierarchie im Krankenhaus, ist daher eines der typischen Merkmale des Wandels vom Hospital zum Krankenhaus.
Der Übergang vom gelegentlichen Besuch des Arztes im Hospital zum festangestellten Krankenhausarzt vollzog sich allmählich. Die drei wesentlichen Stufen dieser Entwicklung sind hier kurz zu skizzieren (182).

1) Vor dem 19.Jahrhundert war es insbesondere an städtischen Hospitälern üblich, daß der Stadtphysikus, der auch die Aufsicht über das öffentliche Gesundheitswesen innehatte, den Hospitälern gelegentliche oder regelmäßige Besuche abstattete.
2) Gegen Ende des 18.Jahrhunderts und zu Beginn des 19.Jahrhunderts setzte sich ein System durch, welches etwa mit dem modernen Ausdruck Belegarztsystem oder Belegkrankenhaus umschrieben werden kann.
   Die "dirigierenden Ärzte" erhielten ein festes Gehalt. Sie leiteten die jeweiligen Fachabteilungen eines Krankenhauses; d.h. sie kamen zur regelmäßigen Visite, zu Operationen und bei Notfällen ins Krankenhaus, und sie führten die Aufsicht über das sonstige medizinische und das Wartpersonal . Daneben hatten sie aber eine private Praxis außerhalb des Krankenhauses . Administrative Funktionen waren ihnen nur zu einem geringen Teil übertragen.
   Während die ärztlichen Gehilfen, die die "dirigierenden Ärzte" um sich sammelten, zunächst nicht im Dienst des Krankenhauses standen, wurden insbesondere an größeren Krankenanstalten schließlich auch "Assistenzärzte" oder "Sekundärärzte" eingestellt. Den "Sekundärärzten" war im Gegensatz zu ihren Vorgesetzten die Führung einer eigenen Privatpraxis untersagt. Sie bezogen ein festes Gehalt, mußten im Krankenhaus wohnen und sich den Hausgesetzen unterwerfen. Ihnen war u.a. die ständige Beaufsichtigung des Wartpersonals übertragen.
3) Die dritte Stufe der Herausbildung einer ärztlichen Hierarchie im Krankenhaus war dadurch gekennzeichnet, daß die "dirigierenden Ärzte" ihre Privatpraxis ins Krankenhaus verlegten und sie die direktionale Leitung des Krankenhauses übernahmen.

Eine Einschätzung des Verhältnisses der "ärztlichen Hierarchie" zur "Verwaltungshierarchie" für die zweite und dritte hier beschriebene Entwicklungsstufe läßt sich nicht ohne weiteres vornehmen; zumal insbesondere an großen Krankenanstalten Direktorien gebildet wurden, in denen der "Oberinspektor", ein Verwaltungsfachmann, Sitz und Stimme besaß.

Allgemein kann jedoch festgehalten werden, daß der Einfluß der Ärzte auf die Verhältnisse im Innern der Anstalt und ihre Machtposition innerhalb der Krankenhausorganisation zunahm.
Für die vorliegende Untersuchung ist dabei insbesondere von Bedeutung, daß die Ärzte die Aufsicht über das Krankenwartpersonal führten und daß alle den medizinischen Betrieb betreffenden Vorgänge unter die unmittelbare ärztliche Leitung gestellt wurden. Der Stellenwert dieser ärztlichen Aufsicht wuchs mit der zunehmenden Ausrichtung des Krankenhauses auf medizinische Zwecksetzungen und den hiermit verknüpften zusätzlichen Aufgaben, die zu bewältigen waren.

> *"Der Papierkrieg blühte schon damals. Krankenjournale mußten täglich geführt und am Tag der Entlassung dem Chef zur Gegenzeichnung vorgelegt werden. Speisepläne, Kleiderkarten, Zu- und Abgangsmeldungen mußten nach Vorschrift geführt und täglich vorgelegt werden. Der diensttuende Arzt mußte pünktlich um 8 Uhr morgens den Rapport über nächtliche Vorkommnisse auf dem Chefzimmer abgeben." (183)*

BAUGESCHICHTLICHE ASPEKTE

Zur Entwicklung des Krankenhausbaues im 19.Jahrhundert schreibt MURKEN:

> *"Während man für die Fabriken kaum, noch weniger für den Eisenbahn- und Postverkehr, auf überlieferte Baukonzeptionen zurückgreifen konnte, bestand im Krankenhauswesen insofern eine bestimmte Kontinuität als das medizinische Hospital eine bauliche Lösung angeboten hatte." (184)*

Unter baugeschichtlichen Aspekten läßt sich der Wandel vom Hospital zum Krankenhaus deutlich nachvollziehen. JETTER hat einen Versuch unternommen, ausgehend von zwei grundlegenden "Ordnungsprinzipien" architektonischer Konzeptionen, eine Typologie von Hospitalbauten zu entwerfen. Die Ordnungsprinzipien bezeichnet er als "Gemeinschaft und Absonderung", respektive als "Zentralisierung und Isolierung" (185).

Als typisches Ordnungsprinzip der baulichen Gestaltung des mittelalterlichen Hospitals sieht er "Gemeinschaft" bzw. "Zentralisierung". Die räumliche Anordnung der Krankenbetten war um den Altar bzw. um eine sakrale Stätte zentriert, z.T. gab es überhaupt nur einen einzigen großen Krankenraum (186). Der sozialen Absonderung der Armen und Kranken aus der Gesellschaft stand hier deren Zusammenfassung zu einer assoziierten Gemeinschaft der Leidenden im Hospital gegenüber.

Im Krankenhaus zum Ende des 18.Jahrhunderts und zu Beginn des 19.Jahrhunderts sind dagegen "kaum gemeinschaftsbildende Zentralmotive" (187) auszumachen. Die soziale Isolierung der Kranken aus dem öffentlichen Bereich in die Anstalt hinein fand im Innern gewissermaßen eine Fortsetzung. Die räumliche Gestaltung wurde an funktional-sachlichen Gesichtspunkten orientiert, für die die funktionelle Differenzierung der Krankenhausorganisation ausschlaggebend war (188). Das für die zweite Hälfte des 19.Jahrhunderts typische Pavillionsystem gilt als Höhepunkt dezentralisierender Konzeptionen im Krankenhausbau (189).

In dem allmählichen Rückgang der Orientierung baulicher Konzeptionen an "gemeinschaftsbildenden Zentralmotiven" spiegelten sich säkulare Einflüsse auf das Hospital seit dem Beginn der Neuzeit ebenso wider wie eine zunehmende Isolierung der Kranken im Innern der Anstalt sowie auch die veränderte gesellschaftliche Einstellung zur Armut.

In Abgrenzung zum Hospital möchte ich hier beispielhaft auf zwei Phänomene eingehen, welche für das moderne Krankenhaus charakteristisch wurden.

Als erstes erscheint es erwähnenswert, daß seit dem Ende des 18.Jahrhunderts Ärzte an der Planung von Krankenhausbauten beteiligt wurden oder diese selbst leiteten.
Ein besonders bemerkenswertes Beispiel liefern das Werk und die Erfindungen von Franz Xaver Häberl. Das von ihm für ein Münchner Krankenhaus entworfene Lüftungssystem zeigt deutlich das für die damalige Zeit typische Bemühen, der "Luftverderbnis" entgegenzutreten, in der insbesondere die Ursache für das Hospitalfieber gesehen wurde.
Häberls Bemühungen um eine verbesserte "Salubrität" erwiesen sich zwar später als wirkungslos, in seinen Erfindungen kommt jedoch exemplarisch die Verknüpfung medizinischer Erkenntnisse mit architektonischen Konzepten zum Ausdruck (190). Sakrale Einflüsse auf die bauliche Gestaltung traten vor den nunmehr in den Vordergrund rückenden medizinischen Erfordernissen zurück.

Damit wäre bereits ein zweiter Gesichtspunkt angeschnitten, nämlich die nach den Erfordernissen der modernen Klinik ausgerichtete funktionelle Anordnung und Gestaltung der Räumlichkeiten.

> *"Für die Organisation und Ausbildung der Säle gilt, was Le Roy scharfsinnig und weitblickend wenn auch überspitzt formulierte, daß ein Hospitalsaal 'eine wirkliche Maschine zur Behandlung des Kranken' sei und unter diesem Gesichtspunkt betrachtet werden müsse." (191)*

Entsprechend den Ende des 18.Jahrhunderts und zu Beginn des 19.Jahrhunderts unterschiedenen Krankheitsarten wurden Abteilungen für innerlich Erkrankte, äußerlich und chirurgisch Kranke, Krätzige, Syphilitische, Akut- und Augenkranke sowie z.T. für Irre und Unheilbare eingerichtet (192). Männliche und weibliche Kranke waren nunmehr konsequent voneinander getrennt in entgegengesetzten Gebäudetrakten untergebracht.

Allein diese Aufzählung zeigt, daß - zumindest von der Konzeption her - für Nicht-Kranke und häufig auch für chronisch Kranke und Unheilbare im Krankenhaus kein Platz mehr war. Die Anordnung von Operationsräumen, Räumen für Ärzte, Personal- und Utensilienräumen sowie natürlich der Krankensäle und der kleinen Zimmer für Sonderfälle richtete sich nach bis ins Detail vorausgeplanten funktionellen Anforderungen (193).
Die Ausgrenzung aller Nicht-Kranken aus dem Krankenhaus und die Durchdringung der Krankenhausorganisation durch die Institution Medizin spiegelte sich also deutlich in der architektonischen Konzeption des modernen Krankenhauses. Daß der einzelne Kranke hier zum Objekt des Anstaltszweckes "degradiert" wurde (194), vermag schließlich ein Zitat von JETTER zu illustrieren.

"Eine andere Lieblingsidee Häberls, die Unterteilung des Gemeinschaftsraumes in individuelle Alkoven, wurde in den Sälen verwirklicht. Allerdings standen immer zwei Betten in einer derartigen Nische, die lediglich durch dünne. halbhohe Mauern gebildet wurde. Im Jahre 1832 entschloß man sich, diese Einbauten zu entfernen, teils um Intimitäten hinter den Vorhängen zu verhindern, vor allem aber, um den Studenten Zutritt von allen Seiten zu verschaffen." (195)

REKRUTIERUNGSFELD ARMUT

Im Krankenhaus sollten nur "würklich Kranke" aufgenommen werden, somit war - darauf wurde oben bereits hingewiesen - für andere Kategorien sozial Hilfsbedürftiger kein Platz mehr. Aus den verschiedensten Gründen wurde in der ersten Hälfte des 19.Jahrhunderts die Ausgrenzung aller Nicht-Kranken und insbesondere der chronisch Kranken nicht konsequent durchgeführt (196). Die Intention der Ausgrenzung ist dennoch ein wesentliches Unterscheidungsmerkmal des Krankenhauses vom Hospital; nicht zuletzt deshalb, weil sich in ihr die Entwicklungsrichtung des Krankenhauses ausdrückt.

Hinsichtlich des Rekrutierungsfeldes der Insassen hatte sich insofern wenig verändert, als es - abgesehen von solchen Personenkreisen, für die soziale Einrichtungen im Krankheitsfall existierten (197) - weiterhin vor allem Arme waren, welche in den Krankenhäusern aufgenommen wurden (198). Von daher hatten die auch noch zu Beginn des 19.Jahrhunderts vorherrschende Unterstellung der Krankenhäuser unter die Armenverwaltungen sowie die unter deren Oberaufsicht stehenden Aufnahmeverfahren ihre Berechtigung.

Es ist gleichwohl eine nicht unbedeutende Veränderung innerhalb dieses Rekrutierungsfeldes zu konstatieren, insofern sich mit der Industrialisierung die soziale Situation eines großen Teiles der Bevölkerung wandelte. HAMPP/ZETTEL schreiben hierzu:

"Neue Produktionsweisen in den Manufakturen und Fabriken verändern die Arbeitsbedingungen; insbesondere aber wird die körperliche Funktionstüchtigkeit zur nahezu alleinigen Grundlage der Existenzsicherung; die Verstädterung nimmt zu und damit verschlechtern sich für Teile der Bevölkerung die hygienischen und materiellen Lebensbedingungen; die Bevölkerung insgesamt wächst." (199)

Der allmähliche Anstieg der Bevölkerungszahl seit dem Ende des 18.Jahrhunderts, die zunehmende Proletarisierung größerer Bevölkerungsgruppen und z.T. wohl auch die existentielle Bedrohung, welche Krankheit für viele darstellte, vergrößerte das Potential der Krankenhausinsassen. Es kann davon ausgegangen werden, daß dem sich allmählich ausweitenden Angebot an Krankenhausbetten auch eine größere Nachfrage gegenüberstand. Dabei unterstelle ich, daß eine schwerwiegende Krankheit nicht nur eine zeitweise oder dauerhafte Arbeitsunfähigkeit, sondern zumeist auch den Verlust des Arbeitsplatzes bedeutete und somit bei den proletarischen Bevölkerungsschichten immer auch Armut bedeutete.

DER KRANKE ALS OBJEKT

Der Begriff des "Allgemeinen Krankenhauses" weist nach SCHADEWALDT darauf hin,

> *"... daß hier das konfessionelle zugunsten eines säkularisierten Moments zurückgetreten und diese Häuser, wenn auch nicht für alle Bevölkerungsschichten, so doch für alle Konfessionen, offen sein sollte." (200)*

Säkulare Tendenzen lassen sich aber auch im Hinblick auf die Veränderung der Stellung des Kranken im Krankenhaus feststellen.

Da die Hospitalgeschichtsschreibung bislang eine Untersuchung über die Stellung der Insassen im Hospital des 17. und 18.Jahrhunderts ausgespart hat, rekurrieren Vergleiche zu diesem Aspekt zumeist auf das mittelalterliche Hospital einerseits und das moderne Krankenhaus des 19.Jahrhunderts andererseits. Diesem Vorgehen werde ich mich hier anschließen.

Im Vergleich zum mittelalterlichen Hospital wird der Kranke im modernen Krankenhaus zu einem bloßen Studien- und Ausbildungsobjekt "degradiert" (201).

> *"Im Spital hat man es mit Individuen zu tun, die Träger dieser oder jener Krankheit sind; (...) In der Klinik hat man es hingegen mit Krankheiten zu tun, deren Träger gleichgültig ist; gegenwärtig ist die Krankheit selber, und zwar in dem Körper der ihr eigen ist, und der nicht der Körper des Kranken ist, sondern der ihrer Wahrheit." (202)*

Während im Hospital der Kranke zugleich Subjekt und Objekt war - Objekt insofern er für die Hospitalstifter und die ihn Pflegenden Mittlerfunktion übernahm, Subjekt weil er individueller Träger einer solchen Funktion blieb - , wurde er in der Klinik "das vorübergehende Objekt, dessen sie (die Klinik; HPS) sich bemächtigt hat" (203). Die 'Degradierung' des Kranken zu einem Objekt des Anstaltszweckes, oder man kann auch sagen, die Reduzierung des Kranken auf seine Krankheit (204), reichte - dies wurde anhand der Diskussion des Wandels architektonischer Konzeptionen deutlich - bis in die Gestaltung seiner räumlichen Umwelt hinein. Für eine assoziierte Gemeinschaft der Leidenden und des Leidens, für die die Zentrierung auf ein religiöses Ziel typisch war, war im Krankenhaus kein Platz mehr. Das allen Krankenhausinsassen gemeinsame Merkmal "Krank-zu-sein" war nicht mehr gemeinschaftsbildend, sondern vielmehr Anlaß ihrer funktionellen und krankheitsspezifischen Segregation. Der sozialen Absonderung aus der Gesellschaft stand keine dem Hospital vergleichbare Assozierung der Kranken in der Krankenanstalt gegenüber.

Die 'Befreiung' der Insassen von ihren "insgemein elenden mit Ungeziefern besessenen Lumpen" und die Ausstattung mit "reinen Kleidern (...) und zwar von Haupt biß auf die Fuß'sohlen" (205), mit Anstaltskleidung also, beinhaltet neben seinem rein hygienischen Zweck eine Handlungssymbolik ganz anderer Art: Die 'Entkleidung' der Individualität des Kranken und seine Uniformierung für einen klinischen Zweck.

Dem Umstand, daß sich die Krankenhausinsassen vor allem aus den armen und untersten Schichten der Bevölkerung rekrutierten, kommt insofern besondere Bedeutung zu, als für deren Unterwerfung unter medizinische Anstaltszwecke äußerst günstige Rahmenbedingungen bestanden; denn diese Bevölkerungsschichten stellten das ehemalige Potential der Hospitalinsassen dar. Die Inanspruchnahme von gesellschaftlicher Hilfe war für sie immer schon mit sozialer Ausgrenzung verknüpft gewesen. Vorhandene Strukturen der Internierung Armer und Kranker im Hospital brauchten daher nur in das Krankenhaus übernommen und den medizin-spezifischen Zwecksetzungen angepaßt zu werden. Insofern sich die Krankenhausinsassen aufgrund ihrer sozialen Lage der Unterwerfung unter die Anstaltszwecke nicht entziehen konnten, stellten sie ein vorteilhaftes Objekt medizinischer Studien- und Ausbildungsinteressen dar. Dem ist gleichwohl entgegenzuhalten, daß gerade Personen der unteren sozialen Schichten der 'gebildeten' Medizin besonders ablehnend gegenüberstanden. Wie zu zeigen sein wird, wurde versucht, das Problem der Sozialisierung dieser Kranken zum 'medizingerechten' Patienten auf das Pflegepersonal abzuwälzen.

Anhand der obigen Darlegungen dürfte deutlich geworden sein, wie sehr der "Einzug der Medizin ins Hospital" (206) dieses in struktureller Hinsicht umgestaltete. Es wurde aber auch gezeigt, daß das Krankenhaus der ersten Hälfte des 19.Jahrhunderts an vorgegebenen Strukturen des Hospitals anknüpfte. Dieses Krankenhaus kann daher nur als Vorläufer des heutigen Krankenhauses gelten, welches nicht mehr allein der medizinischen Forschung und Ausbildung dient und in dem alle Bevölkerungsschichten im Falle einer schweren Erkrankung behandelt werden.

Mit den Bedürfnissen der modernen Klinik ließen sich die Krankenhausgründungen Ende des 18.Jahrhunderts und zu Beginn des 19.Jahrhunderts nicht hinreichend erklären. Es wurde gezeigt, daß Interessen der Staatsraison und z.T. auch philanthropische Motive hierbei eine Rolle spielten. Mit diesen Ausführungen wurde nicht eine vollständige Klärung aller Entstehungshintergründe des Krankenhauses beabsichtigt. Es sollte vielmehr auch verdeutlicht werden, daß die Entstehung des Krankenhauses als eine medizinische Institution nicht allein auf Entwicklungen innerhalb der Medizin zurückgeführt werden kann.

Der Wandel vom Hospital zum Krankenhaus konnte anhand ausgewählter Aspekte konkretisiert werden. Das Entstehen einer medizinischen Institution wurde u.a. an der Herausbildung einer ärztlichen Hierarchie festgemacht. In der Veränderung architektonischer Konzeptionen spiegelte sich deutlich der Einfluß der Institution Medizin wider. Zugleich trat in ihnen auch die Veränderung der Stellung des Kranken hervor, der nunmehr als bloßes Objekt den funktional ausdifferenzierten Anstaltszwecken unterworfen wurde.

Zu ergänzen ist hier schließlich folgendes. Als unscharf erweist sich die Begrifflichkeit des Wandels vom Hospital zum Krankenhaus insofern, als sie darüber hinwegtäuscht, daß über das ganze 19.Jahrhundert hinweg neben dem Krankenhaus das Hospital als Einrichtung für verschiedenartige - und längere Zeit auch noch für kranke - Hilfsbedürftige bestehen blieb. Erfaßt wurden von diesem Wandel zunächst die größeren Anstalten, während mittelgroße und kleinere Anstalten ihren Charakter als Hospital länger bewahrten.

IMHOF sieht mit Recht in unserem Alters- und Pflegeheim ein Überleben der Hospitalsform (207). Die institutionelle Ausdifferenzierung des Hospitals erfolgte zunächst nur im Hinblick auf Krankheit, während für andere Arten sozialer Gebrechen, welche im Hospital zusammengefaßt waren, sich erst später und sukzessive spezielle Einrichtungen herausbildeten. Diese haben sich z.T. nicht so weit wie das moderne Krankenhaus von der ursprünglichen Hospitalsform entfernt.

I. 3. DER ENTWICKLUNGSSTAND DER KRANKENPFLEGE ZU BEGINN DES 19.JAHRHUNDERTS

In der Literatur zur Krankenpflegegeschichte finden sich zwei unterschiedliche Aspekte betonende Einschätzungen zum Entwicklungsstand der Krankenpflege zu Beginn des 19.Jahrhunderts. Ich werde zunächst deren wesentliche Aussagen referieren und mich mit ihnen kritisch auseinandersetzen.
Da in diesen Einschätzungen die durch den Wandel vom Hospital zum Krankenhaus bedingten neuen Anforderungen an die Krankenpflege nicht bzw. nur andeutungsweise berücksichtigt werden, werde ich alsdann das veränderte Verhältnis von Medizin und Krankenpflege im Krankenhaus umreißen und den Versuch unternehmen, aspekthaft die veränderten Bedingungen von Pflegetätigkeit im Krankenhaus näher zu bestimmen.

I. 3.1. DIE SOGENANNTE DUNKLE PERIODE DER KRANKENPFLEGE

NUTTING/DOCK haben zur Charakterisierung einer Phase der Krankenpflegegeschichte, welche in etwa die Zeit vom Ende des 17.Jahrhunderts bis zur Mitte des 19.Jahrhunderts umfassen soll, den Begriff der "Dunklen Periode der Krankenpflege" geprägt (208), welche - z.T. in sprachlichen Abwandlungen - von anderen Autoren übernommen wurde (209). Verstanden wird darunter eine Entwicklungsphase der Krankenpflege, in der aufgrund der Zurückdrängung bzw. der Aufhebung der mittelalterlichen Pflegeorden und Pflegegemeinschaften infolge der Reformation (210) die Pflege der Kranken auf das Niveau einer reinen "Wartung" herabsank. "Krankenwartung" meint hier eine notdürftige "äußere" Versorgung der Kranken durch "Wärterinnen" und "Wärter", die ihre Arbeit für Lohn und um des Lohnes willen verrichteten und nicht durch ethische Motive geleitet wurden (211).
Im Vordergrund stehen ausführliche Beschreibungen der Mißstände in den Hospitälern und die Schilderung der "Verkommenheit" des Krankenwartpersonals. Eine Auseinandersetzung über die Ursachen der sogenannten Dunklen Periode der Krankenpflege wird nicht geführt.

Diese Beschreibungen, deren Tenor mit der von Jacques-René Tenon stammenden Formel des Hospitals als "gefährlichster Aufenthaltsort der Welt" (212) treffend charakterisiert ist, stützen sich vornehmlich auf Berichte von John Howard (1789), William Nolan (1789) und Ernst Horn (1818). Gerne zitiert wird in diesem Zusammenhang auch aus einem Roman von Charles Dickens (Martin Chuzzlewit, 1852), in dem der Autor u.a. eindrucksvoll die Arbeit zweier (englischer) "Pflegerinnen" beschreibt (213).

Der Entstehungszusammenhang dieser Berichte bleibt in der traditionellen Krankenpflegegeschichtsschreibung ebenso außer Betracht wie die Intentionen der Verfasser dieser Berichte. Howard, Nolan und Horn beabsichtigten überhaupt keine objektive Beschreibung der Verhältnisse in den Hospitälern. Sie hatten vielmehr die Absicht, eigene Reformvorschläge zum Hospitalwesen mittels der Kritik am Bestehenden zu begründen (214).
In dem Begriff der "Dunklen Periode der Krankenpflege" sind vordergründige Beschreibungen des Entwicklungsstandes der Krankenpflege mit verallgemeinernden und unreflektierten zeitgenössischen Wertungen verknüpft.
Erst in den Arbeiten von SEIDLER und STICKER finden sich kritische Revisionen dieser traditionellen Sichtweise (215).

> *"Aus der Zeit selbst heraus gesehen, hebt sich jedoch die Krankenpflege gegenüber den vorangegangenen Jahrhunderten in keiner Weise deutlich ab. Es war der Zeitgeist des 18.Jahrhunderts, der zum einen ihre Bedeutung verschob und zum anderen wiederum neue Anforderungen an sie stellte, denen sie in der überkommenen Struktur nicht mehr genügen konnte." (216)*

Die oben genannten Berichte wurden unter dem Einfluß aufklärerischer Ideen verfaßt. In ihnen kam das Bewußtsein zum Ausdruck, daß die Dinge der Welt, die persönlichen und sozialen Verhältnisse, mittels Vernunft und Kritik zielgerichtet beeinflußbar wären (217).

Die Tatsache dieses Wandels in der Wahrnehmung und Bewertung gesellschaftlicher Verhältnisse spricht dafür, daß bis zum Zeitpunkt des Auftauchens dieser zeitgenössischen Kritik die "seit Jahrhunderten" in den Hospitälern vorherrschenden Verhältnisse (218), mithin auch das geringe Niveau der Krankenversorgung, nicht als defizitär erfahren worden waren. Diese Einschätzung kann einer Andeutung HAMPP/ZETTELs zufolge für die "unzureichende und größtenteils unwirksame medizinische Versorgung" der Bevölkerung "in Stadt und Land" überhaupt Gültigkeit beanspruchen (219).

Die in den zeitgenössischen Berichten geführte Kritik bezog sich zwar nicht speziell auf die Krankenwartung, sie schloß diese aber mit ein. Der Ansatzpunkt der Kritik war eher ein allgemein sozial-kritischer; medizinische Gesichtspunkte waren kaum berücksichtigt worden; d.h. die sich mit dem Wandel vom Hospital zum Krankenhaus verändernden Strukturen der Krankenversorgung und die Frage der veränderten Anforderungen an die Pflegetätigkeit spielten hier noch keine Rolle.
Eine Bedeutung hat diese zeitgenössische Kritik am Hospitalwesen jedoch insofern gehabt, als sie den Boden u.a. für konkrete Reformen der Krankenwartung bzw. für die Konzipierung von Reformen vorbereitete.

I. 3.2. SEIDLERS THESE VON DER KRISE DES INNEREN UND AEUSSEREN GEFUEGES DER KRANKENPFLEGE

In Abgrenzung von dem Begriff der "Dunklen Periode der Krankenpflege" spricht SEIDLER von einer "Krise" des "inneren und äußeren Gefüges" der Krankenpflege zu Beginn des 19.Jahrhunderts (220). Sein Krisenbegriff ist vom Ansatz her ein struktureller. "Krise" meint bei ihm den Sachverhalt, daß die bestehenden Strukturen der Krankenpflege in Widerspruch gerieten zu den sich verändernden Strukturen der Krankenversorgung.
Eine "grundlegend veränderte Situation" für die Krankenpflege sieht er im wesentlichen durch folgende "drei Entwicklungslinien" bestimmt: 1. den Wandel vom Hospital zum Krankenhaus, 2. eine veränderte Sozialstruktur der Krankenhauspatienten und 3. den Mangel an qualifiziertem Pflegepersonal (221).

ad 1:
Den Wandel vom Hospital zum Krankenhaus macht er vor allem daran fest, daß die Medizin,

> *"... bisher nur gelegentlicher Ratgeber im Hospital (..), dort als forschende, lehrende und praktizierende Institution ein(zog). (...) Anamnese, Status praesens und täglich kontrollierte Therapie wurden zum Prinzip der Beschäftigung mit dem Patienten von der Aufnahme bis zur Entlassung." (222)*

Desweiteren skizziert er die wesentlichen strukturellen und organisationstechnischen Umgestaltungen des Hospitals (223), und er konstatiert, daß hieraus für die Krankenpflege eine "grundlegend veränderte Situation" resultierte (224). Eine Konkretisierung der veränderten "Ansprüche an die Pflegetätigkeit" (225) nimmt er allerdings nicht vor.

ad 2:

> *"Während es einem reichen Bürger, einem Patrizier oder Adligen in früheren Zeiten nie in den Sinn gekommen wäre, eines der Hospitäler aufzusuchen, beginnt nunmehr auch diese Gesellschaftsschicht sich im Krankenhaus behandeln zu lassen. Der Hauptgrund hierfür war der eindeutige* ***Wandel im Ärztestand****, indem der beste Arzt nunmehr nicht der Leibarzt des Fürsten, sondern der wissenschaftlich und praktisch gebildete Klinikarzt war." (226)*

Hinsichtlich des Wandels im Ärztestand kann SEIDLER zwar zugestimmt werden. Auch wiesen die Krankenhausbauten jeweils eine Anzahl von kleineren Zimmern für "Privatkranke" auf. Eine so gravierende Veränderung der Sozialstruktur kann jedoch weder für das Ende des 18.Jahrhunderts noch für die erste Hälfte des 19.Jahrhunderts angenommen werden. Die Behandlung des wohlhabenden Patienten durch den "wissenschaftlich und praktisch gebildeten Klinikarzt" dürfte in dieser Zeit noch weitgehend in dessen Privatpraxis oder in der Wohnung des Kranken erfolgt sein (227). Gegen SEIDLERs Auffassung spricht zudem, daß zumindest zu Beginn des 19.Jahrhunderts viele Krankenhäuser noch den Armenkollegien unterstanden, welche auch die Oberaufsicht über das Aufnahmeverfahren der Kranken hatten.
Im übrigen sei hier auf die oben geäußerte Vermutung eines engeren Zusammenhanges zwischen der sozialen Herkunft der Krankenhausinsassen und ihrer Subsumption unter medizinische Forschungs- und Ausbildungszwecke hingewiesen (228).

ad 3

> *"Die aus allen diesen Faktoren erwachsenden Ansprüche an die Pflegetätigkeit wurden durch das dritte große Problem der Zeit im Grunde durchkreuzt: den Mangel an hierzu vorbereitetem Pflegepersonal." (229)*

Nach SEIDLER war im 18.Jahrhundert "in vielen Fällen eine geordnete Pflegetätigkeit" auch deshalb nicht mehr möglich, weil in den "hoffnungslos überfüllten Anstalten nicht mehr zu steuernde hygienische Verhältnisse" vorherrschten. Die Folge, so konstatiert er, war "ein Absinken im Niveau des pflegerischen Standes" (230). Soweit Pflegegemeinschaften tätig waren, hätten sich diese durch einen niedrigen Ausbildungsstand ausgezeichnet. Den Versuch, Bedarfslücken durch die vermehrte Anstellung von "Lohnwärtern" zu decken, bezeichnet er als einen "nicht glücklichen Versuch", den Mangel an qualifizierten Pflegekräften zu kompensieren (231).

> *"Damit ergab sich diese bisher vielleicht schwerste Krise in der Geschichte der Krankenpflege aus dem Zusammentreffen mehrerer Faktoren, von denen die meisten im wesentlichen quantitativer Natur waren: die Entstehung großer Krankenhäuser, vor allem durch die Umwandlung vieler Klöster nach der Revolution, der Gestaltwandel der pflegerischen Tätigkeit durch neue Ansprüche in der Heilkunde, die viel zu geringe Zahl an Personal und das Fehlen einer sachgerechten Ausbildung." (232)*

Die Kernaussage der These SEIDLERs kann folgendermaßen zusammengefaßt werden. Aus dem Wandel vom Hospital zum Krankenhaus resultierten neue Anforderungen an die Krankenpflege im Krankenhaus. Als problematisch erwies sich insbesondere die Übernahme des Systems der Krankenwartung ins Krankenhaus; denn dies war gleichbedeutend mit der Hereinnahme herkömmlicher Strukturen der Pflege und Versorgung in eine sich im Wandel befindliche Strukturumwelt. Der Begriff der "Krise" der Krankenpflege beinhaltet also auch die Aussage, daß sich die Diskrepanz zwischen dem Entwicklungsstand der Krankenpflege und den steigenden Anforderungen an sie mit dem Fortschreiten des Wandels vom Hospital zum Krankenhaus zunehmend vergrößerte.

Mit dieser Kernaussage der SEIDLERschen These ist m.E. die Grundstruktur der "Krise" der Krankenpflege zu Beginn des 19.Jahrhunderts hinreichend erfaßt.
Ungeklärt bleibt gleichwohl, in welcher Art und Weise sich die "veränderte Struktur der Behandlung" (233) der Kranken auf die Pflegetätigkeit auswirkte, bzw. welche neuen Anforderungen an die Krankenpflege im Krankenhaus im einzelnen gestellt wurden.

Ich werde daher im folgenden versuchen, das veränderte Verhältnis von Medizin und Krankenpflege im Krankenhaus näher zu bestimmen und exemplarisch die veränderte Aufgabenstruktur von Pflegetätigkeit zu konkretisieren.

I.3.3. VERAENDERTE ANFORDERUNGEN AN DIE KRANKENPFLEGE IM KRANKENHAUS

Die veränderten Anforderungen an die Pflegetätigkeit im Krankenhaus lassen sich auf der Grundlage des oben beschriebenen Wandels vom Hospital zum Krankenhaus näher bestimmen.
Infolge des reduktionistischen Krankheitskonzeptes innerhalb der naturwissenschaftlich orientierten Medizin war Krankheit von ihrem Träger, dem kranken Menschen, losgelöst und dieser auf ein Ausbildungs- und Forschungsobjekt reduziert worden. Die Zentralisierung von Krankheit im Krankenhaus war notwendige Voraussetzung zur Weiterentwicklung der modernen Klinik.
Das Krankenhaus als Organisation konnte sich jedoch nicht auf die Strukturierung medizinischer Zwecke beschränken, sondern mußte auch auf den Umgang mit den kranken Personen selber eingestellt sein.

An dieser Stelle interessiert mich nun nicht die Komplexität der Krankenhausorganisation als solche, sondern vielmehr das Verhältnis derjenigen beiden Funktionsbereiche zueinander, welche sich am Krankenbett überschneiden und unmittelbar auf die kranken Menschen und ihre Krankheit bezogen sind.

Insofern medizinisches Handeln nun primär auf das Erkennen und die Behandlung von Krankheit ausgerichtet war, erschien der kranke Mensch als Träger einer Krankheit als ein austauschbarer beliebiger Körper, der nicht den primären Gegenstand ärztlicher Handlungen darstellte.

Jedem Menschen sind jedoch Bedürfnisse eigen, die weitgehend außerhalb der Relevanzstruktur medizinischer Zwecksetzungen liegen; beispielsweise natürliche (und soziale) Grundbedürfnisse, deren Befriedigung eine grundlegende Voraussetzung für die Erhaltung des Körpers (und der Person) darstellt. Dies gilt selbstverständlich auch für den kranken Menschen. Für ihn kann jedoch aufgrund der krankheitsbedingten Einschränkung seiner Handlungsfähigkeit die alltägliche und täglich mehrmals wiederkehrende Befriedigung seiner Grundbedürfnisse zu einem besonderen Problem werden. Der kranke Mensch bedarf folglich mehr als nur der Berücksichtigung seiner Krankheit, er bedarf der Hilfe bzw. der Pflege. Naturgebundene Körperprozesse lassen sich nur bedingt steuern. Die naturverhaftete Körperlichkeit von Krankheit widersetzt sich daher dem Prinzip der Naturbeherrschung, welches sich ja in der modernen Medizin durchsetzte.

Man kann daher sagen, daß die Verfügbarmachung von Krankheit für medizinische Ausbildungs- und Studienzwecke einen dem auf Naturbeherrschung gerichteten medizinischen Handlungskomplex komplementären (pflegerischen) Handlungskomplex voraussetzte, welcher primär den kranken Menschen und seinen Körper zum Gegenstand hatte. Im Rahmen der Krankenhausorganisation stellten somit medizinisches und pflegerisches Handeln komplementäre Handlungskomplexe dar.

Mit dem Wandel vom Hospital zum Krankenhaus mußte sich folglich das Verhältnis von wissenschaftlicher Medizin und Krankenpflege verändern. Waren beide Bereiche vormals institutionell und räumlich voneinander getrennt, so wurde nunmehr das Vorhandensein einer an den alltäglichen Bedürfnissen ausgerichteten Krankenpflege - und sei es zunächst nur als bloße "äußere" Versorgung in Form der Krankenwartung - zur Voraussetzung moderner Medizin im Krankenhaus.

Eine relative Autonomie der Krankenpflege, die für die mittelalterliche Pflege der Orden und Pflegegemeinschaften angenommen wurde und zwar hinsichtlich einer Pflege, die zugleich auch eine Behandlung des Kranken beinhaltete, als auch hinsichtlich der Leitung der Hospitäler, erscheint hier nicht mehr denkbar. Aufgrund der Ausrichtung des Krankenhauses auf die Bedürfnisse der modernen Klinik erscheinen Aufgaben der Pflege zwar einerseits als notwendige, anderseits aber auch als von der Medizin abgeleitete. Die KrankenBEHANDLUNG wurde hier zur Domäne der Medizin. Krankenpflege stellte nunmehr eine notwendige Vorleistung für die Zwecke der modenen Klinik dar. In funktionaler und hierarchischer Hinsicht wurde die Krankenpflege der Medizin untergeordnet.

Es kann schließlich angenommen werden, daß Entwicklungen innerhalb der medizinischen Praxis, die entweder mit der Ausgrenzung von therapeutischen Funktionen verknüpft waren oder aber neue Formen körperbezogener Vorleistungen, d.h. nur bedingt beherrschbarer und begrenzt rationalisierbare Arbeiten, hervorbrachten, zu steigenden Anforderungen an die Pflegetätigkeit führten, soweit hierfür nicht gesonderte Arbeitsbereiche institutionalisiert wurden.

Über die hier vorgenommene allgemeine Bestimmung des Verhältnisses von Medizin und Krankenpflege im Krankenhaus hinaus können auf der Grundlage der obigen Darlegungen in zweierlei Hinsicht konkretere Aussagen über veränderte Anforderungen an die Pflegetätigkeit gefaßt werden.

1. Die durch die Ausgrenzung aller Nicht-Kranken bedingte Veränderung der Zusammensetzung der Krankenhauspatienten kann zunächst einmal als die Veränderung einer quantitativen Größe aufgefaßt werden. Berücksichtigt man darüber hinaus, daß die Krankenhäuser hinsichtlich der geplan-

ten Bettenkapazitäten größer angelegt waren als die Hospitäler, so ist anzunehmen, daß die Nachfrage nach Pflegekräften insgesamt zunahm. Entstehende Bedarfslücken durch eine vermehrte Anstellung von "Lohnwärtern" zu decken, stellte offensichtlich kein Problem dar (234).

Darüber hinaus möchte ich hier die Vermutung äußern, daß mit dem Übergang von der heterogenen Insassenstruktur des Hospitals zur vergleichsweise homogenen Patientenstruktur des Krankenhauses auch qualitativ veränderte Anforderungen an die Pflege geknüpft waren. So wurden etwa Gelegenheiten zur gegenseitigen Hilfe der Insassen untereinander, wie sie die heterogene Zusammensetzung im Hospital ermöglichte und welche in Anbetracht der auf Eigenversorgung ausgerichteten Wirtschaftsstruktur auch als wahrscheinlich anzunehmen sind (235), durch die nach medizinischen Gesichtspunkten durchgeführte, getrennte Unterbringung der Kranken - variierend mit der Schwere der Krankheitsfälle und der Aggregation von Krankheitsarten in besonderen Abteilungen des Krankenhauses - reduziert und tendenziell ausgeschlossen.

Das Anforderungsprofil an die Krankenpflege im Krankenhaus dürfte dadurch in zweierlei Hinsicht beeinflußt worden sein. Erstens erscheint eine Zunahme an pflegerischen Aufgaben wahrscheinlich, die durch die reduzierten Gelegenheiten der Hilfe der Insassen untereinander bedingt war. Daher ist zweitens eine zunehmende Zentralisierung der Ansprüche der Kranken an die Pflegekräfte anzunehmen; d.h. das Beziehungsgeflecht zwischen Kranken und Kranken bzw. zwischen Kranken und Pflegenden verschob sich in Richtung auf eine zentralere Position der Pflegenden. Für den einzelnen Kranken folgte hieraus eine größere Abhängigkeit von den Pflegekräften.

Diese Schlußfolgerungen grundsätzlicher Art sagen gleichwohl nichts darüber aus, wie sich das Beziehungsgeflecht von Kranken und Pflegenden untereinander tatsächlich gestaltete. Die untersuchten Quellen lassen hierzu nur punktuelle Aussagen zu. Von einer Untersuchung dieses Aspektes muß daher - wie in der Einleitung erwähnt - im Rahmen dieser Arbeit abgesehen werden.

2. Die qualitativen Anforderungen an die Pflegetätigkeit stiegen aber auch noch aus einem anderen Grunde. SEIDLER konstatiert - wie oben erwähnt - , daß die "veränderte Struktur der Behandlung auch eine sachgemäße Pflege" erforderte (236). Er zielt mit dieser Aussage möglicherweise darauf ab, daß im Sinne der Diätetik eine "sachgemäße" Krankenpflege selbst als ein Teil der Therapie verstanden wurde (237). Es erschien mit anderen Worten nicht mehr als gleichgültig, auf welche Weise die Kranken gepflegt und versorgt wurden.

Diese Schlußfolgerung liegt noch aus einem weiteren Grunde nahe; denn SEIDLER betont, daß "Anamnese, Status praesens und täglich kontrollierte Therapie (..) zum Prinzip der Beschäftigung mit dem Patienten von der Aufnahme bis zur Entlassung" wurde. Die medizinische Behandlung des Kranken wurde systematisiert. Die Weiterentwicklung der modernen Klinik benötigte also nicht nur eine Zentralisierung und Homogenisierung des "Krankenmaterials", sondern auch die Schaffung kontrollierbarer Therapiebedingungen. Die Notwendigkeit zur Systematisierung und Vereinheitlichung der Therapiebedingungen dürfte sich zudem durch die "mentalitätsmäßige Kluft" zwischen den Krankenhauspatienten und den Ärzten verstärkt haben. Die Ärzte hielten sich nur zeitweise zum Zwecke der Diagnose und Therapie am Krankenbett auf. Eine "täglich kontrollierte

Therapie" konnte unter diesen Bedingungen aber nur dann "zum Prinzip der Beschäftigung mit dem Patienten" werden, wenn es gelang, demjenigen, der sich ständig am Krankenbett aufhielt, dem Pflegenden also, Funktionen der Ausführung ärztlicher Anweisungen, der Beobachtung des Krankheitsverlaufes und der Kontrolle des Verhaltens der Patienten zu übertragen.

I. 4. ZUSAMMENFASSUNG

Form und Inhalt von Krankenpflege und Medizin unterliegen wie andere soziale Tatsachen auch dem Wandel gesellschaftlicher Verhältnisse. Die Krankenpflege und die Medizin des Mittelalters lassen sich daher nur begrenzt mit den modernen Begriffen "Krankenpflege" und "Medizin", verstanden als die Komplemente pflegerische Versorgung von kranken Menschen sowie Diagnose und Therapie spezifischer Krankheiten, erfassen.

In der organisierten Pflege der Orden und Pflegegemeinschaften stellten die Pflege und Versorgung der Kranken sowie die religiöse Behandlung und die "Behandlungspflege" von Krankheit eines Menschen eine Einheit dar. Als HEILSpflege war sie nicht nur religiöse Behandlung von Armut und Krankheit, sondern auch religiöse Handlung der Pflegenden. Das Kriterium dafür, ob eine Person zum Objekt pflegerischer Bemühungen wurde oder nicht, war nicht Krankheit, sondern soziale Hilfebedürftigkeit in einem umfassenden Sinne.
Das Hospital war der typische Ort, an dem die Pflegeorden und die Pflegegemeinschaften ihre Tätigkeit in relativer Autonomie ausübten. Berührungspunkte mit der mittelalterlichen Medizin gab es auf der Ebene des praktischen medizinisch-pflegerischen Handelns, und zwar insofern dieses Handeln auf denselben Prinzipien beruhte, nicht aber in institutioneller Hinsicht.
Die institutionelle Eigenständigkeit beider Bereiche beinhaltete auch, daß zwischen ihnen keine Formen der arbeitsteiligen Kooperation existierten, mithin gab es keine Unterordnung der mittelalterlichen Krankenpflege unter die Medizin.

Im Spätmittelalter, und hier insbesondere in den Städten, zeichneten sich die ersten Anfänge der Auflösung dieser religiös motivierten Form der Krankenpflege ab. Mit der Zunahme des Vermögens der städtischen Stiftungshospitäler wurden diese zu einem bedeutenden wirtschaftlichen und politischen Faktor, auf den das Stadtbürgertum versuchte seinen Einfluß auszudehnen. Der sogenannte Prozeß der Verbürgerlichung der Hospitäler setzte ein, und mit der Konstituierung einer "Verwaltungshierarchie" verloren die Mitglieder der Pflegeorden und Pflegegemeinschaften ihre relativ autonome Stellung im Hospital. Darüber hinaus wurden diese zunehmend durch bezahlte Laienkräfte ersetzt, die die Aufgaben der Pflege und Versorgung der Hospitalinsassen übernahmen.
Verstärkt und beschleunigt wurden diese Prozesse durch die Reformation, in deren Folge die Pflegeorden und Pflegegemeinschaften aufgelöst und das Hospitalwesen säkularisiert wurden. Die Armut büßte ihre Funktion, Mittler zwischen himmlischem und irdischem Leben zu sein, ein und wurde nunmehr als ein störendes Element in der Gesellschaft empfunden. Dies bedeutete außerdem eine erhebliche Einschränkung der Handlungsgrundlage religiös motivierter Krankenpflege.

Bis in die erste Hälfte des 19.Jahrhunderts hinein war die Krankenwartung die vorherrschenden Form der Krankenpflege. Die Krankenwartung war lohnarbeitsmäßig organisiert. Traditionen der Pflegetechnik konnten sich nicht herausbilden, denn hierfür fehlte es an kontinuitäts- und gemeinschaftsbildenden Elementen innerhalb des Krankenwartpersonals.

Damit waren die Voraussetzungen dafür geschaffen, daß mit dem "Einzug der Medizin" ins Hospital und dessen Umgestaltung zum Krankenhaus der Bereich der Pflege demjenigen der Medizin untergeordnet wurde. Diese Unterordnung war gleichwohl nicht allein eine Frage verlorengegangener Traditionen der Pflegeausübung und der Stellung des Krankenwartpersonals im Hospital, sondern auch eine Folge der Durchsetzung eines naturwissenschaftlich orientierten Konzeptes in der wissenschaftlichen Medizin.

Mit der Ablösung des christlichen durch das naturwissenschaftliche Krankheitsverständnis wurde Krankheit vergegenständlicht. Medizinisches Handeln konzentrierte sich fortan auf die Diagnose und Therapie spezifischer Krankheiten und war auf Naturbeherrschung ausgerichtet. Der Mensch als Träger einer Krankheit und seine naturverhaftete Körperlichkeit, die eine Befriedigung alltäglicher Grundbedürfnisse fordert, wurde aus der Relevanzstruktur medizinischen Denkens und Handelns (tendenziell) ausgeblendet.
Pflege, d.h. ein Handlungskomplex, welcher primär den kranken Menschen und seine Bedürfnisse zum Gegenstand hat, wurde nunmehr zu einem notwendigen Komplement medizinischen Handelns.

Medizinische Zwecksetzungen bestimmten in entscheidendem Maße die Struktur des sich herausbildenden modernen Krankenhauses. Nicht die Menschen, sondern die Krankheiten sowie die Erforschung der Krankheitsursachen standen hier im Mittelpunkt. Die Pflege von Kranken nahm den Stellenwert einer bloßen Vorleistung medizinischen Handelns ein, was ihre Unterordnung plausibel macht.

Mit der Durchdringung des Krankenhauses mit medizinischen Zwecksetzungen wurden nicht zugleich auch Grundlagen für die Herausbildung neuer Strukturen der Krankenpflege im Krankenhaus geschaffen, sondern vielmehr das herkömmliche System der Krankenwartung übernommen. Dies führte zu einer Diskrepanz zwischen der veränderten Anforderungsstruktur an die Pflegetätigkeit und der bestehenden Form der Pflege und Versorgung der Kranken, die auch als "Krise" der Krankenpflege begriffen werden kann.

Aus diesen Untersuchungsergebnissen ergeben sich Fragen nach den Prozessen und Problemen der Anpassung der Krankenpflege an die veränderten Aufgaben von Pflege im Krankenhaus.
Zu fragen ist dabei insbesondere danach, von welchen sozialen Trägergruppen Impulse zur Reform der Krankenwartung ausgingen. Das Krankenwartpersonal kommt hierfür kaum in Betracht. Ebensowenig ist zu erwarten, daß von seiten der Krankenhausinsassen Impulse ausgingen, denn diese gehörten den unterprivilegierten Schichten der Bevölkerung an und wurden den Anstaltszwecken mit Zwang unterworfen; d.h. sie standen am untersten Ende in der Krankenhaushierarchie.
Naheliegend erscheint, daß als Initiatoren von Reformbestrebungen Ärzte auftraten. Da Krankenpflege eine Vorleistung für medizinisches Handeln darstellte, ist ihnen ein objektives Interesse an der Umgestaltung der Verhältnisse in der Krankenwartung zu unterstellen.
Hieran sind mehrere Fragen anzuknüpfen: Waren die zeitgenössischen Ärzte sich der Bedeutung pflegerischen Handelns für ihre eigene Tätigkeit bewußt? Oder waren es nur einzelne Ärzte, bei denen sich ein solches Bewußtsein durchsetzte? D.h. welche Hindernisse bestanden für die Inangriffnahme von Reformen auf seiten der Ärzteschaft?
Wodurch waren die unternommenen Reformversuche gekennzeichnet, und was waren die wesentlichen Merkmale des ärztlichen Konzeptes einer veränderten Form der Krankenwartung?

KAPITEL II

DIE KRANKENWARTUNG UND ANSAETZE FUER EINE REFORM

Die als Lohnarbeit organisierte Krankenwartung hat als die zu Beginn des 19.Jahrhunderts vorherrschende Form der Krankenpflege in Deutschland zu gelten. In diesem Kapitel werde ich mich mit zeitgenössischen Konzepten auseinandersetzen, in denen, zumeist ausgehend von einer Kritik an den Verhältnissen in der Krankenwartung, Reformvorschläge entwickelt wurden, in denen also Forderungen zur Anpassung der Krankenwartung an die aus dem Wandel vom Hospital zum Krankenhaus resultierenden veränderten Anforderungen an die Pflegetätigkeit formuliert wurden.

Als Quellenmaterial dienen mir hierzu Schriften und Aufsätze, die fast ausnahmslos von akademisch gebildeten Ärzten verfaßt wurden und von 1782 bis 1837 datieren (1). Allein der Sachverhalt, daß eine ansehnliche Anzahl von Publikationen aus dieser Zeit ausschließlich dem Thema "Krankenwartung" gewidmet wurde, spricht dafür, daß die herkömmliche Form der Krankenwartung von seiten einiger zeitgenössischer Ärzte als ein "Problem" wahrgenommen wurde.
Die Begrenzung des Untersuchungszeitraumes auf das Ende des 18.Jahrhunderts und die Mitte des 19.Jahrhunderts ergibt sich u.a. aus den hier zugrundegelegten Quellen selbst; denn für die zweite Hälfte des 19.Jahrhunderts finden sich kaum Schriften oder Aufsätze, die primär das "Problem" der Krankenwartung zum Gegenstand haben. In den Quellen spiegelt sich folglich der Sachverhalt, daß mit der Herausbildung von Krankenpflegeorganisationen im Verlaufe des 19.Jahrhunderts andere "Probleme" in den Vordergrund traten. Soweit in schriftlichen Äußerungen von Ärzten die Krankenwartung dennoch thematisiert wurde, geschah dies eher am Rande und im Vergleich zur ersten Hälfte des 19.Jahrhunderts in völlig verschiedenen Kontexten.

Die Tatsache, daß als Träger von Reformkonzepten Ärzte in Erscheinung traten, kann angesichts der aktiven Rolle der Medizin bei der Umgestaltung des Hospitals zum Krankenhaus zu Beginn des 19.Jahrhunderts wenig verwundern. Erstens gingen von der Krankenwartung, d.h. dem Krankenwartpersonal, keinerlei Impulse zur Anpassung der Pflege und Versorgung von Kranken an die durch die Herausbildung des Krankenhauses induzierten, veränderten Anforderungen an die Pflegetätigkeit aus. Anhand einer exemplarischen Untersuchung der sozialen Lage der Krankenwärterinnen und Krankenwärter sollen hierzu einige Hintergründe aufgezeigt werden. Zweitens gab es, wie oben dargelegt wurde, zu Beginn des 19.Jahrhunderts so gut wie keine, in ihrer Tradition ungebrochene Krankenpflegeorganisationen. Aus verschiedenen Gründen kam es gleichwohl im Verlaufe der ersten Hälfte des 19.Jahrhunderts zum Aufbau neuer Krankenpflegeorganisationen. Diese Entwicklungen innerhalb der Krankenpflege werde ich jedoch in einem gesonderten Kapitel untersuchen, denn sie nahmen ihren Ausgangspunkt nicht primär im Wandel des Hospitals zum Krankenhaus. Sie hatten ihren Schwerpunkt vielmehr außerhalb des Gesundheitswesens im engeren Sinne und waren zunächst auf die Arbeit in kleineren und mittelgroßen Hospitälern beschränkt, die erst allmählich von der Institution der Medizin durchdrungen wurden.

Bei den Bestrebungen zu einer Reform der Krankenwartung können praktische ReformANSÄTZE und schriftlich fixierte ReformVORSCHLÄGE unterschieden werden.
Ich werde im folgenden die Gründung zweier Krankenwartschulen untersuchen, die als Versuche gelten können, Reformideen in die Praxis umgesetzt zu haben. Allerdings ist von einem relativ geringen Einfluß dieser "Schulen" auf die Entwicklung der Krankenpflege im 19.Jahrhundert auszugehen. Diese Aussage ist jedoch insofern einzuschränken, als erstens das Thema der Krankenwartung bislang noch nicht als relevanter Forschungsgegenstand entdeckt wurde (2), zweitens ist bisher offenbar nur ein Teil praktischer Reformversuche überhaupt bekannt geworden (3) und schließlich wurden drittens in der ersten Hälfte des 19.Jahrhunderts vor allem größere Anstalten vom Wandel zum Krankenhaus erfaßt, während dieser sich in kleineren und mittelgroßen Hospitälern erst allmählich durchsetzte. Trotz dieser in ihrer Reichweite schwer abschätzbaren Einwände halte ich die obige Einschätzung für gerechtfertigt. Wie zu zeigen sein wird, sind Gründe für die geringe praktische Bedeutung der Krankenwartschulen u.a. in der idealistischen Konstruktion des "rechtschaffenen Krankenwärters", d.h. in den Reformkonzepten selbst zu suchen. Außerdem gab es Widerstände aus den Reihen der Ärzte gegen eine Reformierung der Krankenwartung.

Schwieriger gestaltet es sich, die Bedeutung der hier exemplarisch untersuchten frühen Krankenpflegelehrbücher einzuschätzen. Zwar können nur vage Aussagen über die Verbreitung dieser Schriften sowie über die Rezeption der Inhalte getroffen werden, eine Untersuchung dieses Quellenmaterials erscheint gleichwohl aus mehreren Gründen bedeutsam; denn in ihnen wurde ein neues Konzept von Krankenwartung entworfen, welches als Antwort auf die veränderten Anforderungen der Medizin an die Pflegetätigkeit zu interpretieren ist und als ein Vorschlag zur REFORM der Krankenwartung gewertet werden kann. In diesem Konzept spiegelten sich sowohl die Grundlinien einer modernen Form der Arbeitsteilung zwischen Medizin und Krankenpflege, Grundlinien, die im Verlaufe des 19.Jahrhunderts auch andere Formen der Krankenpflege strukturiert haben, wie auch ärztliche Professionalisierungsinteressen wider.

Die einzelnen Abschnitte dieses Kapitels gliedern sich wie folgt.
In einem ersten Schritt werde ich den Versuch zur Rekonstruktion der sozialen Lage und der Arbeitsbedingungen des Krankenwartpersonals unternehmen (II.1.). Hieran kann verdeutlicht werden, weshalb das Krankenwartpersonal den veränderten Anforderungen an die Pflegetätigkeit im Krankenhaus gleichgültig gegenüberstand. Da diese Rekonstruktionen sich u.a. auf die kritische Würdigung der von zeitgenössischen Ärzten geführten Kritik an den Verhältnissen in der Krankenwartung stützen, lassen sich hieraus zugleich Schlußfolgerungen über typische Merkmale des Konzeptes einer Reform der Krankenwartung ableiten.
In einem zweiten Schritt werde ich die Entwicklung zweier Gründungen von Krankenwartschulen skizzieren (II.2.). Im Vordergrund steht hier die Problematik der praktischen Umsetzung von Reformideen und den ihnen zugrunde liegenden Intentionen der beteiligten Akteure.
Die anschließende Eingrenzung der Literaturgattung "frühes Krankenpflegelehrbuch" und die Begründung der vorgenommenen Quellenauswahl (II.3.) stellen eine Voraussetzung für die im letzten Abschnitt erfolgende exemplarische Auseinandersetzung mit den in den Lehrbüchern enthaltenen konzeptionellen Inhalten (II.4.) dar. Schwerpunktmäßig soll geklärt werden, was zeitgenössisch unter einem "rechtschaffenen Krankenwärter" verstanden wurde und wie diese Konstruktion eines Ideals in Entwicklungstendenzen der Durchsetzung von moderner Medizin einzuordnen ist.

II. 1. DIE REALE SITUATION DES KRANKENWARTPERSONALS

Bei dem Versuch, die reale Situation des Krankenwartpersonals in der Phase des Überganges vom Hospital zum Krankenhaus aufzuarbeiten, sieht man sich insbesondere mit der Schwierigkeit konfrontiert, daß die eigentlich Betroffenen keine Zeugnisse hinterlassen haben. Einer ansehnlichen Anzahl von zumeist von Ärzten verfaßten schriftlichen Äußerungen über das Krankenwartpersonal stehen keinerlei schriftliche Überlieferungen gegenüber, die von diesem selbst stammen. Der einzig mögliche Weg (4) zur Rekonstruktion der realen Situation des Krankenwartpersonals führt daher über den "Umweg" der kritischen Auseinandersetzung mit den schriftlich überlieferten Beschreibungen zur Krankenwartung dieser Zeit.

Hierbei ist zu berücksichtigen, daß es sich um Kritiken an der Krankenwartung und an dem Krankenwartpersonal handelt, die aus der Perspektive akademisch gebildeter Autoren verfaßt wurden, und daß diese Darstellungen vor dem Hintergrund der Reform-Intentionen der Verfasser zu interpretieren sind. Diese Besonderheit des Textmaterials läßt erwarten, daß die Art und Weise der geäußerten Kritik in einem wechselseitigen Bedingungsverhältnis zu den Konzepten der Reform der Krankenwartung stand. Die Themen der Kritik dürften daher erste Hinweise auf die Art des Konzeptes angestrebter Reformen liefern. Zugleich ist zu unterstellen, daß die Verfasser tendenziell besonders gravierende Mißstände in den Vordergrund rückten, um die "Einmaligkeit" der von ihnen vorgetragenen Reformvorschläge zu unterstreichen (5). Rückschlüsse auf die soziale Herkunft und die soziale Lage des Krankenwartpersonals lassen sich aus den untersuchten Darstellungen folglich nur vermittels der Relativierung der einseitigen und z.T. elitären Überzeichnungen ziehen.

Zu berücksichtigen ist desweiteren, daß in den zeitgenössischen Darstellungen nur selten zwischen den an Krankenhäusern, an Hospitälern und in privater Anstellung tätigen Krankenwärterinnen und Krankenwärtern differenziert wurde. Häufig verallgemeinerten die Autoren ihre Erfahrungen, die sie mit Krankenwärtern(-innen) in den Krankenanstalten bzw. in der "Privatwartung" machten. Noch häufiger unterschieden sie überhaupt nicht zwischen der Krankenwartung "im Hause" und derjenigen in einer Krankenanstalt. Dies kann als Anzeichen dafür gewertet werden, daß der oben beschriebene Wandel im Verhältnis der Krankenpflege zur Medizin über die Institution des Krankenhauses hinausreichte.

Der vorliegenden Untersuchung konnte lediglich eine Auswahl dieser Schriften zugrunde gelegt werden (6). Das erscheint insofern gerechtfertigt, weil sich das Plagiatentum einer gewissen zeitbedingten Beliebtheit erfreute und der Tenor sowie das inhaltliche Spektrum der zeitgenössischen Kritiken eine gewisse Variationsbreite nicht überschritten (7).

Eine weitere Schwierigkeit der Darstellung der realen Situation des Krankenwartpersonals ist darin zu sehen, daß soziale Lage und Arbeitsfeld des nichtärztlichen Personals in den Krankenanstalten dieser Zeit bislang kein Gegenstand der medizin- oder sozialgeschichtlichen Forschung waren (8).
Als nachteilig erweist sich aber auch, daß die von mir ausgewerteten meist rein deskriptiven Arbeiten über einzelne Krankenhäuser Fragen des Krankenwartpersonals - wenn überhaupt - nur oberflächlich behandeln. In diesem Zusammenhang interessantes Material enthalten sie allenfalls mit

den in Anhängen abgedruckten "Spitalordnungen" und "Wärterinstruktionen". Immerhin liefern sie damit Anhaltspunkte für die Untersuchung normativer Aspekte, aus denen sich Schlußfolgerungen zu der Arbeitssituation des Krankenwartpersonals ableiten lassen.

Aufgrund dieser Besonderheiten des zugrundegelegten Quellenmaterials bietet sich folgende Vorgehensweise an. Ausgangspunkt der Darstellung wird das Bild sein, welches die zeitgenössischen Autoren von der bestehenden Krankenwartung hatten. Hieraus werden, unter Berücksichtigung der Einseitigkeit der Beschreibungen, Rückschlüsse auf die soziale Herkunft und die soziale Lage des Krankenwartpersonals gezogen. Die Heranziehung normativer Quellen wird dazu dienen, aspekthaft Merkmale der Arbeitssituation des Krankenwartpersonals zu rekonstruieren.

II. 1.1. DIE SOZIALE LAGE DES KRANKENWARTPERSONALS

In der KRÜNITZschen Enzyklopädie findet sich im Band 47 (1789) (9) die folgende Äußerung über das Krankenwartpersonal, welche wegen des Ansatzpunktes der Kritik bemerkenswert ist.

> *"Man hatte bisher in öffentlichen Kranken-Anstalten den Werth und Einfluß der Kranken-Wärter auf das Wohl der Kranken weit geringer geschätzt, als er verdient. Daher geschieht es auch nicht selten, daß sich Leute dieser Art von Beruf widmen, die von den dazu erforderlichen Kräften und Fähigkeiten soweit entfernt seyn, daß sie darin eher schaden, als nützen." (10)*

KRÜNITZ ist also der Auffassung, daß der Krankenwartung in den Krankenanstalten zu wenig Bedeutung beigemessen worden sei, und daß daher das Krankenwartpersonal eher schade, als daß es nütze !

Ein anonymer Autor, der 1808 einen Artikel "Ueber Krankenwartung" in den Allgemeinen medizinischen Annalen veröffentlichte, hebt dagegen einen anderen Aspekt in den Vordergrund.

> *"Zu einem guten Krankenwärter gehört mehr, als die gemeinen Leute, die sich noch dazu verstehen, besitzen. (...) Die meisten sind alte, meist kränkliche oder schwächliche Menschen, Arme, welche nur durch Mangel gezwungen sich zu einem freilich sehr widrigen Geschäfte verstehen; Eigennützige, die nur als eine Gelegenheit, auf jede mögliche Weise etwas zu erhaschen, die Wartung der Kranken unternehmen; Rohe, ungebildete Menschen, die kein Mitleid besitzen und in welchem Grad der Unwissenheit ! " (11)*

Der Autor sieht die Untauglichkeit der Krankenwärter(-innen) nicht als eine Frage der Wert- bzw. Geringschätzung der von ihnen ausgeübten Tätigkeit an, sondern als eine individuelle Eigenschaft.

In einer vielzitierten Charakterisierung von DIEFFENBACH (1832) findet man beide Aspekte vereinigt. Er hält die "Meinung der Leute" für mitverantwortlich, daß zur Krankenwartung nur "Faulenzer" und "Taugenichtse" angestellt werden. In Verruf geraten sei die Krankenwartung, von DIEFFENBACH als ein an sich "edler Beruf" (12) bezeichnet, aber auch deshalb, weil sich hier der "Auswurf der Menschheit" zu sammeln (!) scheint.

"Es ist ein wahrer Jammer, anzusehen, welche Menschen man als Krankenwärter und -wärterinnen anstellt. Jeder Alte, Versoffene, Triefäugige, Blinde, Taube, Lahme, Krumme, Abgelebte, Jeder, der zu Nichts in der Welt mehr taugt, ist dennoch nach der Meinung der Leute zum Wärter gut genug. Menschen, die ein unehrliches Gewerbe getrieben haben, Faulenzer, Taugenichse, alle die scheinen Vielen noch außerordentlich brauchbar als Krankenwärter, und welcher Auswurf der Menschheit sammelt sich da ! Und wie wenig ehrbare, brave, tüchtige Menschen sind darunter ! " (13)

Zunächst sei darauf hingewiesen, daß diese im Tenor recht gleichartigen zeitgenössischen Äußerungen über das Krankenwartpersonal einen Zeitraum von ca. einem halben Jahrhundert abdecken. Dieser Sachverhalt kann als Indiz dafür gewertet werden, daß sich während dieses Zeitraumes die zeitgenössische Sichtweise der Verhältnisse in der Krankenwartung kaum veränderte. Das herkömmliche Krankenwartpersonal wurde mit anderen Worten für Aufgaben der Krankenwartung als nicht qualifiziert beurteilt (14).

Die Zitate verdeutlichen, daß die zeitgenössischen Kritiker der Krankenwartung zwei Aspekte in den Vordergrund stellten, und zwar zum einen eine allgemeine Geringschätzung der Krankenwartung sowie zum anderen die Thematisierung und Akzentuierung von als problematisch empfundenen Verhältnissen in der Krankenwartung als ein "Problem der Krankenwärter(-innen)".
Die Betonung einer allgemeinen Geringschätzung der Krankenwartung impliziert sowohl die Feststellung einer gesellschaftlichen Unterbewertung bzw. eines Nicht-Erkennens der Bedeutung der Pflegetätigkeit im Rahmen der Krankenversorgung als auch eine kritische Abwendung der Autoren hiervon.
Mit der Formulierung "Problem der Krankenwärter(-innen)" ist folgendes gemeint.
Im vorhergehenden Kapitel dieser Arbeit wurde erörtert, daß sich die Übernahme des Systems der Krankenwartung im Hinblick auf das veränderte Verhältnis von Medizin und Krankenpflege im Krankenhaus als problematisch erwies. Der "krisenhaften" Entwicklung innerhalb der Krankenpflege zu Beginn des 19.Jahrhunderts lag u.a. das "Problem der Krankenwartung" zugrunde (15). Dieses objektive "Problem der Krankenwartung" spiegelte sich, wie die Zitate zeigen, in der subjektiven Sicht der zeitgenössischen Kritiker vornehmlich als ein INDIVIDUALES "Problem der Krankenwärter(innen)" wider.

Den Charakterisierungen des Krankenwartpersonals kann - bei aller subjektiven Überzeichnung - entnommen werden, daß sich dieses aus den unteren sozialen Schichten der Bevölkerung rekrutierte. Die Krankenwartung scheint eine "Art von Beruf" gewesen zu sein, die es erlaubte, das Leben zu fristen, insofern keine anderen Alternativen offenstanden.

Unterstellt man, daß der Lohn als Gradmesser für die gesellschaftliche Bewertung einer Tätigkeit gelten kann, dann läßt sich annehmen, daß sich die allgemeine Geringschätzung der Krankenwartung und die soziale Herkunft des Krankenwartpersonals gegenseitig bedingten, denn das Lohnniveau war offensichtlich sehr gering.

Der Literat J.D.FALK kommentiert in "Denkwürdigkeiten der Berliner Charité aufs Jahr 1797" sein Gedicht

"Aufwärter
Gab's genug dieß Jahr
Auch kriegten sie 5 Pfennig baar" (16)

folgendermaßen: während "Aufwärter auf den Viehhof" einen "Thaler" monatlich erhalten, zahlt man dem "Aufwärter gefährlicher Krankheiten" nur 12 Groschen. Dies sei für einen "Menschenfreund" eine "niederschlagende Bemerkung", zumal es in den Viehställen reinlicher und bequemer sei als in den Stuben der Charité (17).

HORN stellt in seinem 1808 herausgegebenen "Rechenschaftsbericht" über seine Tätigkeit als zweiter Arzt an der Berliner Charité einen Vergleich der materiellen Sicherstellung äußerer Lebensbedingungen von Krankenwärterinnen und Krankenwärtern an der Charité mit den Berliner Dienstboten und Kutschern an. Demnach verdienten letztere nicht nur mehr - bei vergleichsweise günstigeren Arbeitsbedingungen - , sie waren auch für Krankheit und Alter gesichert, während das Krankenwartpersonal in solchen Fällen in der Regel entlassen wurde (18).
Weiterhin läßt sich aufgrund des HORNschen Berichtes vermuten, daß von seiten der Krankenanstalten, neben der Geringschätzung der Krankenwartdienste, auch Prinzipien der sparsamen Verwaltung jeglichen Forderungen nach einer höheren Entlohnung, die sowohl von einigen Ärzten als auch von dem Krankenwartpersonal selbst erhoben wurden, entgegenstanden (19).

Es erhebt sich die Frage, wie auf dieser Grundlage eine Sicherstellung der Krankenwartdienste gewährleistet werden konnte, zumal eine tendenziell erhöhte Nachfrage nach Pflegediensten im Laufe der ersten Hälfte des 19.Jahrhunderts zu unterstellen ist.
SEIDLER geht, wie oben erwähnt, davon aus, daß die steigende Nachfrage nach Arbeitskräften in der Krankenwartung durch eine "vermehrte Anstellung von Lohnwärtern" kompensiert wurde (20). Diese Annahme setzt voraus, daß hinreichend viele Personen bereit waren, für einen niedrigen Lohn die Krankenwartung auszuüben. Angesichts des seit der zweiten Hälfte des 18.Jahrhunderts zunehmenden Pauperismus erscheint es naheliegend, daß ein ausreichendes Potential an Arbeitskräften zur Verfügung stand. Indirekt findet sich diese Vermutung dadurch bestätigt, daß in den zeitgenössischen Schriften zur Krankenwartung zwar häufiger die Relation der angestellten Ärzte und Wärter zu den Kranken als ein ungünstiges bezeichnet wurde (21) - was aber eher der Art der 'Personalpolitik' zuzuschreiben sein dürfte - , daß jedoch nirgends von einem MANGEL an Arbeitskräften für die Wartung die Rede war; kritisiert wurde lediglich deren "Untauglichkeit".
Es kann die Schlußfolgerung gezogen werden, daß von seiten des Arbeitsmarktes keine Impulse zur Veränderung der Anstellungspraxis der Krankenhausverwaltungen sowie auch zur Erhöhung des Lohnniveaus in der Krankenwartung ausgingen. Als ein offenes Problem ist hier die Frage anzusehen, ob sich hieran etwas geändert hätte, wenn nicht die Krankenhausverwaltungen für die 'Personalpolitik' zuständig gewesen wären, sondern die "dirigierenden Ärzte". Diese führten, wie oben erwähnt, zwar die Aufsicht über die Krankenwärter(-innen), mit Verwaltungsaufgaben waren sie jedoch zumindest zu Beginn des 19.Jahrhunderts nur wenig betraut (22).

Unter den gegebenen Bedingungen erscheint, wie im übrigen auch HORN betont (23), eine Besserung der Verhältnisse in der Krankenwartung als unwahrscheinlich; denn die sich in dem niedrigen Lohnniveau widerspiegelnde allgemeine Geringschätzung der Krankenwartung dürfte bei den Krankenwärterinnen und Krankenwärtern kaum die Bereitschaft gefördert haben, "pflichtbewußt" und aus "Lust und Liebe" die Wartung von Kranken zu betreiben. Die Ausübung der Krankenwartung war für sie offensichtlich nichts weiter als eine Möglichkeit, das Leben zu fristen. Krankenwartung war für sie eine schlichte Existenzfrage und nicht die Frage einer inneren Haltung. Die folgende Feststellung DIEFFENBACHs dürfte daher durchaus als realitätsnah anzusehen sein.

"Wenige führte Lust und Liebe zur Krankenwartung dahin, fast alle kamen, weil sie kein Obdach mehr hatten und weil sie nicht mehr arbeiten konnten oder wollten. Also obdachlose Taugenichse und Weibsbilder vom zweideutigsten Rufe, die kommen als Wärterinnen und Pflegerinnen in einem Krankenhause zusammen !" (24)

Zusammenfassend läßt sich an dieser Stelle vorläufig festhalten, daß den zeitgenössischen Kritikern Zusammenhänge zwischen der Geringschätzung des Krankenwartdienstes und der sozialen Unterprivilegierung des Wartpersonals durchaus bewußt waren.
Aber nur wenige Kritiker leiteten hieraus Forderungen nach einer sozialen Besserstellung der Krankenwärter(-innen) ab. Die weitestgehenden Vorschläge macht HORN, der eine vollständige Sicherstellung der äußeren Lebensbedingungen des Wartpersonals einschließlich der Vorsorge für Alter und Krankheit fordert.

Daß solche Forderungen vergleichsweise selten geäußert wurden, hängt zweifellos mit dem zweiten der oben genannten Aspekte zusammen; denn das "Problem der Krankenwartung" wurde zwar auch als ein soziales erkannt, stärkere Akzente setzte die zeitgenössische Kritik jedoch in der Thematisierung des "Problems der Krankenwärter(-innen)"; d.h. soziale Dimensionen traten bei der Auseinandersetzung mit der Krankenwartung und der Situation des Krankenwartpersonals vor der Betonung individueller Dimensionen in den Hintergrund. Tendenziell wurden damit individuelle Aspekte der "Untauglichkeit" des Wartpersonals verabsolutiert und soziale Verhältnisse als kaum relevante angesehen bzw. als unabänderliche Rahmenbedingungen akzeptiert.

So konstatiert HORN beispielsweise, daß "zu einer eigentlichen PFLEGE DER KRANKEN (..) diese Wärter nicht geeignet waren" (25). Implizit stellt er damit fest, daß die "eigentliche Pflege der Kranken" Personen mit einem von dem des herkömmlichen Krankenwartpersonals verschiedenen Sozialcharakter voraussetzt.

Für die zeitgenössische Sichtweise war es typisch, daß die Untauglichkeit des Wartpersonals auf individuelles, abweichendes Verhalten reduziert wurde. Verhaltenstypen wurden als Qualitäten einzelner Charaktere dargestellt. In ausführlichen Katalogen sogenannter schlechter Eigenschaften wie Trunk- und Genußsucht, Eigennützigkeit und kriminelle Veranlagung, Geschwätzigkeit und Hinterlist, Ungehorsam und Unwahrhaftigkeit wurden die verschiedenen Seiten der Krankenwärterinnen und der Krankenwärter beschrieben (26).
Wenn in diesem Zusammenhang soziale Hintergründe angesprochen wurden, z.B. die Trunksucht als typisches Unterschichtenphänomen, so geschah dies ohne sozialkritische Intentionen. Eigenschaften und Verhaltensweisen wurden nicht primär als Ausdruck einer bestimmten sozialen Existenz verstanden. Vielmehr wurden sie den Wärterinnen und Wärtern an sich zugeschrieben. In diesem Sinne ist beispielsweise auch die folgende Äußerung DIEFFENBACHs zu interpretieren.

"Ohne Aufsicht einer Familie, nur von Aerzten beobachtet, leben sie hier zusammen, lernen einer vom anderen Böses, oder vielmehr, sie kommen meistens schon böse in die Krankenanstalten." (27)

Die Individualisierung des "Problems der Krankenwartung" ging bei ihm sogar soweit, daß äußeres Aussehen als Symbol für abweichendes Verhalten überhaupt begriffen wurde.

"Herrscht nun noch in einem Hospital Schmutz und Unreinlichkeit, so wird der widrige Anblick noch vermehrt, wenn man die Haufen Wärter und Wärterinnen in ihren schmutzigen Kleidern, mit ihren bösen, mitunter verzerrten, entstellten, öfter verstümmelten Gesichtern sieht, so daß man einen Haufen Sträflinge zu erblicken glaubt." (28)

Als ein weiteres Indiz für die hier vertretene These der Individualisierung des "Problems der Krankenwartung" kann es schließlich verstanden werden, daß auch vereinzelte Ausnahmen erwähnt wurden.

"Doch auch diese werden gefunden, Menschen, welche mit der größten Aufopferung und Liebe, mit wahrhaft himmlischer Geduld den Leidenden trösten, den Schwachen laben und erquicken." (29)

Ausnahmen bestätigen hier die Regel, nach der allein individuelle Charaktereigenschaften als ausschlaggebend für das Verhalten und die Tauglichkeit des Krankenwartpersonals angesehen wurden.

In der zeitgenössischen Sichtweise blieb also letztlich der Blick auf die dem "Problem der Krankenwartung" zugrunde liegenden sozialen Sachverhalte verstellt. Es ist zu erwarten, daß sich diese idealistische Sichtweise auch in dem Reformkonzept der Krankenwartung wiederfinden läßt, daß mithin dieses Konzept ebenfalls idealistisch konzipiert war.

II. 1.2. DIE ARBEITSSITUATION DES KRANKENWARTPERSONALS

In einem Teil der Sekundärliteratur sowie in der KRÜNITZschen Enzyklopädie finden sich sogenannte Wärterinstruktionen und Hausordnungen. Anhand dieser Quellen lassen sich einige Aspekte der sozialen Situation des Krankenwartpersonals und der Kranken zueinander sowie die Stellung dieser beiden Gruppen im Rahmen der Anstaltshierarchie rekonstruieren. Desweiteren können hieraus Aussagen über normative Regelungen der Arbeitssituation des Krankenwartpersonals abgeleitet werden.
Aufgrund der selektiven Auswahl des Quellenmaterials, mithin aufgrund dessen begrenzter Aussagefähigkeit, kann es sich bei den folgenden Darlegungen lediglich um erste Interpretationsversuche handeln.

Einige Indizien sprechen für eine vergleichbare soziale Stellung des Krankenwartpersonals und der Krankenhausinsassen im Rahmen der Anstaltshierarchie.

- Im Allgemeinen Krankenhaus Hamburg war es üblich, daß die Wärterinnen und Wärter ihre Schlafstatt und ihren hauptsächlichsten Aufenthaltsort in der Anstalt, in den von ihnen zu beaufsichtigenden Krankensälen hatten (30).

Es sei ausdrücklich darauf hingewiesen, daß nicht eingeschätzt werden kann, inwieweit dies auch an anderen Orten üblich war. So bewohnten die Wärterinnen des städtischen Krankenhauses in Stralsund ein gemeinsames Zimmer. Insofern dieses jedoch mit einer zentralen Meldeeinrichtung versehen war, waren auch für diese Wärterinnen Arbeits- und Lebensstätte nicht voneinander getrennt (31).

- Der freie soziale Kontakt mit der 'Außenwelt' war für das Wartpersonal eingeschänkt. Nur mit Genehmigung eines Vorgesetzten und nur zu bestimmten Zeiten wurde es ihm gestattet, die Anstalt zu verlassen. Der Ausgang bei Nacht war prinzipiell untersagt.
  Wenn auch nicht im einzelnen erwähnt, so kann doch davon ausgegangen werden, daß für die Kranken - soweit sie nicht ohnehin durch eine schwere Krankheit an das Bett gefesselt waren - in der Regel ähnliche Bestimmungen galten.
  Im Vergleich zu den heutzutage üblichen Besuchsregelungen sind die damaligen als restriktiv anzusehen, denn sowohl das Personal als auch die Kranken durften nur selten, z.T. nur in Ausnahmefällen Besuche von Personen außerhalb der Anstalt empfangen (32).

- Bezeichnend erscheint in diesem Zusammenhang schließlich ein Vorschlag von HORN, welcher die innere Disziplin betraf und **gleichermaßen auf Wärter und Kranke** Anwendung finden sollte:

> *"Um Zucht und Ordnung im Hause zu erhalten und bei der Immoralität so vieler Patienten, Aufwärter, etc., zu befördern, wird es dem Ober-Inspector nachgelassen, eine* ***körperliche*** *Züchtigung mit der* ***Peitsche*** *zu verordnen und vollstrecken zu lassen. Diese darf jedoch nie die Zahl von 10 Hieben übersteigen, und darf nicht ohne Vorbewußt des Arztes, der dabei auf die körperliche Konstitution Bedacht zu nehmen hat, vollzogen werden. Von größeren Verfehlungen als Diebstählen etc., hat der Ober-Inspector den Kollegio Anzeige zu Thun und derselben Verfügung darüber abzuwarten." (33)*

Am deutlichsten tritt eine soziale Gleichstellung von Krankenwärtern(-innen) und Kranken in dem letzten Beispiel hervor.
Von restriktiven Bestimmungen hinsichtlich der Möglichkeiten zu sozialen Kontakten über die Anstaltsmauern hinweg scheinen dagegen auch andere Anstaltsangehörige betroffen gewesen zu sein (34). Dennoch kann man annehmen, daß die Wärter(-innen) und die Kranken hiervon in besonderer Weise betroffen waren. Diese Annahme stützt sich auf die folgende Überlegung. Mag die Einschränkung von sozialen Kontakten der Anstaltsangehörigen auch durch die Übernahme von Traditionen aus dem Hospital als Bewahr- und Isolieranstalt bedingt gewesen sein, so beinhaltete sie doch auch eine Funktion für die Institution des modernen Krankenhauses, indem sie kontrollierbare Therapiebedingungen schuf.

In gleicher Weise läßt sich auch das konkrete Verbot interpretieren, welches dem Wartpersonal ausdrücklich untersagte, für die Kranken von außerhalb der Anstalt Konsum- oder Lebensmittel und dergleichen zu besorgen (35). Daß damit dem Krankenwartpersonal zugleich auch die Möglichkeit genommen werden sollte, sich ein "Zubrot" zu verdienen (36), muß m.E. der Annahme einer besonderen Betroffenheit der Wärter(-innen) und der Kranken von der Internierung nicht widersprechen; denn allein die Tatsache des Verbotes spricht dafür, daß das untersagte Verhalten für die sich sozial nahestehenden Gruppen der Krankenwärter(-innen) und der Kranken einen gewissen Grad von "Normalität" besaß und mithin auf ähnlichen sozialen Verhaltensweisen beruhte. Das genannte Verbot sowie auch ganz allgemein die Setzung von Verhaltensnormen erfüllten mithin eine Funktion für die Einübung eines Sozialverhaltens, welches den Zielen der Anstalt entsprach. Auf diesen Aspekt werde ich im folgenden nochmals zurückkommen.

Bezeichnend erscheint in diesem Zusammenhang eine im Allgemeinen Krankenhaus Hamburg getroffene Maßnahme. Hier entfernte man in den erdgeschossigen Krankenzimmern die sogenannten Lüftungsklappen, welche bei der Anstaltsplanung aus medizinisch-hygienischen Gründen eingeführt worden waren, mit der Begründung, sie ermöglichten den Zimmerinsassen "Gelegenheit zu heimlicher Communication nach Außen" (37).

Bemerkenswert ist auch, daß das Wartpersonal z.T. mit den Kranken bei Tag und Nacht einen gemeinsamen Lebensraum teilte, zumindest aber für die Kranken jederzeit erreichbar war. Insofern die heutzutage vorherrschende Trennung von Arbeits- und Lebensstätte sich überhaupt erst im 19.Jahrhundert herausbildete, haftete diesen Arbeitsbedingungen nichts Ungewöhnliches an. Eine Besonderheit war es, daß die Wartung und pflegerische Versorgung der Kranken keine zeitlichen Grenzen kannte. Bei der aufgezeigten Identität von Arbeits- und Lebensstätte in der Krankenwartung dürfte es folglich schwer fallen, die zeitlichen Grenzen von Arbeit und Nicht-Arbeit voneinander abzugrenzen. Vielmehr kann angenommen werden, daß von seiten der Anstaltsleitung von einer ständigen Dienstbereitschaft des Wartpersonals ausgegangen wurde (38).
Über das tatsächliche Verhalten der Krankenwärter(-innen) kann hier leider keine Aussage gemacht werden. Es erscheint aber wahrscheinlich, daß Verhaltensvorschriften ständig unterlaufen wurden.

Aus den angeführten Beispielen geht nichts darüber hervor, in welcher Weise der für das Krankenwartpersonal und die Kranken gemeinsame Lebensraum strukturiert war.
Anhand der Beschreibung der Stellung der Betten in den Krankenzimmern des Allgemeinen Krankenhauses Hamburg wird die anstaltliche Differenzierung beider Gruppen deutlich.

> *Die Krankensäle "... sind für 12 Kranke mit einem Wärter, also für 13 Betten bestimmt; von denen auf jeder Seite 6 und das Bett des Wärters zwischen dem Ofen und dem Mittlern Fenster nach der Länge des Saales steht." (39)*

Die zentrale Stellung des Krankenwärterbettes im Krankenzimmer deutet symbolisch eine herausgehobene Stellung des Krankenwartpersonals unter allen Zimmerinsassen an, die als Ausdruck des durch die Anstaltsorganisation begründeten hierarchischen Abhängigkeitsverhältnisses beider Gruppen verstanden werden kann. Den Wärterinstruktionen und Hausordnungen sind in diesem Zusammenhang relevante normative Regelungen zu entnehmen.

In der bei KRÜNITZ abgedruckten "Vorschrift des Verhaltens der Kranken im Lazareth" des Stralsunder Städtischen Krankenhauses heißt es:

"Dem Aufseher ist der Kranke in allem, woran ihn die Krankheit nicht hindert, schuldig."
"Erlaubt der Arzt einem Kranken, zur Erquickung aus dem Zimmer zu gehen, so darf derselbe nicht weiter im Hause umhergehen, als der Kranken-Wärter es erlaubt, auch nicht bey den übrigen Kranken sich aufhalten." (40)

Grundsätzlich waren die Kranken dem Wartpersonal Gehorsam schuldig. Die Kranken standen am untersten Ende der Anstaltshierarchie und hatten sich den Anstaltszwecken unterzuordnen. Diese waren für sie durch die Allgegenwart des Wartpersonals ständig und unmittelbar erfahrbar. Aufgabe der Wärterinnen und Wärter war es, die Einhaltung eines festgeschriebenen Tagesablaufes zu kontrollieren, für Ordnung und Ruhe in den Krankenstuben zu sorgen und Anordnungen von Vorgesetzten den Kranken gegenüber zu vertreten oder auch auszuführen (41).

Ein Auszug aus den "Instructionen für die Krankenwärter und Krankenwärterinnen im Allgemeinen Krankenhause" (Hamburg 1825) illustriert, daß es sich hierbei nicht allein um solche Gegenstandsbereiche sozialen Verhaltens handelte, die sich unmittelbar aus den Erfordernissen des medizinischen Betriebes ableiten lassen.

"So wie sie selbst sich mit ihren Kranken- und Nebenwärtern nicht streiten und zanken müssen, dürfen sie auch keinen Zank und Streit der Kranken unter sich dulden; nicht zugeben, daß sie um Geld spielen, in den Saehlen rauchen, mit ihren Kleidern auf den Betten liegen, oder andere Unordnung sich erlauben; die Unfolgsamen haben sie dem Arzte bei der Visite oder sogleich dem Oberkrankenwärter anzuzeigen." (42)

Geht man davon aus, daß die "mentalitätsmäßige Kluft" zwischen den Kranken und der gebildeten Ärzteschaft, von der bislang vornehmlich im Hinblick auf das Krankheitsverhalten die Rede war (43), auch als Ausdruck schichtenspezifischer Lebensformen gedeutet werden kann, dann ist ein innerer Zusammenhang zwischen denjenigen Verhaltensvorschriften, die einen unmittelbaren Bezug zu dem Ziel der Herstellung kontrollierbarer Therapiebedingungen erkennen lassen, und denjenigen, bei denen ein solcher Bezug nicht offensichtlich ist, anzunehmen. Dies bedeutet mit anderen Worten, daß das Krankheitsverhalten und das übrige Sozialverhalten der Krankenhausinsassen als Ausdrücke ein und derselben (schichtenspezifischen) Verhaltensorientierung anzusehen sind. Eine Subsumption des Kranken unter die medizinischen Anstaltszwecke konnte daher nicht allein vermittels der Einflußnahme auf das Krankheitsverhalten erreicht werden. Es mußte vielmehr auf das gesamte Sozialverhalten eingewirkt und dieses den Erfordernissen der medizinischen Institution angepaßt werden.
Solange Verhaltensorientierungen und das tatsächliche Verhalten der Krankenhausinsassen nicht mit den anstaltlichen Verhaltensforderungen übereinstimmten, waren folglich Instanzen der Ausübung sozialer Kontrolle erforderlich.

Akzeptiert man die hier angestellten Überlegungen, dann muß die Übertragung von Funktionen der sozialen Kontrolle an das Krankenwartpersonal als geradezu paradox erscheinen; denn deren Arbeitsverhalten entsprach ja offensichtlich ebensowenig wie das Krankheitsverhalten der Kranken den anstaltlichen Verhaltensnormen.
Es kann daher wenig verwundern, daß sich in der Realität die anstaltliche Verhaltensnormierung als nur bedingt wirksam erwies und daß die

Effektivität sozialer Verhaltenskontrolle gering war. Dies kommt u.a. in dem eingangs erwähnten, die innere Disziplin betreffenden Vorschlag HORNs zum Ausdruck.

Hinsichtlich der Arbeitssituation des Krankenwartpersonals läßt sich schlußfolgern, daß es einerseits ähnlichen Sanktionen unterstellt war wie die Kranken, daß es andererseits aber auch als Träger sozialer Kontrolle fungieren sollte. Diese Beschreibung der Arbeitssituation ist aber noch durch einen weiteren Gesichtspunkt zu ergänzen. Dem Abhängigkeitsverhältnis der Kranken von dem Wartpersonal stand ein Verpflichtungsverhältnis gegenüber. Dieses erinnert, zumindest der formal erhobenen Forderung nach, an die für das mittelalterliche Hospital typische Umkehrung der Standesordnung vor Gott und der hieraus sich ableitenden Auffassung von dem DIENST am Kranken (44).

Gemäß den sogenannten Wärterinstruktionen und den Hausordnungen stellten versorgende und auch pflegerische Tätigkeiten einen wesentlichen Bestandteil der Dienstaufgaben des Krankenwartpersonals dar (45).
Die in den entsprechenden Paragraphen formulierten Bestimmungen lassen sich dahingehend interpretieren, daß diese Dienstpflichten für den Krankenhausinsassen den Stellenwert von Quasi-Rechten hatten. So wurde den Kranken auch zugestanden, sich "mit Bescheidenheit" etwa über eine unzureichende Behandlung zu beschweren (46).

Die Instruktionen enthielten aber nicht nur Bestimmungen über die rein technische Seite der Versorgung der Kranken, sondern auch solche über die Art und Weise, wie diese auszuführen seien.

> *"Jeden Kranken müssen sie sanft und freundlich behandeln, seine Schwächen und Launen mit möglichster Geduld ertragen, sich nicht in Streit und Zank mit ihnen einlassen, den Widerspenstigen und Unfolgsamen nicht schimpfen oder schlagen." (47)*

Die Wärterinnen und Wärter hatten also Besonderheiten der Bedürfnislage der Kranken, welche aus deren krankheitsbedingter Hilflosigkeit resultierten, bei der Ausführung ihrer Tätigkeiten zu berücksichtigen. Neben reinen Appellen an die Einsicht und Geduld wurden diesbezüglich z.T. auch Sanktionen für Pflichtverletzungen angedroht (48).

Die zentrale Stellung des Krankenwärterbettes kann also ebensogut als Symbol dieses Verpflichtungsverhältnisses aufgefaßt werden. Die räumliche Nähe von Wartpersonal und Kranken beinhaltete zumindest der Möglichkeit nach eine ständige Verfügbarkeit des Wartpersonals für die Bedürfnisse der kranken Zimmerinsassen.
Daß sich hieran nur wenig änderte, auch als Arbeits- und Lebensstätte zwar räumlich getrennt waren, aber sich noch immer unter einem Anstaltsdach befanden, illustriert das folgende Zitat:

> *"Sie sollen auch dem Kranken in der Nacht unverdrossen Handreichung THUN, wenn er klingelt, bey Strafe der Abschaffung; wozu sie auch der Speise-Meister anhalten soll, und, wenn er bemerkt, daß sie beym Anziehen der Glocke vom Kranken nicht aufstehen, sie wecken und das Nöthige besorgen." (49)*

Die Verpflichtung zum DIENST an dem Kranken war somit zeitlich nicht begrenzt. Das Wartpersonal war folglich in der Ausübung seiner Tätigkeit von der Häufigkeit und Intensität geäußerter Ansprüche seitens des Kranken abhängig.

Als höchst fraglich erscheint es gleichwohl, ob bzw. in welchem Umfang es diesen Verpflichtungen tatsächlich nachkam.

Geht man davon aus, daß die Ausübung sozialer Kontrolle eine soziale Distanz des Kontrolleurs zu den Kontrollierten voraussetzt und daß eine Verpflichtung des Kontrolleurs, den von ihm abhängigen Menschen zu helfen bzw. zu "dienen", die Verinnerlichung ethischer Normen wie z.B. Selbstlosigkeit voraussetzt, dann erscheint es wenig verwunderlich, daß das Krankenwartpersonal den gestellten Anforderungen nicht gerecht wurde; denn aufgrund der sozialen Lage des Krankenwartpersonals und ihrer sozialen Nähe zu den Kranken war keine dieser beiden Voraussetzungen gegeben.
Das beschriebene wechselseitige Abhängigkeits- und Verpflichtungsverhältnis von Wartpersonal und Kranken kann daher nur als ein äußerer Rahmen verstanden werden, der das Verhältnis beider Gruppen zueinander mitstrukturierte, aber nicht allein bestimmte.

Insoweit - wie zu zeigen sein wird - die Auffassung von Pflegetätigkeit als ein DIENST sowie die Forderung an die Pflegenden zur sozialen Kontrolle der Kranken die Krankenpfege strukturierten bzw. als verbindliche Norm aufrechterhalten wurden, ist der zeitgenössischen Auffassung beizupflichten, daß "eigentliche Pflege" einen veränderten Sozialcharakter des Wartpersonals zur Voraussetzung hätte.

Als ein Problem der Reform der Krankenwartung stellt sich daher die Frage nach der sozialen Trägergruppe, die bereit war, unter der Bedingung eines niedrigen Lohnniveaus den gestellten Ansprüchen gerecht zu werden. In den folgenden Abschnitten dieses Kapitels werde ich zunächst weitere Aspekte dieser Problematik untersuchen, bevor im dritten Kapitel auf die 'Lösung' dieses Problems eingegangen wird.

II. 2. KRANKENWARTSCHULEN

Der Stellenwert der nachfolgenden Untersuchung zweier Krankenwartschulen im Rahmen dieses Kapitels ergibt sich daraus, daß diese als Versuche zur Reform des Krankenwartwesens - mithin als Ansätze zur Überwindung der "Krise der Krankenpflege" - gelten können.

Die Krankenwartschule des Franz Anton Mai in Mannheim wurde 1782 eröffnet, mit Mais Wechsel an die Heidelberger Universität (1797) jedoch wieder aufgelöst. Die Krankenwartschule an der Berliner Charité wurde erst 50 Jahre später, 1832, gegründet und diente noch zu Beginn des 20.Jahrhunderts der Ausbildung des Wartpersonals an der Charité (50).
Ein Vergleich dieser beiden Ausbildungsstätten erscheint allein aufgrund der weit auseinanderliegenden Gründungsdaten von Interesse.

Im Hinblick auf die Eingrenzung dieser Untersuchung auf die Krankenpflege im Krankenhaus ist vorweg anzumerken, daß beide Krankenwartschulen nicht nur für den Bedarf an Krankenhäusern ausbildeten, sondern auch Personen aufnahmen, die als Privatwärter(-innen) tätig wurden. Hierin spiegelt sich u.a. der Sachverhalt, daß die Initiativen zur Reform der Krankenwartung nicht auf die Verhältnisse im Krankenhaus beschränkt waren. Dem Krankenhaus kommt in diesem Zusammenhang dennoch eine besondere Bedeutung zu, denn soweit dies zu übersehen ist, hat es keine Versuche gegeben, Krankenwartschulen zu errichten, die nicht an eine Krankenanstalt angeschlossen waren (51).

Zunächst werde ich die Krankenwartschule des Franz Anton Mai beschreiben. Dabei möchte ich insbesondere auf Motive und Konzeption Mais, auf die Rezeption seiner Idee sowie auf konzeptionelle Veränderungen seiner Krankenwärterschulung und Gründe des Scheiterns seiner Reformversuche eingehen.
In einem weiteren Abschnitt werde ich die Krankenwartschule an der Berliner Charité behandeln. Vergleiche mit der Maischen Schule folgen dabei den einzelnen Schritten der Beschreibung und Untersuchung.
Auf der Grundlage einer Einschätzung der Bedeutung und des Einflusses dieser Schulen auf die weitere Entwicklung der Krankenpflege im 19.Jahrhundert werden die Ergebnisse zusammengefaßt.

II. 2.1. DIE KRANKENWARTSCHULE DES FRANZ ANTON MAI

Franz Anton Mai legte 1781 seinem Landesherrn den "Plan einer öffentlichen Lehrschule, wohl unterrichtete Krankenwärter zu erzielen", vor (52). Mit dessen Zustimmung und auf dessen Kosten wurde in einer Mannheimer und einer Frankfurter Zeitung eine Anzeige aufgegeben, welche u.a. die Bedingungen für die Aufnahme in die 'Schule' enthielt (53). Im darauffolgenden Jahr wurde die "Krankenwärterschule" in Mannheim eröffnet.
Den dreimonatigen, unentgeltlichen Lehrkursen, in denen etwa 40 Stunden Unterricht pro Woche erteilt wurden (54), lag seine Schrift "Unterricht für Krankenwärter" (55) zugrunde. Mit einer öffentlichen Prüfung vor Ärzten und Wundärzten sowie "anderer ansehnlicher Personen" wurde die Ausbildung beendet (56).
In der "Vorrede" zu seiner Lehrschrift schreibt Mai, er habe sich entschlossen,

"... zum Besten der leidenden Kranken ein Schulmeister für Wartweiber und Krankenwärter zu sein." (57)

II. 2.1.1. MOTIVE UND KONZEPTIONELLE EINFLUESSE

SEIDLER leitet seinen Artikel "Die Krankenpflegeschulen des Franz Anton Mai in Mannheim und Heidelberg" mit folgendem Zitat von MAI ein:

"Nicht die Arzneien allein, sondern die gute Pflege in der Krankheit und die schickliche Labung in dem Zeitpunkt der Wiedergenesung sind Hilfsmittel, die verlorne Gesundheit wiederherzustellen ..." (58)

und fährt fort:

"... mit diesem schlichten und zeitlosen Anspruch der Anteilnahme am hinfälligen Leibe trat der Mannheimer Arzt und spätere Heidelberger Kliniker Franz Anton Mai (1742 - 1814) im Jahre 1781 vor seinen Landesfürsten und die Öffentlichkeit, um Genehmigung und Unterstützung zur Errichtung einer 'Krankenwärterschule' in Mannheim zu erhalten." (59)

Die Anteilnahme am Leiden anderer kann zweifellos als ein "zeitloser Anspruch" gelten und war sicher auch eines der leitenden Motive Mais. Über das Besondere seiner Initiative sagt dies jedoch wenig aus.
Als "zeitlos" kann man auch die im obigen Zitat MAIs angedeutete Erkenntnis, daß die "gute Pflege in der Krankheit" ein wichtiges therapeutisches Hilfsmittel sei, auffassen. **Zeitbedingt** war jedoch die Erfahrung Mais, daß diese Erkenntnis nicht von den Krankenwärtern(-innen) geteilt wurde.

"Vielfältige traurige Erfahrungen am Krankenbette hatten mich überzeugt, daß der Mangel an vernünftigen wohl unterwiesenen Krankenwärtern gar oft die Bemühungen des rechtschaffensten Arztes fruchtlos, und die Heilkraft der besten Arzneimittel unwirksam mache." (60)

MAI spricht in diesem Zitat die bereits erörterte sogenannte Untauglichkeit des Krankenwartpersonals an und weist auf Konsequenzen hin, von denen er als Arzt unmittelbar betroffen sein mußte. Er konstatiert, eine mangelhafte Krankenwartung mache die Heilkraft der Natur unwirksam und die Leistung des Arztes zunichte. Dies läßt vermuten, daß neben "zeitlosen" Motiven auch handfeste Eigeninteressen für den Arzt Mai handlungsleitend waren.

Die Konsequenzen, welche das Verhalten des Krankenwartpersonals für die Tätigkeit bzw. den Ruf des Arztes hatten, lassen sich konkreter fassen. Erstens nahmen die Ärzte den therapeutischen Erfolg einer Krankenbehandlung (61) als das Ergebnis ihrer medizinischen Kunst in Anspruch. Dabei waren sie jedoch auf die ausführende Mithilfe der Krankenwärter(-innen) angewiesen. Die mangelhafte Ausführung oder gar Mißachtung ärztlicher Anordnungen wurden als eine Ursache für therapeutische Mißerfolge gedeutet (62). Soweit davon auszugehen ist, daß den Ärzten die objektive therapeutische Ineffizienz ihres Handelns, wenn nicht bewußt, so doch zumindest erfahrbar war, brauchten sie die Ursache hierfür also nicht bzw. nicht allein in ihrer medizinischen Kunst zu suchen.

Die Ärzte waren sich allerdings dessen bewußt, daß das "Publikum" - nicht zuletzt wegen der allgemeinen Geringschätzung des Stellenwertes wartender Tätigkeiten (63) - einen negativen Ausgang einer Krankenbehandlung allein der 'unzulänglichen' Kunst des behandelnden Arztes zuschrieb (64). "Der Mangel an vernünftigen wohl unterwiesenen Krankenwärtern" (64) hatte folglich erheblichen Einfluß auf das öffentliche Ansehen der medizinischen Kunst.

Zweitens ist den Äußerungen von MAI zu entnehmen, daß das Verhalten der Krankenwärterinnen und Krankenwärter auch noch in einer anderen Hinsicht ein Problem für den Arzt darstellte. Es hatten sich auch vielfältige "Eingriffe in die innere und äußere Heilkunde eingeschlichen", welche die "Grenzen zwischen Arzt und Krankenwärter zum Nachteil der Kranken" verwischten, schreibt MAI (65). Mit anderen Worten akzeptierten viele Krankenwärter(-innen) offenbar nicht das therapeutische Primat, welches die akademisch gebildete Ärzteschaft für sich in Anspruch nahm. Sie schienen vielmehr "zum eigenen Vorteil" - dies wird zumindest in den zeitgenössischen Berichten der Ärzte durchweg unterstellt - teilweise selbst in die Behandlung "eingegriffen" zu haben.

Aus mehreren Gründen erscheint es als wahrscheinlich, daß diesen Schilderungen Realitätsgehalt zuzumessen ist, daß es sich hier also nicht allein um Pointierungen und Überspitzungen von Ausnahmefällen handelte. Aufgrund der sozialen Nähe des Krankenwartpersonals zu den Kranken sowie aufgrund des Skepsis, der dem Anspruch der naturwissenschaftlich orientierten Medizin auf die Beherrschbarkeit von Krankheit in weiten Teilen der Bevölkerung entgegengebracht wurde, ist anzunehmen, daß auch zwischen den Ärzten und dem Krankenwartpersonal eine "mentalitätsmäßige Kluft" bestand. Es dürfte den Krankenwärtern(-innen) daher auch leicht gefallen sein, mit volksmedizinischen Praktiken und abergläubischen Behandlungsriten das Vertrauen der Kranken zu erwerben. Zum einen waren sie aufgrund der Abwesenheit des Arztes für die meiste Zeit eines Tages für diesen nur schwer in ihrem Verhalten gegenüber den Kranken kontrollierbar. Zum anderen traten sie als Repräsentanten einer Art von Heilkunde auf, die den bedrängten Patienten vertrauter gewesen sein muß (66).
Desweiteren ist zu berücksichtigen, daß es gegen Ende des 18.Jahrhunderts noch keinen einheitlichen ärztlichen Berufsstand gab. Vor allem die akademisch gebildeten Ärzte waren zwar um Abgrenzung gegen die "medizinischen Pfuscher" bemüht, ihnen fehlte jedoch eine offiziell sanktionierte Handhabe, sich erfolgreich gegen die "ungebildete" Konkurrenz durchzusetzen.

Als Beweggründe Mais, "Schulmeister für Wartweiber und Krankenwärter zu sein", sind folglich sowohl die Sorge um das öffentliche Ansehen des 'gebildeten' Arztes als auch um die Anerkennung ärztlicher Autorität bei Krankenwärtern(-innen) und "Publikum" in Betracht zu ziehen. Unter diesem Gesichtspunkt stellt sich sein Versuch, vermittels der Errichtung einer Krankenwartschule die Krankenwartung zu reformieren, als Teil ärztlicher Professionalisierungsbestrebungen dar. Wenn Mai sich dem "Problem der Krankenwartung" annahm, so mußte ihm daran gelegen sein, die "Grenzlinien zwischen Arzt und Krankenwärter" festzulegen, um damit die Gruppe der Krankenwärter(-innen) als potentielle Konkurrenten auszuschalten. Diese waren darüber hinaus derart zu erziehen, daß sie die ärztliche Autorität akzeptierten und sich als Ausführungsorgan des Arztes begriffen.

Damit soll nicht gesagt werden, daß Mai nicht auch aus tiefster innerer Überzeugung handelte und daß ihm das Leiden der Kranken - welches seiner Auffassung nach durch ungenügende Wartung unnötig vermehrt wurde - , ein echtes Anliegen war. Es ist gleichwohl zu bedenken, daß nicht nur der Anspruch auf sachliche Kompetenz eine Legitimationsbasis für Professionalisierung darstellte und auch gegenwärtig noch darstellt. Ärztliche Ethik war und ist ebenfalls fester Bestandteil von Professionalisierung (67).

Die Überzeugung, "zum Besten der leidenden Kranken" zu handeln, hebt Mai folglich kaum aus dem Kreis seiner Kollegen hervor. Gebunden an seine Person bleibt die Initiative zu einer Reform der Krankenwartung. Als Initiator der Mannheimer Krankenwartschule ist er als eine "einzelne herausragende Persönlichkeit" (68) anzusehen, die imstande war, übergreifende Interessen einer 'gebildeten' Ärzteschaft nach Vereinheitlichung des Berufsstandes und der Heranbildung "wohl unterwiesener" Krankenwärter(-innen) zu artikulieren und in dieser Richtung praktische Konsequenzen zu ziehen (69).

Aus den Berichten Mais über seine 'Schule' läßt sich schließlich entnehmen, welche Faktoren die Konzeption seines Vorhabens beeinflußten.

Er kannte die Krankenpflege der Barmherzigen Brüder und der Grauen Schwestern in Paris und Italien, lobte deren Art der Pflege und schrieb, daß ihm der Gedanke zur Nachahmung kam (70). Dies deutet darauf hin, daß eine real existierende Alternative zur herkömmlichen Krankenwartung einerseits der Realisierung seines Vorhabens eine Orientierungsmöglichkeit bot, andererseits aber auch der Grund für einen gewissen Optimismus im Hinblick darauf gewesen sein konnte, daß überhaupt andere Formen der Wartung von Kranken denkbar wären - eine Haltung, welche offenbar vielen seiner Kollegen fehlte (71).

Desweiteren berichtete er von der "Erfahrung, daß man aus rohen Dorfweibern durch die dahier errichtete Ammenschule geschickte Wehmütter bildete" (72). Inwiefern diese Ammenschule seiner Krankenwartschule ein strukturelles Vorbild war, kann hier nicht eingeschätzt werden. Im Hinblick auf die sogenannte Untauglichkeit des Krankenwartpersonals erscheint seine Bemerkung bedeutsam, daß aus "rohen Dorfweibern" "geschickte Wehmütter" werden könnten. Denn möglicherweise war damit für Mai die exzeptionelle Möglichkeit vorweggenommen, daß auch aus "rohen" und "ungebildeten" Krankenwärtern(-innen) "vernünftige, fleisige Beobachter am Krankenbette" (73) werden könnten. Im Vergleich zu den späteren zeitgenössischen Kritikern war Mai bei seiner Einschätzung des Krankenwartpersonals noch deutlich von aufklärerischem Gedankengut beeinflußt. Die Krankenwärter(-innen) erschienen ihm dem Grunde nach als vernunftbegabte Wesen, denen es lediglich an ausreichender Unterweisung und an ethischen Motiven mangelte.
Daß er gleichwohl seine Erwartungen nicht zu hoch steckte, macht er deutlich, wenn er schreibt:

> *"... jene Krankenwärterin, welche es nicht aus Nächstenliebe thun wollte, reinigt wenigstens die Luft des Krankenzimmers aus Furcht für ihre eigene Gesundheit." (74)*

Anhand der Zusammensetzung seiner "Zöglinge" wird deutlich, daß es MAI in erster Linie darum ging, solche Personenkreise in der Wartung zu "bilden", die bereits mit der Versorgung von Kranken befaßt waren.

> *"Die ansehnlichere Klasse der Lehrlinge bestehet aus jungen Wundärzten, Wittwen und Kindsfrauen, aus den Krankenwärtern der Hospitäler und Waisenhäuser." (75)*

Das Erlernen der Krankenwartung konnte seiner Auffassung nach diesem Personenkreis auch eine relativ gesicherte Existenzbasis bieten (76). Möglicherweise knüpfte Mai hieran die Hoffnung, daß sich längerfristig genügend Lernwillige freiwillig zur Aufnahme in die Krankenwartschule melden würden.
Ein Teil seiner "Zöglinge" sollte gleichwohl zum Besuch der 'Schule' verpflichtet werden. So bemerkte er, daß die "junge Stadt- und Compagnie-Wundärzte" (77) auf Anordnung ihrer Vorgesetzten dem Unterricht beizuwohnen hatten und angehalten wurden, in den "Lazaretten" und Hospitälern das Erlernte an die dort Tätigen weiterzugeben (78). Diese "Wundärzte" sollten quasi als Transformationsriemen zur Verbreitung der "Krankenwärter-Lehre" fungieren.
Er wollte aber auch Bettler der 'Schule' zwangsweise zugeführt wissen.

> *"Aus diesem Haufen unthätiger Menschen fange ich zum Krankenwärterdienst diejenigen aus, welche nach dem Alter und Leibeskräften die Fähigkeit haben, Kranke zu bedienen; (...) Auf diese Art wird zugleich ein Theil wohlgemästeter Müsiggänger zur Arbeit angehalten." (79)*

Unklar bleibt bei dieser Äußerung MAIs, ob es sich lediglich um eine Absichtserklärung oder um die Beschreibung einer tatsächlich erfolgten Praxis der Rekrutierung von 'Schülern' handelt. Die Vorstellung, die Krankenwartschule als Vehikel zur Erziehung zur Arbeit zu nutzen, kann auf jeden Fall als eine zeittypische Erscheinung gewertet werden.
Bemerkenswert ist diese Äußerung aber vor allem deshalb, weil in ihr zum Ausdruck kommt, daß die Maische Konzeption einer Krankenwartschule nicht allein als das Resultat medizinisch-sachlicher und berufsständischer Interessen und Zwecke begriffen werden kann. Krankenwartschulung sollte auch ein Instrument der Erziehung "ungebildeter" Sozialschichten zur Arbeit sein.

Es können aufgrund fehlender schriftlicher Überlieferungen Mais keine weitergehenden Aussagen über den Charakter seiner Krankenwartschule gemacht werden. Offen bleibt somit beispielsweise die Art der Integration von theoretischer und praktischer Unterweisung in der Krankenwartung (80). Ebensowenig können evaluative Aussagen über den Krankenwart-Unterricht gemacht werden.
Insofern Mai sich jedoch - bei aller Anerkennung - von der karitativen Krankenpflege dadurch abgrenzte, daß er die rein empirische Unterweisung des Wartpersonals am Krankenbett ergänzen wollte durch eine "wissenschaftliche" Erweiterung der "Krankenwärter-Lehre" (81), d.h. durch eine systematisierte Lehre pflegerischen Sachwissens, und insofern er in der Ausübung der Krankenwartung eine Möglichkeit zum Broterwerb sah, nahm er Zielsetzungen und Konzeption der späteren (weltlichen) beruflichen Krankenpflege vorweg.

Bevor ich auf die weitere Entwicklung der Maischen Krankenwartschule eingehe, möchte ich zunächst kurz skizzieren, welche Resonanz seine Initiative überregional hervorrief.

II. 2.1.2. DIE REZEPTION DER MAISCHEN REFORMIDEEN

Berichte über Mais öffentliche 'Schule' für Krankenwärter(-innen) fanden sehr schnell überregionale Verbreitung und Beachtung. In einer Reihe von medizinischen Zeitschriften wurde die Mannheimer Krankenwartschule und die Notwendigkeit einer solchen Einrichtung diskutiert (82). Desweiteren wurden viele Ärzte angeregt, vergleichbare Schriften zur Anleitung in der Krankenwartung zu verfassen (83). Neben dieser literarischen Form rezeptiver und diskursiver Resonanz auf die Maische Reformidee kam es in den folgenden Jahren auch zu verschiedenen Gründungsversuchen von Krankenwartschulen, von denen bislang allerdings nur einzelne Details hinsichtlich der Konzeption, der Durchführung sowie auch ihres Fortbestehens bekannt sind (84).

Eine dokumentarische Zusammenstellung aller bisher bekannten Gründungsversuche von Krankenwartschulen, bzw. von öffentlichen Lehrkursen in der Krankenwartung, scheint als Indiz für ein objektives Interesse der Ärzteschaft an der Heranbildung von geschulten Krankenwärtern(-innen) angebracht.

- KRÜNITZ geht in seiner Enzyklopädie 1789 auf mehreren Seiten auf Mai und seine Krankenwartschule ein (85), und er erwähnt auch eine Nachahmung der Maischen 'Schule' von 1784 in Karlsruhe. Der Arzt SCHWEICKHARD, welcher die 'Schule' leitete und den Unterricht erteilte, veröffentlichte am 18.Januar 1785 eine Anzeige im "Medicinischen Briefwechsel", aus der hier ein Auszug zitiert wird.

> *"Dem geehrten Publicum dient zur Nachricht, daß auf des regierenden Hrn. Markgrafen hochfürstl. Durchl. gnädigsten Befehl allhier eine Krankenwärter-Schule errichtet, und damit ein Armen-Kranken-Institut verbunden worden ist." (86)*

- Ende des 18.Jahrhunderts wurde in Magdeburg auf Anregung des städtischen Ärztekollegiums eine "Anstalt zur Ausbildung von Krankenwärtern" gegründet (87).
- Der Plan, um 1800 an der Charité Berlin Krankenwärter(-innen) auszubilden, wurde nicht ausgeführt, da sich keine (männlichen) (88) Teilnehmer für den Unterricht meldeten (89).
- 1802 wurde im Herzogspital in München von Professor Düruff unentgeltlicher Unterricht für Krankenwärter(-innen) erteilt (90).
- Seit 1812 wurde aufgrund eines Vermächtnisses in Heidelberg einmal jährlich unentgeltlicher Unterricht in der Krankenwartung von einem Arzt des katholischen Bürgerspitals erteilt.

> *"Die theoretische und praktische Belehrung, die nach Mais Anleitung erfolgte, war mit einer 4 Wochen langen Tätigkeit im Hospital verbunden; während dieser Zeit erhielten dort die Kursteilnehmer freie Wohnung und Kost. Zugelassen waren sowohl männliche wie weibliche Zöglinge. Am Ende des Kurses*

> *fand eine Prüfung statt; die besten Teilnehmer wurden dem Publikum empfohlen." (91)*

Bemerkenswert hieran ist, daß FISCHER ausdrücklich auf die Verbindung der theoretischen Unterweisung mit der praktischen Tätigkeit hinweist.
- Ebenfalls 1812 hielt SCHMIDT in Wien unter Verzicht auf ein Honorar, wie er ausdrücklich betont, an Sonntagen Vorlesungen mit praktischen Übungen über die Krankenwärterlehre (Parabolonologie) für "Jedermann", in der Absicht, "geschickte und tüchtige Personen" im Krankendienst zu bilden. Zumindest bis zur Herausgabe seiner Schrift "Unterricht für Krankenwärter" 1831 sollen die Veranstaltungen regelmäßig durchgeführt worden sein (92); wahrscheinlich haben sie auch noch in den folgenden Jahren stattgefunden (93).

Diese Zusammenstellung wirft zweifellos mehr Fragen auf, als daß sie Fragen beantwortet.
So überrascht beispielsweise der Sachverhalt, daß von den großen klinischen Zentren der Zeit nur zwei Gründungsversuche bekannt sind und daß Schmidt's Vorlesungen in Wien nur mittelbar an die Universitätsklinik angegliedert waren. Schließlich kann danach gefragt werden, welche Unterstützung die unterrichtenden Ärzte von ihren Kollegen und von der Obrigkeit erhielten.

II. 2.1.3. DIE POLEMIK GEGEN MAIS REFORM-VORHABEN

Über die Entwicklung der Mannheimer Krankenwartschule zwischen 1782 und 1797 ist leider nur sehr wenig bekannt. MAI selbst äußerte sich in seinen Schriften beispielsweise kaum über Einzelheiten des durchgeführten "Unterrichts". Den Lernerfolg seiner 'Schüler' beurteilte er lediglich pauschal als positiv (94).

Näher eingehen möchte ich auf den Sachverhalt, mit dem sich auch SEIDLER in dem oben genannten Artikel auseinandersetzt und der sich auf die Reaktionen von Mais Mannheimer Kollegen auf seine Ideen und die Krankenwartschule bezieht.
Angesichts der überregionalen Anerkennung und Nachahmung der Maischen Krankenwartschule überrascht die Tatsache, daß diese von seinen Mannheimer Kollegen - noch bevor sie sich überhaupt über Einzelheiten der Maischen Vorschläge in Kenntnis gesetzt hatten - als "Pfuscherschule" diskreditiert wurde (95). Mai konnte aufgrund der "Animositäten" seiner Kollegen eine Reihe weiterer Pläne - zu denen u.a. die Idee einer Einrichtung von regelmäßigen Fortbildungskursen für ausgebildete Krankenwärter(-innen) gehörte (96) - nicht in die Tat umsetzten. Er setzte jedoch bis zu seinem Ruf als Professor der Hebammenkunst an die Universität Heidelberg (1797) den Unterricht fort (97). Nach Mais Fortgang aus Mannheim wurde die 'Schule' vermutlich aufgelöst. HOFFMANN meint, daß mit der Unterrichtung von Krankenwärtern(-innen) in Mannheim erst in der ersten Hälfte des 19.Jahrhunderts wieder begonnen wurde (98).

SEIDLER schreibt in diesem Zusammenhang:

> *"Es ist bemerkenswert, daß diese noch heute lebendige Diskussion um die Grenzen zwischen Arzt und Krankenpflege sofort einsetzt, als sichtbar der Versuch unternommen wird, die Grundpflege wissenschaftlich zu erweitern und zu unterbauen." (99)*

Vom Grundsatz her kann dieser Feststellung SEIDLERs zweifellos zugestimmt werden. Fraglich erscheint mir jedoch, ob es sich bei den Entgegnungen von Mais Kollegen um Äußerungen im Sinne eines Diskurses bzw. einer "Diskussion" gehandelt hat. Es hat vielmehr den Anschein, daß anstelle einer konstruktiven Kritik polemische Vorwürfe erhoben wurden. Desweiteren drängt sich die Frage nach den Hintergründen dieser "noch heute lebendige(n) Diskussion um die Grenzen zwischen Arzt und Krankenpflege" auf.

Als symptomatisch für die von Mais Mannheimer Kollegen geführte Polemik kann der Vorwurf der "Unsittlichkeit" gelten, der sich gegen Mais "Zöglinge" richtete. Es wurde offensichtlich versucht, vermittels einer möglicherweise im Detail berechtigten Kritik, das Reform-Vorhaben insgesamt zu diskreditieren.
MAI gesteht zwar ein, daß der sittliche Charakter seiner Schüler nicht immer seinen Wünschen entsprach, er entgegnet jedoch:

> *"Das wäre von dem Lehrer zu viel gefordert, wenn man begehren wollte, er solle den sittlichen Karakter der Wärterinnen gänzlich umschmelzen." (100)*
> *"Mißbräuche werden also immer entstehen, ohne daß man deswegen die gute Sache mit Grund tadeln kann." (101)*

MAI selbst vermutet, daß hinter der gegen ihn und seine "Neuerungen" gerichteten Polemik eine "Gattung Leutgen" stehe,

> *"die sich einbilden, sie seien dafür besoldet, alles mit Bitterkeit zu tadeln, was den Zoll ihrer Genehmigung umgehet, und den Stempel der Neuerung trägt." (102)*

Wenn auch dieser Einschätzung nicht ihre Berechtigung abzusprechen ist, so haftet ihr m.E. doch eine gewisse Vordergründigkeit an. In dem Vorwurf der "Pfuscherschule" scheint mir dagegen der Schlüssel für eine weitergehende Erklärung zu liegen. In ihm kommt die Befürchtung zum Ausdruck, daß die Krankenwärter(-innen) in der 'Schule' Mais zu "medizinischen Pfuschern" herangebildet werden (103), daß sie also potentielle Konkurrenten des Arztes darstellen. An Plausibilität gewinnt diese Erklärung schließlich auch, wenn man bedenkt, daß am Ende des 18.Jahrhunderts noch keine verbindlichen Regelungen zur Ausübung der medizinischen Kunst bzw. der Heilkunde existierten, daß folglich nicht nur zwischen den verschiedenen Gruppen von Ärzten, sondern auch zwischen den Ärzten und den Krankenwärtern keine allgemeinverbindlichen und offiziell sanktionierten Kompetenzgrenzen gesteckt waren.

Vor diesem Hintergrund stellen sich die Initiative Mais und die Polemik seiner Kollegen gegen ihn als zwei verschiedene Reaktionen auf dasselbe Grundproblem dar. Während Mai jedoch einen progressiven Ausweg aus dem sich für die Gruppe der gebildeten Ärzte stellenden Dilemma suchte, wichen seine Kollegen dem eigentlichen Problem aus.

An diese Einschätzung kann eine weitere Überlegung angeknüpft werden. Solange die Ausübung der medizinischen Kunst nicht vereinheitlicht war und mithin die Kompetenz- und Autoritätsgrenzen des ärztlichen Berufsstandes gegenüber den anderen Heilpersonen nicht allgemeinverbindlich und offiziell geregelt waren, solange konnte gegen Initiativen zur Ausbildung von Krankenwärter(-innen) auch der Verdacht ausgesprochen werden, daß sie die "medizinische Pfuscherei" fördern anstatt ihr entgegenzuwirken.

Eine reale Grundlage hierfür scheint es durchaus gegeben zu haben, wenn man berücksichtigt, daß "es sich bei den Krankenhäusern um eine gerade enstehende Institution, in der die innerorganisatorische Arbeitsteilung und Hierarchie sich erst bilden mußte" (104), handelte und daß die gebildeten Ärzte sozial und "mentalitätsmäßig" von den Kranken weiter entfernt waren als die Krankenwärter(-innen).

II. 2.1.4. MAIS HEIDELBERGER VORLESUNGEN

In Heidelberg hielt Mai seit 1797 zunächst vor den "Studenten" Vorlesungen über die "Krankenwärter-Lehre" (105). Um 1800 legte er den "Entwurf einer Gesetzgebung über die wichtigsten Gegenstände der medizinischen Polizei" vor, der den Vorschlag zur Einführung einer universitären "Krankenwärter-Lehre" enthielt (106). Ein Jahr später begann er schließlich einen weitergefaßten Plan zu verwirklichen. Er eröffnete eine "Schule für Gesundheits- und Krankenwärterlehre weiblicher Zöglinge" und unterrichtete in der Aula der Heidelberger Universität "regelmäßig 12- bis 15-jährige Mädchen sowie Lehrlinge, die von sich aus den Krankenpflegeberuf ergreifen wollten" (107).

Dieser Schritt in Richtung einer öffentlichen Belehrung von heranwachsenden Mädchen in der Gesundheitslehre beruhte nach SEIDLER auf der Erkenntnis, "daß eine geordnete Krankenpflege größeren Organisationen vorbehalten bleiben müsse" (108). Unklar bleibt, worauf der Autor seine Einschätzung stützt. Mir erscheint sie zu weitgehend, weil eine solche "Erkenntnis" im Grunde die Kenntnis des weiteren Verlaufes der Entwicklung der Krankenpflege im 19.Jahrhundert voraussetzt und weil ich hierfür in Mais Schriften keinen Beleg finden konnte.
Für bedeutsamer als die Klärung dieser Frage halte ich die Feststellung, daß der von Mai vollzogene Schritt einerseits eine Einschränkung seiner ursprünglichen Absicht war, nämlich einen Stand ausgebildeter Krankenwärter(-innen) heranzubilden, und andererseits, insofern er die "Krankenwärter-Lehre" nunmehr als Teil einer allgemeinen Gesundheitslehre konzipierte, welche einem größeren Kreis von 'SchülerINNEN' (!) vermittelt werden sollte, bedeutete es eine Erweiterung seiner Intentionen (109).
Seine Absicht war es:

> *"... die Krankenwärterlehre mit der nächstverwandten allgemeinen Gesundheitslehre zu vereinigen, und dieselbe schon der reiferen weiblichen Jugend, als Erziehungszweig, einzuimpfen; dadurch den Zweck zu erreichen, daß dieses feiner fühlende Geschlecht, in jedem künftigen Berufsverhältnis, als Hausmutter oder Dienstmagd, die Lehren einer vernünftigen Krankenpflege anwenden, ausüben, und auf die Nachkommenschaft fortpflanzen möge." (110)*

An dieser konzeptionellen Erweiterung der Ausbildung in der "Krankenwärter-Lehre" sind vor allem zwei Dinge beachtenswert:
1. Populärmedizinische Bildung soll vor allem dem weiblichen Geschlecht vermittelt werden, denn in der "reiferen weiblichen Jugend" sieht Mai nunmehr einen geeigneten Transformationsriemen für die Verbreitung der "Gesundheits- und Krankenwärterlehre".
2. Es stellt sich die Frage, weshalb Mai ein breiteres Allgemeinwissen auf diesem Gebiet für erforderlich hielt. Möglicherweise stand dahinter u.a. die Erkenntnis, daß die "mentalitätsmäßige Kluft" zwischen Ärzten auf der einen Seite und den Patienten sowie den Krankenwärtern auf der

anderen Seite ein wesentliches Hindernis zur Durchsetzung und öffentlichen Anerkennung der Kompetenzbereiche von Medizin und Krankenpflege darstellte.

Doch auch in Heidelberg sah Mai sich den Anfeindungen seiner Gegner ausgesetzt. Beanstandet wurde die öffentliche Prüfung seiner im "Krankenwarten unterrichteten Schulmädchen" in der Aula der Universität über medizinische Gegenstände. 1806 wurde beschlossen, daß diese nicht mehr in akademischen Gebäuden abzuhalten seien und nur noch vor Medizinern stattzufinden hätten (111). Mai gab daraufhin sowohl sein Vorhaben als auch seinen Lehrauftrag an der Heidelberger Universität auf.

II. 2.2. DIE KRANKENWARTSCHULE AN DER BERLINER CHARITE

Aus den dieser Arbeit zugrunde gelegten Quellen und aus der Sekundärliteratur läßt sich über den Anlaß der Gründung der Krankenwartschule an der Berliner Charité nichts und über die Konzeption des Krankenwartunterrichts nur sehr wenig entnehmen. Ein Vergleich mit der Krankenwartschule des Franz Anton Mai wird insbesondere dadurch erschwert, daß keine Aussagen über die Beweggründe der beteiligten ärztlichen Initiatoren möglich sind.

Im folgenden werde ich zunächst einige relevante Daten über die 'Schule' an der Charité beschreibend zusammenfassen und anschließend die Gründung dieser Einrichtung im Kontext der allgemeinen Geschichte der Charité betrachten.

II. 2.2.1. AUFNAHMEBEDINGUNGEN, UNTERRICHT UND ZUSAMMENSETZUNG DER KRANKENWARTSCHUELER

Es wurde oben bereits erwähnt, daß um 1800 ein Plan, an der Berliner Charité Unterricht in der Krankenwartung zu erteilen, an dem Mangel freiwilliger 'Schüler' scheiterte (112). HORN weist 1818 in einem Bericht über seine zwölfjährige Tätigkeit als zweiter Arzt an der Charité auf die Notwendigkeit zu einer entsprechenden Einrichtung hin und kritisiert, daß seine hierzu gemachten Vorschläge aufgrund von Widerständen seitens der vorgesetzten Behörden nicht in die Tat umgesetzt wurden (113).

1832 wurde auf Veranlassung des Direktors der Chirurgischen Klinik der Charité Rust und unter Mitwirkung des Chirurgen Dieffenbach eine Krankenwartschule eröffnet. Es handelte sich hier nicht um die Idee und die Initiative eines einzelnen Arztes, wie etwa bei Mai, sondern um eine Gründung, an deren Planung und Genehmigung auch staatliche Stellen unmittelbar beteiligt waren (114).

Weibliche und männliche Personen, welche lesen und schreiben können sollten, wurden, wenn "glaubwürdige Zeugnisse die bisherige sittliche Aufführung bestätigten" (115), in die Krankenwartschule aufgenommen. Ein Lehrgang dauerte zunächst sechs, später fünf Monate, in denen "theoretischer Unterricht" erteilt wurde. In bezug auf den praktischen Unterricht wurde festgelegt, daß die Lehrgangsteilnehmer, die nicht an der Charité angestellt waren, während der beiden letzten Monate der Ausbildung gegen Kost und Logis - wobei das Wohnen in der Anstalt als obligatorisch eingeführt wurde - als "überzählige Krankenwärter" Dienst leisten sollten (116).

Der "theoretische Unterricht" wurde auf der Grundlage von DIEFFENBACHs 1832 erschienener "Anleitung zur Krankenwartung" (117) von Karl Emil Gedike geleitet, der den Posten eines Lehrers an der Krankenwartschule der Charité bekleidete (118). Fünf Jahre nach Bestehen der 'Schule' brachte GEDIKE eine überarbeitete - dem Verständnis der 'Schüler' angepaßte (119) - Fassung des Dieffenbachschen Lehrbuches mit gleichlautendem Titel heraus (120).

GEDIKE berichtet, daß sich während der ersten acht halbjährlichen Lehrkurse die Anzahl der 'Schüler' von den jeweils zu Beginn eines Lehrgangs Aufgenommenen bis zum Tag der Prüfung insgesamt auf die Hälfte (von 300 auf 156) verminderte (121).

Die nachfolgende kleine Übersicht über die Zusammensetzung und die Arbeitsbereiche der an der Krankenwartschule der Charité ausgebildeten Krankenwärterinnen und Krankenwärter mit bestandener Prüfung zeigt einen konstanten Anteil von ca. 70 % weiblicher Prüflinge sowie einen insgesamt höheren Anteil der in der Privatwartung Tätigen. Bemerkenswert erscheint weiterhin, daß 1853 gegenüber 1837 der Anteil der Wärterinnen und Wärter der Charité leicht zugenommen hatte (von 31 % auf 42 %).

Übersicht über das Geschlecht und die Arbeitsbereiche, der zwischen 1832 und 1837 sowie 1832 und 1854 ausgebildeten (bestandene Prüfungen) Krankenwärterinnen und Krankenwärter an der Krankenwartschule der Berliner Charite (122)

	Bestandene Prüfungen absolut (in Klammern in %) insges.	davon: männl.	weibl.	*Wärter(-innen) der Charite absolut (in Klammern in %)* insges.	davon: männl.	weibl.	*Wärter(-innen) in der Privatwartung absolut (in Kl.in %)* insges.	davon: männl.	weibl.
1832) 1837)	156	47 (30)	109 (70)	49 (31)	20 (13)	29 (19)	107 (69)	27 (17)	80 (51)
1832) 1854)	553	156 (28)	397 (72)	234 (42)	93 (17)	141 (25)	319 (58)	63 (11)	256 (46)

Die Namen der jeweils zwei besten 'Schüler(-innen)' wurden veröffentlicht. Den Charitéwärtern(-innen), welche mit Erfolg die Prüfung bestanden hatten, wurde ein höherer Lohnsatz bewilligt - bzw. zumindest in Aussicht gestellt. Im übrigen wurden Wohnungs- und Namensverzeichnisse der Kursteilnehmer angefertigt und an die Berliner Ärzte, Wundärzte, Geburtshelfer und Apotheker versandt sowie zur Einsichtnahme im Charité-Büro hinterlegt. Etwaigen Beschwerden über die in der Stadt Tätigen, an der Charité-Schule ausgebildeten Krankenwärter(-innen), wurde durch den Vorstand der Krankenwartschule nachgegangen (123). Hieraus geht hervor, daß mit der Charité-Schule nicht allein die Intention verfolgt wurde, die Qualifikation des Charitéwartpersonals anzuheben. Offenbar waren die Initiatoren darüberhinaus bestrebt, nicht nur den Wärtern(-innen) der Charité einen Anreiz zur Teilnahme an den Lehrkursen zu bieten, sondern auch das Ansehen dieser Institution nach außen hin zu schützen.

Eine Einschätzung zur Bedeutung dieser Krankenwartschule geben NUTTING/DOCK. Für die Autorinnen war dies die "wichtigste weltliche Krankenwartschule", und sie fahren fort:

> *"Da es ein altes preußisches Gesetz über die Erteilung dieser Zeugnisse oder Ausweise (welche den 'Schülern' nach bestandener Prüfung ausgehändigt wurden; HPS.) gab, kann man dies, wenigstens in modernen Staaten, als erstes Beispiel der Anerkennung eines gesetzlichen Maßstabes für das Pflegepersonal ansehen." (124)*

Die Autorinnen beziehen sich vermutlich auf § 64, II, 12 des Preußischen Allgemeinen Landrechtes, welcher auch für die Erteilung der Prüfungszeugnisse an der Charité Relevanz besessen haben dürfte (125). Vom Grundsatz her stimmt im übrigen die Einschätzung der Autorinnen mit der von STÜRZBECHER kurz umrissenen Planungsphase der Krankenwartschule zwischen 1830 und 1832 überein. Das Krankenhauskuratorium wie auch das preußische Kultusministerium waren an der Planung und dem Genehmigungsverfahren beteiligt, und sowohl die Aufnahmebedingungen als auch die Prüfungsbedingungen wurden von diesen Instanzen festgelegt (126).
Von einer staatlichen Initiative zur Gründung weiterer 'Schulen' in Preußen ist gleichwohl bislang nichts bekannt.

Zu einem vorläufigen Vergleich der Krankenwartschule an der Charité mit derjenigen von Mai kann folgendes festgehalten werden:

- Die Aufnahmebedingungen an der Charité stellten höhere Anforderungen an die Vorbildung der 'Schüler' - wenn auch zunächst nur intentional - sowie an deren "sittliche" Führung.
- Der Unterricht dürfte an der Charité im Vergleich zur Mannheimer Krankenwartschule erheblich umfangreicher gewesen sein. Bemerkenswert ist aber vor allem die intensivere Verbindung von Theorie und Praxis sowie der Umstand, daß vermutlich Gedikes Aufgabenkreis auf die Lehrtätigkeit beschränkt blieb.
- Von einem Vergleich der Zusammensetzung der 'Schüler' muß aufgrund der verschiedenen Qualitäten der Angaben von Mai und Gedike abgesehen werden.
  An der Charité war der Anteil derjenigen 'Schüler', die in der Privatwartung tätig waren, höher als der der Charitéwärter(-innen) . Desweiteren zeigen die Angaben von Gedike, daß der Anteil der Wärter geringer war als der Anteil der Krankenwärterinnen.
- Die Aufnahmebedingungen und die intensivere Verbindung von Theorie und Praxis an der Krankenwartschule der Charité deuten darauf hin, daß diese Einrichtung stärker an rein medizinisch-pflegerischen Gesichtspunkten ausgerichtet war.

In Anbetracht der Tatsache, daß die Gründung der Charité-Schule nicht als die Idee und das Resultat der Initiative eines einzelnen gelten kann und daß über Einzelheiten der Gründungsphase nichts bekannt ist, werde ich versuchen, weitere Anhaltspunkte für eine Einschätzung der Bedeutung dieser Krankenwartschule aus der Betrachtung der allgemeinen Geschichte der Berliner Charité zu gewinnen.

II. 2.2.2. EXKURS: ZUR GESCHICHTE DER BERLINER CHARITE

Die Charité wurde 1710 als Pesthaus errichtet und 1727 zu einer "komplexen Wohlfahrtseinrichtung" umgebaut. Hospital und Krankenanstalt bestanden hier nebeneinander. Letztere diente seit dieser Zeit als Ausbildungsstätte für Ärzte, insbesondere für Militärärzte.
Die durch das Anwachsen der Berliner Bevölkerung im Verlaufe des 18.Jahrhunderts bedingte steigende Inanspruchnahme der Charité einerseits und die sich auf der Grundlage naturwissenschaftlicher Methoden fortentwickelnde klinische Medizin, Chirurgie und Geburtshilfe andererseits ließen schließlich gegen Ende des 18.Jahrhunderts eine Reorganisation der Anstalt geboten erscheinen. An den Planungen zu einem Krankenhaus wurden die damals leitenden ärztlichen Direktoren der Charité beteiligt. Aus Kostengründen wurden jedoch nicht alle medizinischen Forderungen verwirklicht. Im übrigen zogen sich die baulichen Realisierungen über gut 15 Jahre hin (127).

Beurteilt man den Entwicklungsstand der Charité zu Beginn des 19.Jahrhunderts, so läßt sich vermuten, daß zu diesem Zeitpunkt eine erste Phase des Überganges vom Hospital zum Krankenhaus abgeschlossen war. Die Aufnahme war - zumindest offiziell - auf Kranke beschränkt. Die baulichen Konzepte berücksichtigten in starkem Maße die Anforderungen eines medizinischen Betriebes.

Die Charité sah sich gleichwohl um die Jahrhundertwende einer massiven Kritik ausgesetzt. Angeprangert wurden Mißstände auf hygienischem, organisatorischem und pflegerischem Gebiet. Der zeitgenössische Literat FALK bezeichnete die Charité als ein "Entvölkerungsinstitut" (128).
Daß die Versuche zur Behebung der gravierendsten Mängel mit wenig Erfolg gekrönt waren, zeigt der schon oben erwähnte Bericht von HORN (129). Da HORN vor allem auch auf Mängel der Organisation und Administration hinwies, welche auch Gegenstand früherer Kritiken an den Zuständen in der Charité gewesen waren, erscheint es wenig erstaunlich, daß Versuche zur Errichtung einer Krankenwartschule nicht sehr intensiv verfolgt und nach dem Scheitern des erwähnten Versuches von 1800 zunächst nicht wieder unternommen wurden.

Von einer zweiten Phase in der Entwicklung der Charité läßt sich insofern sprechen, als ihr mit der Gründung der Berliner Universität 1810 die Rolle eines Universitätsklinikums zufiel. Während der klinische Unterricht zunächst auf zwei Kliniken, die Chirurgie und die Innere Medizin, beschränkt war, traten nunmehr im Verlaufe der nächsten zwei Jahrzehnte weitere Kliniken hinzu. Die "Neue Charité" umfaßte Anfang der 30-er Jahre des 19.Jahrhunderts neun selbständige Kliniken (130).
In diese Zeit des Ausbaues des klinischen Unterrichts, welche zugleich das erste Anzeichen der für die zweite Hälfte des 19.Jahrhunderts typischen Differenzierung der Krankenhausmedizin war, fällt aber auch die nunmehr erfolgreiche Errichtung der Krankenwartschule an der Charité.

Diesen Zusammenhang möchte ich als Indiz für die These werten, daß Versuche zur Heranbildung eines ausgebildeten Krankenwartpersonals u.a. als Antwort auf die Erfordernisse der "modernen Klinik" anzusehen sind (131).
Daß hiermit gleichwohl nur ein globaler Zusammenhang angesprochen ist, verdeutlicht der Umstand, daß bis zur Mitte des 19.Jahrhunderts - soweit sich dies beim bisherigen Forschungsstand sagen läßt - an anderen klinischen Zentren im deutschsprachigen Raum keine vergleichbaren Versuche unternommen wurden, das Krankenwartpersonal auszubilden. Die oben ange-

nommene zunehmende Diskrepanz zwischen dem Stand der Krankenwartung und den Anforderungen des medizinischen Betriebes (132) zog folglich nicht notwendigerweise ähnliche Versuche - wie diejenigen der Gründung von Krankenwartschulen - zur Überwindung dieser Diskrepanz nach sich. Auf mögliche Hemmfaktoren wurde oben hingewiesen: das Fehlen einer allgemein verbindlichen und offiziell sanktionierten Regelung der Ausübung der medizinischen Kunst sowie berufsständische Auseinandersetzungen (133).

Hinsichtlich eines Vergleiches der beiden behandelten Krankenwartschulen erscheinen folgende Annahmen begründet. Der Initiative Mais kam eine bedeutsame innovatorische Funktion zu. Zum ersten Mal in der Geschichte der Krankenpflege wurde hier der Versuch zur systematischen, schulmäßigen Ausbildung von Wartpersonal unternommen. Die Konzeption dieser Einrichtung war mehr als die Charité-Schule von der Person eines einzelnen Mediziners geprägt und noch nicht ausschließlich auf medizinische Erfordernisse ausgerichtet.
Die intensivere Verknüpfung der theoretischen und praktischen Unterweisung, die Anstellung einer hauptamtlichen Lehrperson sowie die Beteiligung staatlicher Instanzen an der Planung und Organisation der 'Schule' lassen einen engeren Zusammenhang der Gründung der Krankenwartschule an der Charité mit der Fortentwicklung der Charité zu einem der bedeutendsten klinischen Zentren der Zeit vermuten sowie eine intensivere Ausrichtung dieser Ausbildungsstätte auf die Erfordernisse der "modernen Klinik". Nicht zuletzt das Fortbestehen der Krankenwartschule an der Berliner Charité sowie auch die 'Biographie' des Gedikeschen Lehrbuches können für diese Annahme als bedeutsame Indizien gewertet werden (134).

II. 2.3. DIE BEDEUTUNG DER BEIDEN KRANKENWARTSCHULEN

Für eine historische Einschätzung der Entwicklung der Krankenpflege war die Untersuchung der beiden Krankenwartschulen insofern bedeutsam, als anhand dieser Versuche, das Krankenwartpersonal zu qualifizieren und damit zugleich "Grenzlinien zwischen Arzt und Krankenpflege" festzulegen, Entwicklungstendenzen sowie Entwicklungshemmnisse hinsichtlich der Veränderung des Verhältnisses von Medizin und Krankenpflege im modernen Krankenhaus sichtbar gemacht werden konnten. Insbesondere die Untersuchung der Beweggründe Mais zur Gründung einer Krankenwartschule hat gezeigt, daß eine Professionalisierung des ärztlichen Handelns nicht unabhängig von einer Neudefinition der Krankenpflege denkbar war. In diesem Sinne können die Krankenwartschulen auch als Ausdruck ärztlicher Professionalisierungsbestrebungen verstanden werden. Einschränkend ist hier jedoch hinzuzufügen, daß die Bedeutung, die die Krankenwartschulen für die Abgrenzung von Medizin und Krankenpflege hatten bzw. hätten haben können, nicht von allen Angehörigen der Ärzteschaft erkannt wurden. Dies wurde an der Polemik der Mannheimer Kollegen Mais gegen seine Schule sehr deutlich. Hierfür spricht aber auch die Tatsache, daß in der ersten Hälfte des 19.Jahrhunderts insgesamt nur wenige Versuche zur Errichtung ähnlicher Einrichtungen unternommen wurden.

Hinsichtlich ihres Einflusses auf die Entwicklung der Krankenpflege im 19.Jahrhundert und auf Prozesse der Verberuflichung der Pflege in der zweiten Hälfte des 19.Jahrhunderts sind die beiden untersuchten Krankenwartschulen als vergleichsweise bedeutungslos einzustufen. Einen spürbaren Beitrag zur allgemeinen Aufwertung der Krankenwartung vermochten diese Reformversuche nicht zu leisten. Als sehr unwahrscheinlich ist eine erhebliche Steigerung des pflegerischen Niveaus anzunehmen. Das Bestreben der Initiatoren, einen ausgebildeten Krankenwärterstand heranzubilden, kann weitgehend als gescheitert betrachtet werden; besonders dann, wenn man die regionale Begrenzung der beiden 'Schulen' in Betracht zieht.

Die Frage nach der historischen Bedeutung der beiden untersuchten Krankenwartschulen erweist sich somit letztlich als die Frage nach den Ursachen des Scheiterns dieser von ärztlicher Seite initiierten und getragenen Reformversuche.

JACOBSOHN weist in der folgenden Einschätzung der beiden Schulen zweifellos auf eines der Kernprobleme hin.

> *"Obwohl die genannten Institute in der Folgezeit segensreich wirkten und die Herausbildung besser gebildeter Pflegepersonen erreichten, war ihre Wirksamkeit doch nur eine beschränkte, weil sich auffallend wenig Aspiranten für den Krankenpflegeberuf meldeten (135), der keine besondere Werthschätzung genoss und auch keine Gelegenheit gewährte, eine günstigere materielle Lage zu gewinnen." (136)*

Aufgrund fehlender Unterlagen kann diese Einschätzung nicht für die Krankenwartschule Mais überprüft werden.

Eine zeitgenössische Darstellung ESSEs (1857) über die Krankenwartung an der Berliner Charité (137) erlaubt es, zu der obigen Einschätzung einige konkretisierende Feststellungen zu treffen.
ESSEs Schilderungen machen deutlich, daß sich bis zur Mitte des 19.Jahrhunderts an der sozialen Stellung des Krankenwartpersonals innerhalb der Anstalt und an seiner materiellen Situation wenig verändert hatte. Eine hohe Personalfluktuation war die Folge. Die "schlechte äussere Lage des Wartpersonals" bedingte, daß sich einerseits zur Krankenwartung zumeist "solche Personen" meldeten, " die für ihren Dienst kein Interesse hatten", und daß andererseits von seiten der Anstalt keine hohen Anforderungen bei der Auswahl der Bewerber gestellt werden konnten (138).

ESSEs Charakterisierungen des Krankenwartpersonals gleichen denjenigen, die zu Beginn dieses Kapitels skizziert wurden. Bezeichnenderweise hebt er zwar die Tätigkeit der fünfzehn, seit 1843 an einzelnen Abteilungen der Charité beschäftigten Diakonissen (139) lobend hervor, geht jedoch nicht darauf ein, inwiefern und ob überhaupt das Bestehen der Krankenwartschule zu einer Besserung der Verhältnisse in der Krankenwartung führte (140).
Dieser Sachverhalt kann dahingehend gewertet werden, daß die Krankenwartausbildung nur einen geringen Einfluß ausübte. Eine naheliegende Erklärung hierfür ist, daß aufgrund einer vergleichsweise geringfügigen Besserstellung der ausgebildeten Wärter und Wärterinnen, die insgesamt an dem niedrigen Lohnniveau als auch an der Geringschätzung der Krankenwartung wenig änderte, langfristig eine Tätigkeit in der Privatwartung attraktiver erschien. Diese Erklärung unterstellt, daß ein Prüfling der Krankenwartschule auf dem 'freien Arbeitsmarkt' gegenüber seinen (nicht ausgebildeten) Konkurrenten einen potentiellen Marktvorteil genoß, wozu im übrigen die offiziellen Verzeichnisse der 'Schüler' der Charité-Schule beigetragen haben dürften, und daß ihm in der Privatwartung zumindest in gewissen Grenzen die Möglichkeit offenstand, die Höhe des Lohnes zu beeinflussen bzw. auszuhandeln.

Dieser Erklärungsansatz könnte grundsätzlich auch auf die Krankenwartschule Mais sowie andere Ansätze zur Krankenwartausbildung Anwendung finden.
Desweiteren impliziert dieser Erklärungsansatz die Annahme, daß eine auf einem Lohnarbeitsverhältnis basierende Krankenwartung unter der Bedingung eines niedrigen Lohnniveaus und einem niedrigen sozialen Status des Krankenwartpersonals tendenziell eine 'Flucht' derjenigen, die eine gewisse Qualifikation in der Wartung von Kranken erworben hatten, aus dem Krankenhaus heraus bewirkte; daß mithin die Besserung der Verhältnisse in der Krankenwartung im Krankenhaus entweder eine Veränderung der materiellen Bedingungen des Lohnverhältnisses voraussetzte oder aber eine andere Gestaltung des Arbeitsverhältnisses, welche es beispielsweise dem Krankenhaus ermöglichte, sich einen festen und qualifizierten Mitarbeiterstamm zu sichern.

ESSE war sich dieser Problematik und dieser beiden Möglichkeiten bewußt. So sah er etwa in der Anstellung von auf der Grundlage von sogenannten Mutterhausverträgen arbeitenden Diakonissen eine Alternative, die sich allerdings aus verschiedenen Gründen nicht realisieren ließ. Einer der Gründe bezog sich darauf, daß es zu wenig Diakonissen gab, als daß eine Sicherstellung des Krankenwartdienstes auch nur annähernd gewährleistet erschien (141). ESSE kam daher zu der Schlußfolgerung, daß "die Reform des Krankenwartdienstes (...) mit der Verbesserung der äusseren Lage des Personals" sowie der Aufwertung der pflegerischen Tätigkeiten beginnen müßte (142). Seiner Schilderung zufolge waren erste Ansätze in dieser Richtung seit der Mitte des 19.Jahrhunderts an der Charité bereits realisiert worden.

> *"Man verpflichtete die Wärter ausschließlich für den eigentlichen Krankenwartdienst und befreite sie von allen damit in Verbindung stehenden gröberen Arbeiten, (...).*
> *Man gewährte dem Wartpersonal eine besonders gute Beköstigung (...), gewährte endlich verdienten Wärtern und Wärterinnen Lohnerhöhungen bis zu einem bestimmten Maximum, sowie bei eintretender Invalidität nach längerer Dienstzeit lebenslange Unterstützungen." (143)*

Nach ESSE hätte also die Errichtung der Krankenwartschule von Beginn an mit einer sozialen, die Arbeitsbedingungen einschließenden, "Krankenwartreform" verknüpft werden müssen. Daß dies nicht der Fall war, dürfte u.a. auf die oben dargelegte, das "Problem der Krankenwartung" individualisierende zeitgenössische Sichtweise zurückzuführen sein. In diesem Zusammenhang ist aber ebenso zu berücksichtigen, daß, weil der Arbeitsmarkt für Krankenwartdienste durch ein niedriges Lohniveau gekennzeichnet war, Krankenwartung von den sie ausübenden Personengruppen als eine vorübergehende Beschäftigung angesehen wurde bzw. daß die Absolventen der Krankenwartschule die Anstellung im Krankenhaus als eine Vorstufe für den Übergang in die Privatwartung verstanden. Ein etwa den Gesellenverbänden vergleichbarer "Berufsstand" der Krankenwärter(-innen), der nun seinerseits seine sozialen Interessen gegenüber den Krankenhausträgern hätte artikulieren und vertreten können, konnte sich folglich gar nicht erst herausbilden.

Zeitgenössischen Wertungen, die gegen Ende des 19.Jahrhunderts datieren, ist schließlich zu entnehmen, daß zwar nach der Jahrhundertmitte die Zahl von Krankenwartschulen erheblich anstieg (144), daß jedoch an der Berliner Charité (145) und auch an anderen Krankenhäusern (146) die Verhältnisse in der Krankenwartung im wesentlichen die gleichen blieben.

II. 3. DIE FRUEHEN KRANKENPFLEGELEHRBUECHER

MAI und DIEFFENBACH verfaßten Lehrschriften über Krankenwartung, die jeweils in demselben Jahr herausgegeben wurden, in dem auch die Krankenwartschulen eröffnet wurden. GEDIKE überarbeitete später die Dieffenbachsche Schrift. Sowohl ihrem Titel als auch ihrem Aufbau nach kann man diese Schriften als Unterrichtsmaterialien einstufen, sie haben wohl auch als Grundlage für theoretische Unterweisungen in der Krankenwartung gedient. Eine eingehendere Untersuchung dieses Quellenmaterials dürfte Aufschluß über weitere Aspekte des Reformkonzeptes für eine Krankenwartausbildung, und zwar insbesondere über die Krankenwartung in Abgrenzung zum Tätigkeitsbereich des Arztes, vermitteln.

Es wurde oben bereits die Rezeption der Ideen Mais umrissen. Dabei wurde auch darauf hingewiesen, daß neben der Anregung zur Gründung von Krankenwartschulen viele Ärzte veranlaßt wurden, sich literarisch mit der Krankenwartung auseinanderzusetzen und vergleichbare Lehrschriften zu verfassen. Für die nachfolgende Untersuchung bot es sich daher an, auch solche Schriften einzubeziehen, die nicht im Zusammenhang mit der Gründung einer Krankenwartschule standen, die aber sowohl vom Titel her als auch von der Art der systematischen Aufbereitung des Stoffes den Charakter einer Lehrschrift tragen.

Diese Vorgehensweise lag aber auch noch aus einem anderen Grunde nahe. Sowohl der Untertitel der von GEDIKE verfaßten "Anleitung zur Krankenwartung" (147) als auch der Hinweis darauf, daß die Schrift von MAI als Lektüre für einen größeren Leserkreis empfohlen wurde (148), lassen vermuten, daß die Bedeutung als 'Unterrichtsmaterial' für die Krankenwartausbildung nur eine von verschiedenen anderen Funktionen darstellte. Eine exemplarische Betrachtung derjenigen Textpassagen, in denen die ärztlichen Autoren Aussagen über den von ihnen angesprochenen Leserkreis machen, soll dazu dienen, auf einige Besonderheiten des untersuchten Quellenmaterials hinzuweisen.

Da die Abgrenzung der der nachfolgenden Untersuchung zugrunde gelegten Quellengattung von anderen populärmedizinischen Schriften nicht unproblematisch ist und da zudem in der Literatur die Verwendungsweise des Begriffes "Krankenpflegelehrbuch" durch eine gewisse vordergründige Beliebigkeit gekennzeichnet ist, muß zunächst geklärt werden, was unter einem 'frühen Krankenpflegelehrbuch' verstanden werden soll. Darauf aufbauend werde ich Besonderheiten einiger der in Frage kommenden Schriften diskutieren und die vorgenommene Quellenauswahl begründen. Anschließend werde ich einen kurzen Überblick zum thematischen Aufbau der untersuchten Schriften geben.

II. 3.1. DAS 'FRUEHE KRANKENPFLEGELEHRBUCH' UND SEINE ENTWICKLUNG

Die erste und bislang einzige historische Beschreibung von Krankenpflegelehrbüchern wurde 1932 von FISCHER in Form eines kurzen Artikels mit dem Titel "Deutsche Lehrbücher der Krankenpflege im 15. bis 19.Jahrhundert" veröffentlicht (149). Während der Autor ausdrücklich darauf hinweist, daß er auf Schriften, welche sich "mit der Krankenpflege im engeren Sinne beschäftigten", aufmerksam machen will (150), nimmt er keine Abgrenzung des Gegenstandes "Lehrbuch" zu anderen Arten von Veröffentlichungen mit dem Thema Krankenwartung bzw. Krankenpflege im engeren Sinne vor (151).

So erscheint es FISCHER denn bedeutsam zu erwähnen, daß bereits wenige Jahrzehnte nach der Erfindung des Buchdruckes ein "Büchlein" erschien, welches "sich unter anderem auch mit der Krankenpflege befaßte" (152). Die "soweit feststellbar, älteste lehrbuchmäßige Abhandlung über Krankenpflege" wurde seiner Auffassung nach 1574 von Jacob Oetheaus verfaßt (153).
Bemerkenswert an dieser Schrift von Oetheaus ist zweifellos sowohl die Intention des Verfassers zur Aufklärung in heilkündlichen Dingen von Gesunden, Kranken und "Kranckenpflegern", welche die vielen für gebildete Ärzte in Latein verfaßten Bücher nicht lesen können, beitragen zu wollen (154) als auch die im dritten Teil des Werkes mit dem Titel "Von den Pflegern der Krancken" erörterten Aufgaben und Pflichten eines "Kranckenwärters" (155). Desweiteren begründete er, weshalb und in welchen Fällen er eine Wartung von "Krancken" durch "Kranckenwärter" für vorteilhafter hielt als eine solche durch Angehörige des Kranken (156). OETHEAUS formulierte, indem er Kompetenzbereiche der 'berufsmäßigen' als auch der familialen Pflege gegenüber ärztlichen Kompetenzanspüchen abgrenzte, wohl erstmals in einer öffentlich zugänglichen Form Grenzen von pflegerischer und ärztlicher Tätigkeit.

Eine Antwort auf die Frage, woran der "lehrbuchmäßige" Charakter dieser Abhandlung festzumachen ist, bleibt FISCHER schuldig. Meines Erachtens handelt es sich hier eher um eine populärmedizinische Veröffentlichung, denn an anderer Stelle legt FISCHER dar, daß die genannte Schrift im Zusammenhang zu sehen sei mit der "Durchdringung der Monopolstellung des Lateins als Gelehrtensprache" sowie der durch die Nutzung des Buchdruckes beschleunigten Popularisierung heilkundlichen Wissens infolge des Renaissance-Humanismus (157). Er gibt also einen wichtigen Hinweis auf den Entstehungskontext dieser "lehrbuchmäßigen" Abhandlung. Implizit ist damit die Problematik der Abgrenzung von "Krankenpflegelehrbüchern" zu populärmedizinischen Schriften angesprochen. Für FISCHER freilich stellt sich diese Frage nicht, denn er nennt keine Kriterien für die Abgrenzung von "Lehrbüchern" gegenüber populärmedizinischen Schriften (158).

Bevor ich nachfolgend einige der in Frage kommenden und bis zur Mitte des 19.Jahrhunderts erschienenen Schriften kurz vorstelle, werde ich zunächst eine Eingrenzung des Gegenstandes "Lehrbuch" vornehmen.
Unter einem Lehrbuch soll hier ein Hilfsmittel für Unterricht und Lehre verstanden werden (159), welches
- einer Disziplin bzw. einem umgrenzbaren Wissens- und Sachgebiet - hier also der Krankenpflege im engeren Sinne - zugeordnet werden kann,
- nicht neues, sondern bekanntes - die Gesamtheit der Disziplin betreffendes - Wissen aufbereitet,

- in Gliederung und Darstellung eine systematische Informationsaufbereitung aufweist und sich vor allem in diesen beiden letzten Punkten von populären (medizinischen) Schriften, die entweder weniger umfassend sind oder sich durch eine weniger systematische Stoffaufbereitung auszeichnen, unterscheidet.

Eine der zentralen Fragen zur Bestimmung des Gegenstandes "Lehrbuch" lautet demnach: Seit wann kann die Krankenpflege als eine Disziplin, als ein umgrenzbares Wissens- und Sachgebiet gelten?

Die Herausbildung von 'Disziplinen' kann vereinfachend als das Resultat von gesellschaftlichen Rationalisierungsprozessen verstanden werden. Im Zuge der Ausdifferenzierung gesellschaftlich notwendiger Arbeit entstehen verschiedene Arbeitsbereiche, innerhalb derer spezifische Aufgaben zunehmend rationeller bewältigt werden und für welche besondere Kenntnisse und Fertigkeiten notwendig werden. Das Hervortreten umgrenzbarer Wissens- und Sachgebiete beinhaltet daher Spezialisierung in zweierlei Weise: zum einen die Entstehung von Wissensbereichen, welche sich gegenüber Alltagswissen als besondere ausweisen; zum anderen ist die Entstehung jedes einzelnen Wissens- und Sachgebietes verknüpft mit der arbeitsteiligen Spezialisierung innerhalb anderer, umgebender gesellschaftlicher Teilbereiche. Nur unter der Berücksichtigung dieser wechselseitigen Bedingtheit kann die Besonderheit des einen Wissens- und Sachgebietes im Vergleich zu anderen erfaßt werden.

Für die mittelalterliche Heilkunde wurde oben festgestellt, daß die organisierte Pflege und die wissenschaftliche Medizin in institutionell-organisatorischer Hinsicht verschiedenen gesellschaftlichen Objektbereichen zuzuordnen sind. Insofern beide Bereiche jedoch im praktischen Handeln an gemeinsamen oder zumindest sehr ähnlichen Prinzipien orientiert waren, erscheint eine Abgrenzung eines eigenständigen und umgrenzbaren pflegerischen Wissens- und Sachgebietes nicht sinnvoll (160).

Die Abgrenzung eines medizinischen Wissens- und Sachkomplexes bzw. die Herausbildung einer medizinischen Disziplin einerseits und der Krankenpflege (Krankenwartung) andererseits wird erst mit der Entstehung der modernen Klinik und der Durchsetzung arbeitsteiliger Strukturen von Medizin und Krankenpflege sinnvoll. Es kann schließlich argumentiert werden, daß eine "lehrbuchmäßige Abhandlung" über Krankenwartung bzw. eine unter systematischen Gesichtspunkten erfolgte Zusammenfassung pflegerischen Sachwissens auch erst mit der Herausbildung moderner Strukturen der Krankenversorgung notwendig wird.

Insofern diese neuen Strukturen der Krankenversorgung Ende des 18. und zu Beginn des 19.Jahrhunderts noch im Werden begriffen sind, kommt den frühen Lehrschriften über Krankenwartung (Krankenpflege) selbst auch eine wichtige Funktion hinsichtlich der Strukturfestigung zu; denn in diesen Schriften wird erstmals der dem Sachkomplex Krankenwartung (Krankenpflege) zugehörige Wissenskomplex umrissen. Es kann daher wenig verwundern, daß in den in Frage kommenden Schriften Erörterungen zu den arbeitsteiligen Grenzen von Medizin und Krankenwartung (Krankenpflege) einen besonderen Stellenwert einnehmen.

Das Entstehen einer Literaturgattung, für die ich hier den Begriff 'frühes Krankenpflegelehrbuch' einführen möchte, stellt ein Phänomen des späten 18. und der ersten Hälfte des 19.Jahrhunderts dar.

Dies schließt die Zuordnung früherer Schriften wie beispielsweise diejenige von Oetheaus zu dieser Literaturgattung nicht grundsätzlich aus; denn erste Ansätze zur Professionalisierung ärztlichen Handelns sind -

wie oben angedeutet (161) - bereits im Spätmittelalter festzustellen. Gegen eine solche Zuordnung spricht gleichwohl der folgende Sachverhalt. Sowohl in der erwähnten Schrift von OETHEAUS als auch in einer anderen - ebenfalls von FISCHER behandelten - von STORCH (1746) (162) werden zwar die Grenzen von Medizin und Krankenwartung (Krankenpflege) thematisiert, den beiden Autoren scheint es jedoch primär darum gegangen zu sein, ein größeres "Publikum" in der Krankenwartung zu belehren. Desweiteren weisen die beiden Schriften hinsichtlich der Gliederung und der Darstellung nur teilweise eine ähnlich systematische Aufbereitung des Stoffes auf, wie sie seit der Herausgabe des Maischen Lehrbuches üblich wurde (163).

II. 3.2. BEGRUENDUNGEN ZUR QUELLENAUSWAHL

Eine Untersuchung der frühen Krankenpflegelehrbücher, die Vollständigkeit sowohl hinsichtlich des Inhaltes dieser Schriften als auch hinsichtlich der Erfassung aller veröffentlichten Publikationen anstrebt, würde den dieser Arbeit gesetzten Rahmen sprengen und inhaltlich über deren zentrale Fragestellungen weit hinausreichen. Einer inhaltlichen Einordnung der untersuchten Textpassagen (164) werde ich daher einige Begründungen zur Auswahl der Quellen voranstellen.

Vorweg sei hier zunächst auf zwei Probleme der Beschaffung des Quellenmaterials hingewiesen. Eine erste Schwierigkeit stellte sich bei der bibliographischen Erfassung relevanter Publikationen. Diese fand ihre Grenzen dort, wo der Lehrschriftcharakter einer Veröffentlichung und dessen Gegenstand 'Krankenwartung' nicht aus dem Titel ersichtlich war. Eine zweite Schwierigkeit tauchte bei der vorläufigen Durchsicht relevanter Schriften auf; denn eine ganze Reihe von bibliographisch erfaßten Titeln war bei den Zentralkatalogen der Deutschen Bibliotheken nicht verzeichnet. Diese Publikationen konnten daher nicht beschafft werden (165).

Bei der Quellenauswahl habe ich mich an folgenden Gesichtspunkten orientiert.

- In die Untersuchung sollten möglichst alle diejenigen Schriften einbezogen werden, von denen angenommen werden kann, daß sie in der Krankenwartausbildung als Unterrichtsmittel fungierten.
- Es sollten auch solche Schriften berücksichtigt werden, die zwar den oben genannten Kriterien eines frühen Krankenpflegelehrbuches genügen, die jedoch nicht ausschließlich oder nicht vornehmlich als Lektüre für Krankenwärter(-innen) gedacht waren, und daher auch in keinem sichtbaren Zusammenhang mit Versuchen der systematisch geplanten Unterweisung des Krankenwartpersonals standen. Die Einbeziehung solcher Schriften erlaubt es, im folgenden auf einige Besonderheiten der Literaturgattung 'frühes Krankenpflegelehrbuch' aufmerksam zu machen.
- Soweit möglich sollten Schriften ausgewählt werden, bei denen ein gewisser (zeitgenössischer) Bekanntheitsgrad vermutet werden kann. Die Auflagenhöhe der in Frage kommenden Schriften konnte hierfür nicht als Auswahlkriterium herangezogen werden, denn ohne einen im Rahmen dieser Arbeit nicht vertretbaren zusätzlichen Aufwand an Zeit und Mitteln hätten hierüber Informationen nicht eingeholt werden können. Als ein - gleichwohl nicht unproblematisches - Indiz für einen gewissen Bekanntheits- bzw. Verbreitungsgrad wurde es gewertet, wenn eine und dieselbe Schrift in verschiedenen, im 19.Jahrhundert herausgegebenen Publikationen mehrmalig zitiert wurde.

- Keine Berücksichtigung fanden solche Schriften, die ausschließlich der populärmedizinischen Belehrung für die familiale Pflege dienen sollten und die daher wohl auch Fragen thematisieren, die über die Wartung und Versorgung von Kranken hinausgehen.
- Die zahlenmäßige Begrenzung der in die Untersuchung einbezogenen Schriften auf acht lag schließlich insofern nahe, als sich insbesondere hinsichtlich der untersuchungsrelevanten Textpassagen bei einer vorläufigen Durchsicht der Quellen herausstellte, daß sich trotz verschiedener Gewichtungen der Darstellungen im Detail bestimmte Inhalte und Wertungen wiederholten (166).

Die Auswahl der Schriften von MAI (1782), DIEFFENBACH (1832) und GEDIKE (1837 und 1854) (167) erwies sich als naheliegend und unproblematisch, denn diese Veröffentlichungen wurden - wie bereits erwähnt - für den Krankenwart-Unterricht konzipiert. Sie waren als Unterrichtsmittel in Gebrauch.
Zur Publikation "Unterricht für Krankenwärter" von SCHMIDT (1831) (168) kann festgestellt werden, daß sie in einem erkennbaren Zusammenhang mit seinen Vorlesungen an der Wiener Universität stand. Sie wurde nach einer zwanzigjährigen Vorlesungspraxis des Autors über "Krankenwärterlehre" herausgegeben (169). Von daher ist davon auszugehen, daß in die Konzeption der Schrift und in die Darstellung der "Krankenwärterlehre" praktische Unterrichtserfahrungen eingeflossen sind.

Die "Anweisung zur Krankenwartung" von HEYFELDER (1837) (170) kann kaum als ein ausgesprochenes Lehrbuch angesehen werden, denn sie umfaßt lediglich 15 Druckseiten. Dem Verfasser gelang es jedoch, auf begrenztem Raum eine prägnante Zusammenfassung dessen zu geben, was in der Regel zum Inhalt eines frühen Krankenpflegelehrbuches gehörte. Über die Intentionen des Verfassers können hier leider keine Aussagen gemacht werden. Ein Vorteil dieser Kurzfassung ist aber zweifellos darin zu sehen, daß sie den Lesern die Möglichkeit bot, sich schnell über wesentliche Gegenstände der Krankenwartung zu orientieren (171).

Zu den frühen Krankenpflegelehrbüchern können u.a. die Schriften von PFÄHLER (1793), REYHER (1801) und KRÜGELSTEIN (1807) gerechnet werden, welche allerdings in keinem Zusammenhang mit Einrichtungen zur Krankenwartausbildung standen (172). Keiner der drei Autoren machte hierzu explizite Ausführungen (173). Sie beschränkten sich weitgehend auf die Forderung, staatliche Organe sollten für "rechtschaffene und unterrichtete Krankenwärter" sorgen (174).

PFÄHLER und REYHER hatten vor allem die private Krankenwartung im Auge. Hinweise darauf, daß die Ausübung der Krankenwartung an eine ärztliche Begutachtung der Kenntnisse und Fähigkeiten der Krankenwärter(-innen) gebunden sein sollte, lassen vermuten, daß sie von einer nicht an feste institutionelle Strukturen gebundenen persönlichen Unterweisung durch einzelne Ärzte ausgingen. Desweiteren wird an diesen Hinweisen deutlich, daß Krankenwartung von ihnen als eine weisungsgebundene, vom Arzt kontrollierte Tätigkeit konzipiert wurde (175).
KRÜGELSTEIN unterscheidet sich von den beiden vorgenannten Autoren dadurch, daß er sich mit seinem "Handbuch" nicht primär an das Wartpersonal richtete, sondern insbesondere Ärzte und Familienväter ansprechen wollte. In seiner Einleitung führte er aus, daß Ärzte, bevor sie eine Anleitung und Beaufsichtigung des Krankenwartpersonals übernehmen könnten, sich zunächst selbst über den Gegenstand Krankenwartung, der - im Sinne der arbeitsteiligen Strukturen der modernen Krankenversorgung

durchaus konsequent - nicht Bestandteil ihrer Ausbildung war, bilden müßten (176). Für KRÜGELSTEIN stellte folglich die weisungsgebende Kompetenz des Arztes nicht wie für die vorgenannten Autoren eine Selbstverständlichkeit dar, die sui generis bestünde. Seiner Auffassung nach mußte eine solche Kompetenz vielmehr auch vom Arzt erst erworben werden.

Der Sachverhalt, daß PFÄHLER, REYHER und KRÜGELSTEIN sich nicht über die Organisationsform einer Ausbildung zur Krankenwartung äußerten, hängt möglicherweise damit zusammen, daß der von den Autoren angesprochene Leserkreis nicht auf die Krankenwärter(-innen) eingeengt war. In der von ihnen intendierten Unterrichtung des "Publikums" über den Gegenstand der Krankenwartung, die im übrigen auch bei MAI und GEDIKE feststellbar ist (177), kommt eine weitere Funktion der frühen Krankenpflegelehrbücher zum Ausdruck, die als notwendiger Bestandteil des Versuches zur Reformierung der Krankenwartung aufgefaßt werden kann. Vor allem bei der im Hause des Kranken stattfindenden Behandlung, Pflege und Versorgung - aber nicht nur hier - traten der Arzt, der Pflegende und die Angehörigen des Kranken als Hauptakteure auf, die auf das Geschehen am Krankenbett Einfluß nahmen. Unterstellt man, daß zwischen dem wissenschaftlich gebildeten Arzt einerseits und den Krankwärtern(-innen) sowie den Angehörigen des Kranken andererseits unterschiedliche Erwartungen hinsichtlich des therapeutischen und pflegerischen Geschehens bestanden (178), dann erscheint es plausibel, daß sich der Anspruch des Arztes auf ein Behandlungsmonopol gegenüber den anderen Beteiligten nur dann durchsetzen ließ, wenn nicht nur die Krankenwärter(-innen), sondern auch das "Publikum" von der Berechtigung dieses Anspruches vermittels der belehrenden Unterweisung in der Krankenwartung überzeugt werden konnten. Daß in diesem Zusammenhang die Rolle des Kranken nicht angesprochen wurde, ist wenig erstaunlich, da ja das "Publikum" potentiell als Patientenschaft eines Arztes in Frage kam.
An dem hier angesprochenen Sachverhalt wird zugleich deutlich, daß eine Abgrenzung der frühen Krankenpflegelehrbücher von populärmedizinischen Schriften sich problematischer gestaltet, als hier bisher der Anschein erweckt wurde.

II. 3.3. DIE SYSTEMATIK PFLEGERISCHEN SACHWISSENS IN DEN FRUEHEN KRANKENPFLEGELEHRBUECHERN

Schon bei einer vorläufigen Durchsicht der Inhaltsverzeichnisse der hier untersuchten frühen Krankenpflegelehrbücher fällt die relativ einheitliche Systematik der stofflichen Gliederung pflegerischen Sachwissens auf. Die nachfolgende Skizzierung dieser inhaltlichen Systematik dient der Einordnung der im folgenden Abschnitt untersuchten Textabschnitte. Bei der Zusammenfassung einzelner, in den Quellen verschieden umfangreich untergliederter Themenabschnitte zu übergeordneten Themenkomplexen habe ich mich vielfach an der vorgefundenen Systematik orientieren können. Im Interesse der Übersichtlichkeit der Darstellung sowie im Hinblick auf den Stellenwert dieser Zusammenstellung im Rahmen dieser Arbeit schien es angebracht, auf die Darlegung von Besonderheiten einzelner Schriften nicht näher einzugehen.

Themenkomplex 1: Eigenschaften und Pflichten einer Krankenwärterin und eines Krankenwärters

Die Beschreibung und Begründung der "nothwendigen" Eigenschaften und Pflichten eines "rechtschaffenen Krankenwärters" steht in den untersuchten Lehrbüchern ausnahmslos an erster Stelle. Inhaltlich wird hier aus der Kritik an der Untauglichkeit des herkömmlichen Krankenwartpersonals und sonstigen in der Krankenwartung nach Auffassung der Autoren herrschenden Mißständen das Bild eines "rechtschaffenen Krankenwärters" entworfen. Es wird mit anderen Worten eine Art "Tugendkatalog" erstellt, der nach Auffassung der Autoren für die Mitglieder eines heranzubildenden Berufsstandes der Krankenwärter(-innen) Leitbildfunktion haben sollte. Die geforderten Eigenschaften und die Diskussion der Pflichten beziehen sich zum einen auf das Patient-Wärter(-in)-Verhältnis, zum anderen auf das Wärter(-in)-Arzt-Verhältnis. In ihnen spiegelt sich die von den Autoren vertretene Grenzziehung der Kompetenzen von Arzt und Krankenwartpersonal.

Themenkomplex 2: Grundpflege
Zumeist an der zweiten Stelle der Systematik steht, was hier unter dem modernen Terminus "Grundpflege" zusammengefaßt wird. Orientiert an den sex res non naturalis der Diätetik wird derjenige Aufgabenbereich der Krankenwartung beschrieben, der sich auf die unmittelbare Umgebung des Kranken und die Sorge um dessen Grundbedürfnisse bezieht. Es werden hier hauptsächlich praktische Handlungsanweisungen gegeben, die von den Autoren in unterschiedlicher Weise mit Rücksicht auf spezifische Krankheitsfälle verknüpft dargestellt werden und die nur bedingt sowie nur bis zu einem gewissen Grad theoretisch fundiert werden.
Der Bereich der Grundpflege wird grundsätzlich der ärztlichen Aufsicht unterstellt; insofern jedoch für die Vielfalt der hierunter fallenden Tätigkeiten nur im Einzelfall spezifische ärztliche Anordnungen als erforderlich angesehen werden, wird für diesen Tätigkeitsbereich eine eigenständige pflegerische Kompetenz als erforderlich vorausgesetzt.

Themenkomplex 3: Medizinische Assistenz I (Behandlungspflege)
Im Sinne der modernen Systematik der Krankenpflege können diese dem Arzt assistierenden Tätigkeiten als "Behandlungspflege" bezeichnet werden. Für diesen Aufgabenbereich ist charakteristisch, daß pflegerische Maßnahmen auf die Besonderheiten bestimmter Arten von Krankheiten abgestimmt sind und daß diese nur auf unmittelbare Anordnung des Arztes - wenn auch nicht während dessen Anwesenheit am Krankenbett - von dem Krankenwartpersonal auszuführen sind. Im Hinblick auf die Behandlungspflege ist pflegerische Sachkompetenz also nicht als eine eigenständige, sondern als eine weisungsgebundene konzipiert.
Zur Behandlungspflege gehören auch standardisierte therapeutische Handlungsabläufe wie beispielsweise die Verabreichung der Arznei, Anwendungen äußerer Heilmittel, Umschläge, Bäder und Einreibungen. Die ständige Präsenz des Krankenwartpersonals am Krankenbett und die Standardisierung häufig wiederkehrender therapeutischer Handlungen ermöglichte die Delegierung therapeutischer Teilkompetenzen an die Krankenwartung und stellte für den Arzt eine Entlastung dar. Hierfür spricht auch der Sachverhalt, daß es sich hierbei mit Ausnahme der Arzneimittelgabe um Tätigkeitsfelder handelt, welche im Rahmen herkömmlicher Strukturen der Krankenversorgung eine Domäne bestimmter Kategorien des unteren Heilpersonals waren.

Die praktischen Handlungsanweisungen zur Grund- und Behandlungspflege nehmen nicht zuletzt aufgrund der Vielfalt an hierunter zu subsummierenden Handlungssituationen den größten Umfang ein. Sie umschreiben gewissermaßen das alltägliche Repertoire an Handlungsanforderungen. Demgegenüber beziehen sich die nachfolgenden Themenkomplexe eher auf Sonderfälle, wobei zugleich angemerkt werden kann, daß deren Erörterungen nicht im gleichen Maße repräsentativ für die untersuchten Schriften sind, als dies für die drei zuvor genannten Punkte zutrifft.

Themenkomplex 4: Medizinische Assistenz II (Hilfsleistungen unter ärztlicher Aufsicht)
Hierzu gehören Assistenztätigkeiten "bei größeren chirurgischen Operationen" und z.T. auch die Assistenz beim Aderlaß und Blutegel-Setzen. Wenngleich die Beschreibung dieser reinen Hilfsfunktionen für den Arzt lediglich bei Dieffenbach und Gedike vorkommt und zudem äußerst kurz abgehandelt wird, rechtfertigt sich ihre Aufführung in diesem Zusammenhang insofern, als sich darin die unbedeutende Rolle dieses rein assistierenden medizinisch-technischen Handlungskomplexes zur damaligen Zeit ausdrückt. Eine bedeutende Zunahme dieser spezialisierten Funktionen der Krankenpflege (Funktionspflege) ist erst seit dem 20.Jahrhundert zu verzeichnen.

Themenkomplex 5: Erste Hilfe
Im zeitgenössischen Sprachgebrauch werden umständliche Formulierungen wie "Von dem Verhalten der Krankenwärter in jählingen Zufällen ..." (179) oder "Verfahren bei einzelnen, plötzlich eintretenden Zufällen ..." (180) gewählt. Dem Grunde nach handelt es sich um Handlungsanweisungen für Erste-Hilfe-Maßnahmen.
In der Regel wird der Hinweis darauf, daß die Erste Hilfe lediglich dazu dient, die Zeit bis zur Ankunft des Arztes zu überbrücken, sehr ausdrücklich betont. Offenbar sah man zwar einerseits die Notwendigkeit entsprechender Kenntnisse, andererseits aber auch eine Gefahr für das Diagnose- und Behandlungsmonopol der Ärzte bei extensiver Auslegung entsprechender Gefahrensituationen durch das Krankenwartpersonal.

Themenkomplex 6: Von der Wartung besonderer Krankheiten
Umfang und Art der Handlungsanweisungen für spezifische Krankheitsfälle variieren bei den verschiedenen Autoren. Hierher gehören Erörterungen sowohl zur Wartung der Schwangeren, Wöchnerinnen, Säuglinge, Kinder und bei Kinderkrankheiten als auch die Wartung bei Wechselfiebern, bei chronischen Krankheiten und von Geisteskranken.

Themenkomplex 7: Genesende und Sterbende
Sowohl für "Wiedergenesende" als auch für Sterbende werden häufig besondere Handlungsanweisungen angeführt.

Themenkomplex 8: Arbeitsbedingte Gefahren für das Wartpersonal
Anweisungen zum eigenen Schutz des Krankenwartpersonals vor Ansteckung und allgemeine Erörterungen zu den arbeitsbedingten Gefahren finden sich in der einen oder anderen Form in allen untersuchten Schriften. Die erteilten Ratschläge sind jedoch äußerst allgemein gehalten und umfassen in der Regel nur wenige Seiten.

Themenkomplex 9: Zubereitung von Krankenspeisen und Getränken
Während ein entsprechender Anhang bei Mai etwa ein Viertel des Gesamtumfanges ausmacht, beschreibt Dieffenbach auf knapp zwei Seiten lediglich noch das WIE der Verabreichung von Speisen und Getränken. Gedike behandelt immerhin noch verschiedene Arten von Nahrungsmitteln und gibt allgemeine Hinweise für deren Zubereitung.

In dieser in den frühen Krankenpflegelehrbüchern auffindbaren Systematik der Krankenwartung (Krankenpflege) spiegelt sich das im vorhergehenden Kapitel herausgearbeitete Verhältnis von Medizin und Krankenpflege im modernen Krankenhaus wider (181). Insbesondere die Grundpflege kann als Handlungskomplex verstanden werden, welcher primär auf den Körper von Krankheit gerichtet ist. Die Sorge um die alltäglichen Grundbedürfnisse des Kranken und dessen unmittelbare Umgebung stehen hier im Vordergrund pflegerischen Handelns. Die Unterordnung der Pflege unter die Medizin kommt darin zum Ausdruck, daß, obwohl eine eigenständige pflegerische Sachkompetenz als erforderlich vorausgesetzt wird, grundsätzlich auch dieser Aufgabenbereich der ärztlichen Aufsicht unterstellt wird.

Innerhalb der Behandlungspflege überschneiden sich dagegen der medizinische und der pflegerische Handlungskomplex. Besonderheiten spezifischer, von der erkrankten Person grundsätzlich loslösbarer Krankheitsarten treten hier in den Vordergrund. Behandlungspflegerisches Handeln wird ausnahmslos als an die Weisungen des Arztes gebunden verstanden.
Die für das Verhältnis von Medizin und Krankenpflege im modernen Krankenhaus als typisch bezeichnete Komplementarität des medizinischen Handelns, welches dem Prinzip der Naturbeherrschung folgt, zu dem pflegerischen Handeln, welches an Naturvorgänge gebunden ist, wird in der Behandlungspflege dadurch gebrochen, daß sie therapeutische Funktionen beinhaltet. Insofern es sich hier jedoch um standardisierte therapeutische Handlungsabläufe handelt, ist die Komplementarität von Medizin und Pflege auf einer anderen Ebene wiederhergestellt; denn die Pflege entlastet hier die Medizin von Arbeitsfunktionen, die häufig und in immer gleicher Weise wiederkehren, ohne - abgestützt durch die Weisungsgebundenheit - in den eigentlichen Bereich der Therapie vorzudringen. Während die auf die alltäglichen Bedürfnisse des Kranken gerichtete Grundpflege eine Vorleistung für die Zentrierung der Medizin auf die Behandlung der Krankheit darstellt, entlastet die Behandlungspflege die Medizin von Therapiehandlungen einfacher Art.

Das Phänomen der Systematisierung und lehrbuchmäßigen Zusammenfassung pflegerischen Wissens, welches zugleich Abgrenzungen von Medizin und Krankenpflege beinhaltet, wurde als Reflex des veränderten Verhältnisses von Medizin und Krankenpflege im modernen Krankenhaus bezeichnet (182). Nicht zuletzt in der Tatsache, daß die Autoren der frühen Krankenpflegelehrbücher nahezu ausschließlich Ärzte waren (183), spiegelt sich wider, daß die herkömmliche Krankenwartung nicht den Bedürfnissen der modernen Medizin entsprach, daß also von seiten der Medizin erhöhte Anforderungen an die Krankenpflege gestellt wurden (184).
Die frühen Krankenpflegelehrbücher können als Bestandteil von Versuchen zur Anhebung der Krankenwartung zu einem qualifizierten fachspezifischen, dem Mediziner untergeordneten Berufsstand verstanden werden. Spezifische Interessen der Medizin an der Krankenpflege bzw. Interessen fortschrittlicher Mediziner an qualifizierten Hilfskräften lieferten wichtige Impulse für diese Versuche.

Der Sachverhalt, daß die frühen Krankenpflegelehrbücher vom Inhalt und ihrer Bestimmung her nicht auf die Krankenwartung im Krankenhaus beschränkt waren, sondern auch die Privatwartung einschlossen, kann dahingehend gewertet werden, daß die hier insbesondere für das Krankenhaus explizierten Aussagen über das Verhältnis von Medizin und Krankenpflege auch auf die private Krankenversorgung übertragbar sind.

Die in den frühen Krankenpflegelehrbüchern entworfene Systematik der Krankenwartung (Krankenpflege) ist für sich genommen lediglich als eine Voraussetzung für die Qualifizierung des Krankenwartpersonals zu werten. Die Krankenwartschulen - und bedingt auch die erhoffte persönliche Unterweisung von Krankenwärtern(-innen) durch Ärzte - stellen Ansätze zur Realisierung einer Krankenwartausbildung dar. Praktische Erfolge dieser Ansätze zur Heranbildung eines Krankenwärterstandes waren aber nur dann zu erhoffen, wenn sich auch die Einstellung des Krankenwartpersonals zu seiner Tätigkeit verändern ließ. Nicht ohne Grund wurde daher der Themenkomplex **Eigenschaften und Pflichten einer Krankenwärterin und eines Krankenwärters** der eigentlichen Systematik der Krankenwartung (Krankenpflege) vorangestellt. In diesem Teil der untersuchten frühen Krankenpflegelehrbücher erfolgte eine ethische Grundlegung der Krankenwartung (Krankenpflege) sowie eine Eingrenzung des Kompetenzbereiches, indem konkrete Verhaltensforderungen aufgestellt und "nothwendige" Verhaltenserwartungen diskutiert wurden.

II. 4. VON DEN "NOTHWENDIGEN EIGENSCHAFTEN EINES KRANKENWAERTERS UND EINER KRANKENWAERTERIN" (185)

Im folgenden werde ich mich mit denjenigen Textabschnitten der untersuchten frühen Krankenpflegelehrbücher, in denen sich die Autoren zu den "nothwendigen Eigenschaften eines Krankenwärters und einer Krankenwärterin" äußern, näher auseinandersetzen (186).

Die zeitgenössischen Entwürfe eines "rechtschaffenen Krankenwärters" (187) stellen den Versuch der ärztlichen Autoren zur Eingrenzung des Kompetenzbereiches der Krankenwartung, mithin zur Abgrenzung der Kompetenzen des Wartpersonals von denjenigen des Arztes dar (188). Sie sind eine Antwort erstens auf die kritisierte Untauglichkeit des Krankenwartpersonals und zweitens auf das veränderte Verhältnis von Medizin und Krankenpflege im Krankenhaus. Die Weisungsgebundenheit der Pflege sowie die Funktion von Pflege, dem Arzt zuzuarbeiten und ihn von routinemäßigen sowie körperbezogenen Aufgaben zu entlasten, werden hier konzeptionell gefaßt und als Prinzipien pflegerischer Arbeit festgeschrieben (189).
Zugleich werden verbindliche Normen für die Ausübung der Krankenwartung aufgestellt und für unbedingt erforderlich erachtete dispositive Grundlagen pflegerischen Handelns erörtert.

Zeitgenössisch steht hierfür der Begriff der "nothwendigen Eigenschaften". In diesem Begriff drückt sich eine spezifische Sichtweise aus, die bereits weiter oben Gegenstand dieser Untersuchung war. Verhaltensweisen und Arbeitsbedingungen werden nicht als das Resultat von gesellschaftlichen Prozessen der Wert- und Normsetzung, sondern vielmehr als gegebene oder auch nicht gegebene individuelle bzw. charakterliche Wesenszüge einer Person begriffen.

Die Erörterungen von "nothwendigen Eigenschaften" stehen mittelbar und z.T. auch unmittelbar im Kontext von allgemeinen ebenso wie spezifischen pflegerischen Anforderungen bzw. Aufgabenstellungen; d.h. die "nothwendigen Eigenschaften" des Krankenwartpersonals und das Aufgabenfeld der Krankenwartung werden als zueinander in Beziehung stehende Sachverhalte gesehen.

Für die Interpretation des Quellenmaterials ist dieser Hinweis insofern bedeutsam, als die z.T. unspezifischen "Eigenschaften" sich erst durch die diskursive Verknüpfung mit konkreten Arbeitsanforderungen als systematisierbar erweisen.
Es erscheint daher sinnvoll, die Gliederung der folgenden Untersuchungsteile in erster Linie an dem Aufgabenfeld der Krankenwartung zu orientieren; die Aufgliederung der einzelnen Abschnitte nach "Eigenschaften" ist somit sekundär.
Das folgende Zitat von GEDIKE bietet für die gewählte Gliederung einen Anhaltspunkt.

> *"Die Krankenwartung ist ein wichtiges, ernstes, mit vielen Aufopferungen und Anstrengungen verbundenes Geschäft. Ihr Zweck ist, die Leiden des Kranken zu erleichtern und die Anordnungen des Arztes auszuführen." (190).*

In diesem Zitat wird einerseits die Krankenwartung als eine Tätigkeit charakterisiert, die beim Pflegenden eine selbstlose Haltung voraussetzt, andererseits wird hier das Aufgabenfeld der Krankenwartung nach zwei Seiten hin abgesteckt. Bezogen auf den Kranken wird die Linderung krankheitsbedingten Leidens als Ziel von Krankenwartung genannt. Bezogen auf die Person des Arztes wird ihr der Stellenwert einer bloß ausführenden, einer weisungsgebundenen Tätigkeit zugewiesen.

Als erstes werde ich diejenigen Aussagen untersuchen, in denen die Krankenwartung als ein DIENST am Mitmenschen qualifiziert wird; denn in der Formulierung elementarer "Eigenschaften" kommt das zeitgenössische Grundkonzept jeglicher 'guter' Krankenwartung zum Vorschein.
In zwei weiteren Untersuchungsschritten werde ich mich denjenigen "Eigenschaften" zuwenden, die - folgt man den Ausagen der Autoren - primär um des "Wohles des Kranken willen" von einer Krankenwärterin bzw. einem Krankenwärter gefordert werden. Es wird aufzuzeigen sein, daß sich einerseits in diesen 'Eigenschaftskomplexen' das zeitgenössische Grundkonzept von Krankenwartung konkretisiert und daß sich andererseits die gestellten Forderungen nur scheinbar ausschließlich aus dem gedachten Wohl des Kranken ableiten.
Die Frage nach der Einordnung der bezogen auf das "Wohl" des Kranken geforderten "Eigenschaften" in umfassendere Zusammenhänge steht im Mittelpunkt einer vorläufigen Zusammenfassung der Untersuchungsergebnisse. Zugleich leitet dieser Abschnitt über zu der anschließenden Auseinandersetzung mit "Eigenschaften", die hinsichtlich des Arztes und der Ausführung ärztlicher Anordnungen für notwendig erachtet werden. Abschließend wird kurz auf die 'Geschlechterfrage' in der Krankenwartung eingegangen.

II. 4.1. KRANKENWARTUNG ALS KRANKEN-"DIENST"

In der vorstehend zitierten Äußerung, die Krankenwartung sei ein mit "vielen Aufopferungen (...) verbundenes Geschäft", deutet sich an, daß für GEDIKE die Wartung von Kranken nicht bloß eine Frage der fachlichen Qualifikation der Arbeitskraft darstellt.

> *"Denn wer, ohne von höheren Gesinnungen geleitet zu werden, allein des Lohnes wegen Kranke pflegt, der wird alles nur halb und ungern thun und bald in einem Geschäft ermatten, welches so viel Mühevolles und Unangenehmes mit sich führt." (191)*

Krankenwartung wird von GEDIKE als eine Tätigkeit angesehen, die nicht von Personen ausgeübt werden sollte, welche lediglich an dem materiellen Lohn, mithin an der durch den Tausch ihrer Arbeitskraft vermittelten Sicherung der eigenen sozialen Existenz interessiert sind. Der materielle Lohn soll für eine Krankenwärterin und einen Krankenwärter - wenn überhaupt - nur sekundäre Bedeutung haben. In erster Linie soll die Ausübung der Krankenwartung durch eine "höhere Gesinnung" motiviert sein.
Krankenwartung wird hier nicht primär als eine Form menschlicher Arbeit gedacht, die es dem arbeitenden Individuum erlaubt, seine Arbeitskraft zu reproduzieren. Krankenwartung wird vielmehr als Ausdruck altruistischer Hinwendung zum leidenden Mitmenschen, als eine Form des DIENENS, des Für-andere-da-seins konzipiert.
GEDIKE ist sich zwar dessen bewußt, daß die Wartung von Kranken inner- und außerhalb des Krankenhauses nach Lohnarbeitsprinzipien organisiert ist. Für ihn gilt die Form der Lohnarbeit jedoch lediglich als eine bloße äußere Hülle des eigentlichen Wesens der Krankenwartung, dem selbstlosen Dienst am kranken Menschen. Diese beiden ungleichen Seiten der Krankenwartung, Lohnarbeit und Dienen, werden - zumindest tendenziell - in Widerspruch zueinander stehend gesehen. "Denn wer", schreibt

GEDIKE, "... allein des Lohnes wegen Kranke pflegt, der wird alles nur halb und ungern thun ..."

Durch die Auffassung von Krankenwartung als ein Dienst erfährt nicht nur die Tatsache des niedrigen Lohnniveaus (192) eine gewisse Rechtfertigung. Es wird darüber hinaus auch eine Legitimationsbasis für die Beibehaltung eines relativ niedrigen Lohnniveaus geschaffen. Im Hinblick auf die im nächsten Kapitel zu diskutierende Entwicklung der Krankenpflegeorganisationen erscheint dabei insbesondere der Sachverhalt bedeutsam, daß jeder Arbeitskraft, die sich mit diesem Konzept von Krankenwartung identifiziert, tendenziell die Legitimationsbasis entzogen ist, sich für die eigene materielle Besserstellung aktiv einzusetzen.

Diese am Beispiel der GEDIKEschen "Anleitung zur Krankenwartung" aufgezeigte Konzeptualisierung pflegerischer Tätigkeit ist auch in den meisten anderen untersuchten Lehrbüchern nachweisbar. Nach MAI sollen alle diejenigen, die "nur wegen des Taglohnes, und aus Liebe zu ihrem Magen sich diesem für die Menschheit so wichtigen Dienste widmen" vom "Wartdienste ausgeschlossen bleiben" (193). Für KRÜGELSTEIN kann der Lohn eines Krankenwärters bzw. einer Krankenwärterin "keine Vergeltung, sondern nur eine Vergütung" (194) sein. Bezeichnenderweise sprechen MAI und DIEFFENBACH auch von dem "WartDIENST" und dem "KrankenDIENST" (195).

Bei DIEFFENBACH wird besonders deutlich, daß die Auffassung vom Wesen der Krankenwartung als ein DIENST durch christliche Kulturmuster geprägt ist. So beschreibt er die Pflege der geistlichen Orden in katholischen Ländern folgendermaßen:

> *"Mit rührender Hingebung, mit freundlicher Theilnahme kennen jene edlen Menschen nur einen Beruf, in Leiden und Noth, in Schmerz und Tod ihren Mitmenschen zur Seite zu stehen. Ihr höchster Lohn ist der, von den Kranken geliebt zu werden und noch von den Sterbenden den letzten dankbaren Händedruck zu empfangen." (196)*

Wenige Seiten später ist schließlich über seine Auffassung von Krankenwartung zu lesen:

> *"Ich habe schon vorhin gesagt, daß Niemand ein guter Krankenwärter sein kann, der nicht aus Pflicht und Menschenliebe sich selbst aufzuopfern im Stande ist. Denn Krankenpflege ist eins der schwersten Geschäfte auf der Welt und nicht der Lohn kann dafür allein entschädigen, sondern das Bewußtsein fremde Leiden nach Kräften zu lindern." (197)*

Diese Gegenüberstellung der beiden Zitate zeigt, daß wesentliche Elemente des christlichen Barmherzigkeitsideals in das Konzept von Krankenwartung hineingenommen werden. Der Begriff "Menschenliebe" tritt an die Stelle von "Barmherzigkeit". Die Fähigkeit und Bereitschaft zur Aufopferung für andere bleibt Inbegriff eines Ideals der Pflege von kranken Menschen. Für diesen "für die Menschheit so wichtigen Dienste" kann es demnach kein materielles, sondern allenfalls ein ideelles Äquivalent geben.

Das von den ärztlichen Autoren konstruierte Konzept von Krankenwartung wird ethisch fundiert, indem der Dienstgedanke in den Mittelpunkt gerückt wird und Menschenliebe als einzig legitimes Motiv der Ausübung von Krankenwartung sowie Aufopferungsbereitschaft als grundlegende Arbeitshaltung begriffen werden.

Unbeantwortet bleiben dabei gleichwohl die Fragen: Auf welche Weise und durch welche Mittel kann das Krankenwartpersonal hierauf verpflichtet werden und ist dies überhaupt möglich? Soweit die Autoren sich diesem Aspekt zuwenden, beschränken sie sich wie DIEFFENBACH auf den bloßen Appell an Bewerber für den "Krankendienst", selbstkritisch die eigenen Fähigkeiten zu prüfen.

> *"Wer sich dem Krankendienste als Beruf widmet, der prüfe sich aber vorher genau, ob er dazu passe, es giebt kein unglücklicheres mühseligeres Geschäft als das des Krankendienstes, wenn man keine Lust dazu hat, wenn man nicht andere Menschen, besonders wenn sie schwer krank und hülflos darniederliegen, so liebt, daß man sich und alle seine Gewohnheiten und Bequemlichkeiten ganz aufgeben und sich ganz für sie aufzuopfern im Stande ist". (198)*

Betrachtet man diese Äußerung im Kontext der obigen Ausführungen zur sozialen Lage des Krankenwartpersonals, dann ist das von ärztlicher Seite vertretene Konzept einer neuen Form der Krankenwartung als ein idealistisches, d.h. die realen Verhältnisse, unter denen Krankenwartung auszuüben war, negierendes, zu bezeichnen. Der Diskrepanz, daß auf der einen Seite die materielle Existenz des Krankenwartpersonals als kaum gesichert gelten konnte, daß mithin die Krankenwartung von vielen Wärterinnen und Wärtern als eine Art vorübergehender Erwerbsmöglichkeit oder gar als Zufluchtsstätte der Daseinsfristung angesehen wurde und daß auf der anderen Seite von dem Krankenwartpersonal eine "höhere Gesinnung" als Voraussetzung für die Ausübung der Krankenwartung erwartet wird, scheinen sich die zeitgenössischen Ärzte zumindest teilweise bewußt zu sein. Die Kritik der Ärzte an der Untauglichkeit des Krankenwartpersonals und den im Ansatz vorhandenen Forderungen nach einer materiellen Besserstellung des Krankenwartpersonals einerseits (199) sowie die Belebung historischer Vorbilder und die Aufforderung zur selbstkritischen Prüfung der eigenen Fähigkeiten in den frühen Krankenpflegelehrbüchern anderseits (200) können als Indizien hierfür gewertet werden.

Dennoch bleibt den Autoren die Grundproblematik dieser Diskrepanz verborgen. Dies dürfte u.a. durch die bereits an anderer Stelle charakterisierte Sichtweise und Art der Auseinandersetzung mit dem "Problem der Krankenwartung" bedingt sein;. denn die von den Autoren vorgenommene Reduzierung des "Problems der Krankenwartung" zu einem "Problem der Krankenwärter(-innen)" (201) findet in der Konzeptualisierung einer neuen Form der Krankenwartung seine Fortsetzung darin, daß die Verfasser der Lehrbücher zwar eine Vorstellung von den tatsächlichen Beweggründen des herkömmlichen Krankenwartpersonals, ein Arbeitsverhältnis einzugehen, haben. Diese Beweggründe werden jedoch nicht als durch die Lebenslage der Betroffenen geprägt begriffen, sie werden vielmehr als quasi unabänderliche charakterliche Qualitäten der Person angesehen. Die Redewendung von der "Untauglichkeit" einer "Person" für die Krankenwartung kann als Ausdruck dieser Sichtweise verstanden werden. Die Registrierung von Motiven und subjektiven Orientierungen des Krankenwartpersonals, die dem vertretenen Konzept von Krankenwartung widersprechen, dient den Autoren lediglich als Folie der Beschreibung des Ideals eines "rechtschaffenen Krankenwärters". Dieser stellt gewissermaßen ein Gegenbild zu dem real vorgefundenen "Krankenwärter" dar.
Den untersuchten zeitgenössischen Darstellungen liegt folglich die Vorstellung einer Dichotomie der Eignung bzw. Nichteignung einer Person für das "Geschäft" der Krankenwartung zugrunde.

Eine weitergehende Auseinandersetzung mit Konzept-nonkonformen Motiven findet nicht statt. Es wird Motiven, die nicht ins Konzept passen, vielmehr a priori jegliche Berechtigung abgesprochen. Dies wird besonders deutlich an Formulierungen wie der folgenden, in der die Existenzberechtigung des Wärter(-innen)-Daseins ausschließlich aus den Bedürfnissen des Kranken abgeleitet wird.

"Der Wärter denke nur immer daran, daß der Kranke nicht seinetwegen, sondern er des Kranken wegen da sei; denn wäre der Mensch gesund, so würde er ihn nicht gebrauchen." (202)

Im Grunde genommen bleibt also in dem von ärztlicher Seite entworfenen Konzept einer neuen Form der Krankenwartung die Vermittlung zwischen den Interessen der Arbeitenden an der Erhaltung ihrer Arbeitskraft und den Forderungen bezüglich ihrer ethischen Einstellung zur Pflegearbeit ungelöst.
Die Intention der Autoren, vermittels ihrer Lehrbücher über Krankenwartung zu einer Verbesserung der Verhältnisse und der Anhebung des Ansehens der Krankenwartung sowie zur Heranbildung eines geschulten, durch selbstlose Motive geleiteten Krankenwartpersonals beizutragen, mündet in die illusionäre Hoffnung ein, es würden sich allein aufgrund der Formulierung berufsethischer Ideale für die Krankenwartung geeignetere 'Charaktere' für die Arbeit der Wartung von Kranken finden.

II. 4.2. DIE PFLEGE DES KRANKEN

II. 4.2.1. "NOTHWENDIGE EIGENSCHAFTEN" UND DAS VERHAELTNIS KRANKENWAERTER(-IN) - KRANKER

In den untersuchten Lehrbüchern wird der Kranke als das "Opfer einer Krankheit" dargestellt, das "das gröste Gut auf der Welt, die Gesundheit, verloren" (203) hat und nicht nur körperlichen Schmerz erleiden muß, sondern auch das Unvermögen einer vollgültigen sozialen Teilhabe zu verkraften hat. Diese besondere Situation des Kranken dient den Autoren häufig als Bezugspunkt für die Erörterung von "nothwendigen Eigenschaften eines Krankenwärters und einer Krankenwärterin" (204).

Die argumentative Verknüpfung der Leidenssituation des Kranken mit der Darlegung pflegerischer Verhaltensnormen läßt erkennen, daß Krankenwartung als eine Tätigkeit konzipiert wird, die auf einer zwischenmenschlichen Beziehung des Pflegenden und des Kranken aufbaut. Individuelle bzw. persönlichkeitsbedingte Bedürfnisse und Verhaltensweisen werden als Anforderungen gedeutet, auf die idealiter eine Krankenwärterin bzw. ein Krankenwärter 'als Mensch' reagiert.

Eine Besonderheit des gedachten zwischenmenschlichen Verhältnisses von Krankem und Krankenwärter(-in) ist in der Asymmetrie ihrer Beziehung zu sehen. Die asymmetrische Beziehung ist dadurch bedingt, daß die für typisch gehaltenen Reaktionen und Bedürfnisse des Leidenden als Anforderungen eines "hilflosen" Kranken an seine Umwelt verstanden werden und daß es als Aufgabe der Krankenwartung begriffen wird, diese Anforderungen zu bewältigen. Somit wird es verständlich, daß vielfach die Leidenssituation eines Kranken zum Ausgangspunkt der Erörterungen bestimmter pflegerischer Verhaltensnormen in den Lehrbüchern gewählt wird.

Ideologisch überformt wird die Asymmetrie der Beziehung zwischen Krankem und Krankenwärter(-in) durch das Konzept von der Krankenwartung als eines 'Dienstes am Anderen'. Dem liegt ein damals wie heute weitverbreitetes Verständnis von Kranksein zugrunde, nach dem Kranksein gleichgesetzt wird mit "Hilflosigkeit" (205). Zwischen dem Helfer und seinem Klienten kann es auf der Grundlage dieses Verständnisses keine Beziehung zwischen gleichberechtigten Partnern geben.

Im folgenden werde ich aufzeigen, wie sich in einigen von einer Krankenwärterin bzw. einem Krankenwärter geforderten "Eigenschaften" die beiden genannten Aspekte von Krankenwartung, und zwar die von den Autoren für konstitutiv erachtete zwischenmenschliche Beziehung von Pflegenden und Kranken sowie die Asymmetrie dieser Beziehung, widerspiegelt. In diesem Kontext werden auch solche Aufgabenbereiche anzusprechen sein, die auf die Person des Kranken und seine Bedürfnisse zentriert sind.

Es soll zugleich kritisch geprüft werden, ob die von den Autoren vornehmlich mit Blick auf die besondere Situation des Kranken diskutierten Normen nicht auch eine Funktion für den medizinischen Bereich bzw. für die ärztliche Tätigkeit erfüllen.

"Der Krankenwärter", schreibt MAI, "sei ein fleisiger, treuer Freund seines Kranken" (206). In dieser kurzen, gleichwohl prägnanten Äußerung sind deutlich die beiden angesprochenen Aspekte einer idealen Beziehung zwischen Krankenwärter(-in) und Krankem wiederzuerkennen. Mit der Bezeichnung des "Krankenwärter(s)" als "Freund" ist die zwischenmenschliche Beziehung zwischen Wärter(-in) und Krankem angesprochen. Noch deutlicher kommt die Qualität des Zwischenmenschlichen in einer anderen Formulierung MAIs zum Ausdruck. Paragraph 1 seiner "Instruktion" lautet:

> *"Ein frommer, liebevoller, getreuer Freund seines ihm anvertrauten, sowohl armen als reichen Kranken seyn, weder auf Unterschiede der Religion noch des Glückstandes sehen, sondern als einen Nebenmenschen, seinen Mitbruder, mit gleicher Sorgfalt bedienen." (207)*

Daß jedoch nicht eine Beziehung 'von Freunden' gemeint ist, ist an der Formulierung "Freund SEINES Kranken" und dem Verb "bedienen" ersichtlich.

"Freundschaft" und "Vertrauen" sind sowohl nach unserem heutigen als auch nach dem damaligen Kulturverständnis eng miteinander verknüpft. Wenn SCHMIDT und KRÜGELSTEIN daher die Beziehung Krankenwärter(-in) - Kranker als ein Vertrauensverhältnis beschreiben (208), so setzen sie im Vergleich zu MAI lediglich einen anderen Akzent. VERTRAUEN bezeichnet dabei zwar einerseits das Resultat eines wechselseitigen Prozesses, andererseits wird VERTRAUEN als etwas von einer Krankenwärterin bzw. einem Krankenwärter bewußt Anzustrebendes begriffen. Für diese wird es als wichtig und als Bestandteil ihrer Aufgaben hervorgehoben, das Vertrauen des Kranken zu erwerben (209). Das Vertrauen des Kranken in die Person des Pflegenden sowie die Vertrautheit des Pflegenden mit der Person, den Bedürfnissen und Wünschen des Kranken werden als wesentliche Funktion zielgerichteter pflegerischer Tätigkeit dargestellt. Es wird mit anderen Worten Zwischenmenschliches übergeordneten - hier zunächst noch auf die Person des Kranken ausgerichteten - Zwecken unterstellt.
So bietet beispielsweise aus der Sicht von KRÜGELSTEIN Vertrauen des Kranken eine Voraussetzung dafür, daß eine Krankenwärterin bzw. ein Krankenwärter überhaupt tröstend auf den Kranken einwirken oder ihn zer-

streuen kann (210). Zuspruch von Trost und Zerstreuung des Kranken haben hier den Stellenwert von elementaren pflegerischen Maßnahmen.

Nach KRÜGELSTEIN erfüllt das besondere Vertrauensverhältnis zwischen Krankenwärter(-in) und Krankem aber auch eine Funktion für medizinische Zwecke bzw. für die Tätigkeit des Arztes. Um dies zu verdeutlichen, ist es erforderlich, auf einen später noch ausführlicher zu behandelnden Gesichtspunkt des Verhältnisses Krankenwärter(-in) - Arzt kurz einzugehen.

Die Krankenwärterin bzw. der Krankenwärter

> *"... soll hauptsächlich der Mittelsmann zwischen dem Arzt und dem Kranken, der treue Dolmetscher der Zufälle, die der Kranke und seine Verwandten aus Unachtsamkeit und Bestürzung übersehen, oder aus falscher Schaam verschweigen; er soll gleichsam ein lebendiges Tagebuch seyn." (211)*

Der Vorstellung des Autors nach erwirbt der Pflegende eine besondere Vertrautheit mit der Person, den individuellen Eigenarten und der sozialen Umgebung des Kranken. Er erfährt daher mehr über den Kranken als der Arzt (212). Zu seinem Aufgabenkreis soll es definitionsgemäß gehören, dieses Mehr an Wissen über den Kranken dem Arzt zu übermitteln.

Das Vertrauensverhältnis zwischen Krankem und Krankenwärter(-in) wird im Kontext dieser Aufgaben der Krankenwartung für medizinische Zwecke instrumentalisiert. Während KRÜGELSTEIN diesen Sachverhalt selbst explizit macht, scheint es diesen Aspekt für andere Autoren nicht zu geben.
Bevor ich diese Feststellung nachfolgend kritisch würdige, möchte ich zunächst auf einen anderen Sachverhalt hinweisen.

Die je einzeln benannten "Eigenschaften eines Krankenwärters und einer Krankenwärterin" werden nicht so sehr als isolierte Qualitäten verstanden, sie werden vielmehr als auf vielfältige Weise miteinander verknüpft begriffen. Im Grunde genommen werden in den untersuchten Lehrbüchern also 'Eigenschaftskomplexe' beschrieben. Dies erklärt auch, daß vergleichbare Sachverhalte begrifflich verschieden gefaßt werden. Akzentuierungen der Darstellung und die Wahl unterschiedlicher, von dem jeweiligen Autor jedoch nicht selten als für typisch gehaltene Situationen, anhand derer die Notwendigkeit einer jeweils geforderten "Eigenschaft" illustriert wird, dürften dabei eine wesentliche Rolle spielen.

Verdeutlichen möchte ich das Gesagte anhand von Zitaten, in denen ein 'Eigenschaftskomplex' angesprochen wird, der vielleicht mit den Begriffen Einfühlungsvermögen, Geduld und Nachsicht umschrieben werden könnte.

> *"Er muß seinen Kranken als einen Unglücklichen, der das gröste Gut auf der Welt die Gesundheit, verloren hat, betrachten, dessen Schicksal lebhaft mitfühlen, die allenfalls aufbrausende Ungeduld und öfters erscheinende Unarten des Kranken als Kinder des Schmerzes, der Krankheit, nicht als Folgen und Wirkungen eines boshaften Herzens ansehen, sondern den Kranken mit Sanftmuth, mit Geduld bedienen." (213)*

"Auch bei den ungeduldigsten Kranken muß der Wärter geduldig bleiben, und selbst Beleidigungen, welche Kranke, namentlich geistig abwesende, oder von Schmerzen gefolterte gegen ihn ausstoßen, ruhig aufnehmen." (214)

"Einen Gesunden abzuwarten ist leicht, aber einem Kranken Alles recht zu machen sehr schwer. Auch wenn man alle die nötigen Eigenschaften zu diesem Geschäft besitzt, muß man doch erst lernen mit dem Kranken gehörig umgehen." (215)

Ein Versuch, diese Verhaltensforderungen auf einen gemeinsamen Nenner zu bringen, könnte m.E. folgendermaßen lauten. Unausgesprochenes Ziel war es, für den Kranken eine Sphäre zu schaffen, in der er sich trotz seines Leidens relativ "wohl" fühlt. Oder anders formuliert kann von dem Ziel der Herstellung eines psychosozialen Umfeldes gesprochen werden, welches als für die Linderung von Leiden für notwendig und selbst als ein Faktor der Kompensation von Leiden erachtet wird. Die Herstellung einer solchen Sphäre wird als eine grundlegende Aufgabe der Krankenwartung begriffen. Der zwischenmenschlichen Beziehung zwischen Krankenwärter(-in) und Kranken kam daher ein hoher Stellenwert zu. Die Asymmetrie dieser Beziehung war dadurch gekennzeichnet, daß dem Kranken eine passiv-fordernde, dem Krankenwartpersonal eine aktiv-reaktive Rolle zugedacht wurde.

Fragt man nunmehr nach dem Stellenwert der genannten Aufgabe der Krankenwartung im Hinblick auf allgemeinere Ziele der Krankenversorgung, so erscheint die Annahme berechtigt, daß von der Herstellung einer Sphäre des relativen Wohlbefindens des Kranken ein positiver Einfluß auf den Krankheitsverlauf erwartet wurde. Eine solche Erwartung wird von den Autoren der Lehrbücher zwar nicht hinsichtlich der oben diskutierten Eigenschaften, so doch anhand einiger anderer Verhaltensforderungen, die ebenfalls mit dem Blick auf die Leidenssituation des Kranken diskutiert werden, explizit gemacht. So stellt REYHER beispielsweise folgende Norm für das Wesen einer "Krankenwärterin" (216) auf.

"**Sie muß ohne herrschende Leidenschaften seyn.** *Eine herrschsüchtige, zänkische Wärterin macht den Kranken unwillig. Eine Betschwester ängstigt ihn oft ohne Noth, und verschlimmert dadurch nicht selten seine Krankheit". (217)*

DIEFFENBACH kritisiert die "Geschwätzigkeit" von einigen Krankenwärterinnen und Krankenwärtern.

"Ein Krankenwärter muß also nicht allein sich einer milden, sanften Sprache befleißigen, sondern was noch wichtiger ist, er darf nicht geschwätzig sein. (...)
Den meisten Kranken ist die Ruhe und die Stille nothwendig, und wenn ihm nun der Wärter allerlei Dinge verschwazt, Stadtneuigkeiten erzählt, so regt er den Kranken auf und schadet ihm dadurch." (218)

GEDIKE hält "Personen, die vielen Schlafs bedürfen", für die Krankenwartung als nicht geeignet. Auch solle ein "Krankenwärter" sich regelmäßigen Schlaf gönnen, ...

"... weil er sonst, vielleicht im Augenblick der Gefahr des Kranken, vom Schlafe überwältigt werden kann und dadurch schwere Verantwortung bei sich ereignendem Unglück auf sich laden würde." (219)

Ausgehend von der Überzeugung, daß kranke Menschen eine größere Sensibilität für die Vorgänge in ihrer Umgebung entwickeln, wird von vielen Autoren schließlich auch in Betracht gezogen und z.T. sehr ausführlich erörtert, daß nicht nur das Verhalten, sondern auch die äußere Erscheinung einer Krankenwärterin oder eines Krankenwärters einen negativen Einfluß auf das Wohlbefinden des Kranken haben kann. Ungewöhnlicher oder starker Körpergeruch wie auch körperliche "Fehlbildungen" - ein "abschreckendes Gesicht, entstellte Züge, Verzerrungen u. dergl." (220) - gelten den Autoren als Symbol krankhafter Erscheinungen überhaupt. Eine sich in der Nähe eines Kranken befindliche Person, welche auch nur symbolisch mit dem behaftet zu sein scheint, was das Leiden eines Kranken verursache, könne - so die Überlegung der Autoren - dessen Genesung abträglich sein und sich somit nicht für die Tätigkeit der Krankenwartung eignen (221).

Bezeichnend für die Argumentation der Autoren ist, daß der von ihnen vermutete Einfluß von körperlichen und individuellen Eigenschaften der Krankenwärter(-innen) auf den Krankheitsverlauf in Beziehung gesetzt wird zu dem "Wohl" des Kranken. Dies erweckt den Anschein, als ob ihnen ausschließlich am Befinden der Kranken gelegen sei, daß also die vorgebrachten Überlegungen und Forderungen keinerlei Bedeutung für die Tätigkeit des Arztes hätten.

Daß dies nur scheinbar der Fall war, läßt sich aus der folgenden Überlegung ableiten. Wiederholt war schon in dieser Untersuchung von der zeitgenössischen Erkenntnis der "gute(n) Pflege in der Krankheit" als ein wichtiges "**Heilmittel**" die Rede (222). Die obige Diskussion der "nothwendigen Eigenschaften eines Krankenwärters und einer Krankenwärterin" legt die Schlußfolgerung nahe, daß der der Krankenwartung zugewiesenen Aufgabe zur Herstellung eines spezifischen psychosozialen Umfeldes, welches das "Wohlbefinden" des Kranken befördern sollte, therapeutische Bedeutung zugemessen wurde. Krankenwartung stellt sich in diesem Sinne als ein therapeutisches Hilfsmittel in der Hand des Arztes dar; denn die Definition von Normen für die Ausübung der Krankenwartung und die damit implizierte Umgrenzung des pflegerischen Aufgabenbereiches wurde vermittels der frühen Krankenpflegelehrbücher von ÄRZTEN vorgenommen. Desweiteren wurde Krankenwartung als eine grundsätzlich weisungsgebundene Tätigkeit definiert (223).
Insofern schließlich das Ergebnis einer Krankenbehandlung in der Regel der Kunst des Arztes zugeschrieben wurde und von diesem - insbesondere bei einem positiven Ausgang der Krankheit - auch selbst in Anspruch genommen wurde, hatte die Qualität der pflegerischen Arbeit des Krankenwartpersonals eine eminente Bedeutung für den "Erfolg" der Tätigkeit des Arztes und seines Ansehens.
Die in den Lehrbüchern getroffenen Festlegungen von pflegerischen Verhaltensnormen - hier formuliert in Form von "nothwendigen Eigenschaften" - sind folglich vor dem doppelten Hintergrund einer ernstgemeinten Fürsorge der ärztlichen Autoren für das Wohlergehen der Kranken und der Bedeutung dieser Fürsorge für die Ausübung und das Ansehen der medizinischen Kunst zu beurteilen.

II. 4.2.2. DIE VERMITTLUNG GEGENSAETZLICHER ANFORDERUNGEN ALS AUFGABE DER KRANKENWARTUNG

Im vorhergehenden Abschnitt habe ich die in den Lehrbüchern erörterten "nothwendigen Eigenschaften" als 'Eigenschaftskomplexe' bezeichnet. Anhand eines ausgewählten Beispieles werde ich im folgenden aufzeigen, daß diese z.T. zueinander im Gegensatz stehende "Eigenschaften" einschließen.

Mitleiden-Können wurde von einigen Autoren als eine für die Krankenwartung notwendige "Eigenschaft" angesehen. Damit war die Fähigkeit angesprochen, die Leidenssituation eines Kranken zu antizipieren und empfindend nachzuvollziehen. Desweiteren wurde impliziert, daß das Leiden des Kranken in der Ausübung jeglicher Tätigkeit am Krankenbett mit zu berücksichtigen ist. Mitleiden eröffnet - im Zusammenhang mit anderen "Eigenschaften" wie Geduld und Einfühlungsvermögen - gewissermaßen die Chance zu einer individualisierenden Pflege, insofern es eine Integration der Bedürfnislage und der besonderen Situation des Kranken mit (anderen) Aufgaben der konkreten pflegerischen Praxis ermöglicht.

Die "Tugend" des Mitleiden-Könnens gereicht einem Kranken nach Auffassung einiger Autoren jedoch nur insoweit zum Vorteil, wie sie nicht übertrieben wird. Warnend und drastisch formuliert MAI:

> *"Man kann mit Wahrheit sagen: unvernünftig mitleidige Krankenwärter sind heimliche Mörder." (224)*

Standhaftigkeit wird als eine notwendige komplementäre "Eigenschaft" zu der des Mitleidens dargestellt. Eine sehr anschauliche Schilderung findet sich bei KRÜNITZ, der an dieser Stelle zitiert werden soll.

> *"Mit dieser an sich vortrefflichen Tugend muß auch Standhaftigkeit verbunden seyn, ...*
> *Die Arzeneyen schmecken oft übel, der Kranke weigert sich solche zu nehmen, versichert, daß man ihn damit entsetzlich peinige, und sein Elend nur vermehre. Hier wäre Mitleiden am unrechten Orte angebracht." (225)*

Die "an sich vortreffliche Tugend" des Mitleidens findet folglich ihre Grenzen in der Unvernunft des Kranken.
Als Grundlage der Entscheidung darüber, welche Verhaltensweise zum Wohle des Kranken gerade "angebracht" sei, wird von den Autoren mehr implizit als explizit die Vernunft eines Pflegenden angesehen. Für den Pflegenden ergibt sich hieraus eine Handlungsproblematik, die näher untersucht werden soll, da sie einen tieferen Einblick in die innere Struktur der zeitgenössischen Konstruktion pflegerischer Arbeit eröffnet.

Das auf die Antizipation der Leidenssituation beruhende "Mitleiden" einer Krankenwärterin bzw. eines Krankenwärters läßt sich als Nachvollzug der subjektiven Situation des Kranken, krank zu sein, begreifen. In einer konkreten Situation stellt - definitionsgemäß - "Mitleiden" für den Pflegenden aber nur einen relevanten Entscheidungsfaktor für Handeln dar. Ein weiterer Faktor wird nach Auffassung der Autoren durch die objektive Situation des Kranken, an einer bestimmten Krankheit zu leiden, gesetzt. Die Besonderheit dieser Krankheit oder auch die Unvernunft des Kranken scheinen ein nach rationalen Gesichtspunkten gestaltetes Handeln zu erfordern.

In dem oben angeführten Beispiel stehen das subjektive Bedürfnis des Kranken und das als objektiv verstandene therapeutische Erfordernis - nämlich die Verabreichung der Arznei - zueinander im Gegensatz. Die Krankenwärterin oder der Krankenwärter hat nun in der konkreten Situation zu entscheiden, ob dem Bedürfnis des Kranken oder der Forderung des Therapieplanes Vorrang einzuräumen ist; d.h. im Konfliktfall sind von dem Pflegenden die Anforderungen der einen und der anderen Seite in Beziehung zu setzen und abzuwägen. Je nach den Gegebenheiten der Situation erscheinen mithin die Fähigkeit zum Mitleiden als auch die Fähigkeit gegenüber den 'unvernünftigen' Bitten des Kranken standhaft zu bleiben als "nothwendige Eigenschaften" von Personen, die die Krankenwartung ausüben.

Meines Erachtens kann die Forderung an die Krankenwärter(-innen), beide "Eigenschaften" in sich zu vereinen, als Ausdruck der Vielseitigkeit pflegerischer Tätigkeit angesehen werden. Vielseitigkeit meint hier insbesondere den Sachverhalt, daß in wechselnden Situationen z.T. gegensätzliche Anforderungen unterschiedlicher Qualität im konkreten Tun vermittelt werden müssen.

Außerdem eignet sich das diskutierte Beispiel dafür, auf zwei weitere in der zeitgenössischen Konstruktion angelegte strukturelle Merkmale pflegerischer Arbeit aufmerksam zu machen.
Für den Pflegenden existiert in der angenommenen Situation im Grunde genommen keinerlei Entscheidungsfreiheit; denn, wie noch ausführlicher zu diskutieren sein wird, haben therapeutische Erfordernisse ex definitionem Priorität (226). Die 'relative' Autonomie pflegerischen Handelns, die durch die besondere Bedeutung der Qualität des Zwischenmenschlichen gesetzt zu sein scheint, wird also auch dadurch gebrochen, daß den auf 'Vernunft' basierenden medizinischen Einsichten und Handlungsanweisungen grundsätzlich ein übergeordneter Stellenwert zugewiesen wird.

'Mangel' an Entscheidungsfreiheit bzw. die Weisungsgebundenheit der Krankenwartung hebt jedoch nicht den eigentlichen Konflikt auf, der dadurch hervorgerufen wird, daß einerseits grundsätzlich den Bedürfnissen des Kranken Rechnung zu tragen und daß andererseits den Anweisungen des Artzes unbedingt Folge zu leisten ist. Die Vermittlung zwischen diesen beiden, unter Umständen gegensätzlichen und tendenziell einander widersprechenden Anforderungen wird jedoch allein den Pflegenden aufgebürdet. Dies drückt sich nicht zuletzt darin aus, daß von den Autoren zwar die Vermittlung von gegensätzlichen Verhaltensanforderungen als Aufgabe der Krankenwartung thematisiert, nicht jedoch die daraus resultierende Vermittlungsproblematik reflektiert wird.

II. 4.2.3. DIE FUNKTION DER PFLEGE IM KONZEPT DER KRANKENWARTUNG

Bevor ich mich der Untersuchung derjenigen "Eigenschaften" zuwende, die sich auf den Arzt und die Ausführung ärztlicher Anweisungen beziehen, erscheint es mir sinnvoll, danach zu fragen, wie sich die bisher diskutierten Aspekte des vorgestellten Konzeptes von Krankenwartung in allgemeinere Entwicklungstendenzen des Krankenhauses und der modernen Medizin einfügen.

Im ersten Kapitel dieser Arbeit habe ich dargelegt, daß die im Krankenhaus zusammengefaßten Kranken vornehmlich als medizinische Ausbildungs- und Studienobjekte fungierten (227). Dieser Sachverhalt wurde u.a. als Ergebnis der allmählichen Durchsetzung eines reduktionistischen Konzeptes der naturwissenschaftlich orientierten Medizin interpretiert, welches nicht den kranken Menschen, sondern die Krankheit an sich in den Mittelpunkt der Medizin rückte (228). Es wurde aber auch herausgestellt, daß die Verfügbarmachung von Krankheit für medizinische Zwecke im Krankenhaus voraussetzte, daß die Krankenhausorganisation eingestellt war auf den Umgang mit der Person des kranken Menschen. Hierauf aufbauend wurde es als Funktion der Pflege definiert, eben diese Voraussetzung bzw. 'Vorleistung' für die Realisierung medizinischer Zwecke zu erbringen. Die Pflege wurde daher als ein zur Medizin komplementärer Handlungskomplex bezeichnet, dessen Arbeitsgegenstand nicht wie für die Medizin die Krankheit, sondern der Mensch in der besonderen Situation einer Krankheit darstellte (229).

In dem vorgestellten Konzept von Krankenwartung findet sich diese - zunächst definitorisch festgelegte - Funktion von Pflege im Krankenhaus konkretisiert; denn es wurde aufgezeigt, daß die Autoren der untersuchten Lehrbücher die Herstellung eines psychosozialen Umfeldes, welches für das Wohlbefinden des Kranken als förderlich erachtet wurde, als eine wichtige Aufgabe der Krankenwartung ansehen. Die Konzeptualisierung der Krankenwartung als eine Tätigkeit, die auf einer besonderen zwischenmenschlichen Beziehung aufbaut, die bei den Pflegenden die Fähigkeit zur Antizipation der Leidenssituation des Kranken voraussetzt und die die Vertrautheit des Pflegenden mit der Umgebung und der Person des Kranken als Mittel für die Erfüllung pflegerischer Aufgaben ansieht, kann als Versuch zur Konstruktion eines Tätigkeitsfeldes interpretiert werden, welches die Voraussetzung für die Spezialisierung medizinischen Forschens und Handelns im Krankenhaus schafft. Die Kompensation der Folgen der reduktionistischen Zentrierung der Medizin auf die Krankheit an sich wird zur Aufgabe der Krankenwartung. In ihr steht komplementär zur Medizin der kranke Mensch im Mittelpunkt von pflegerischem Handeln.

Die Komplementarität von Pflege und Medizin wurde daraus abgeleitet, daß die Krankenbehandlung, d.h. die Behandlung einer Krankheit, eine Sorge um die Grundbedürfnisse des Kranken voraussetzt. Diese Sorge um alltägliche und ständig wiederkehrende Grundbedürfnisse wurde als Aufgabe der Pflege begriffen; denn als krankheitsunspezifische Phänomene liegen sie außerhalb der medizinischen Zweckstruktur im engeren Sinne (230).

Vor dem Hintergrund dieser Überlegungen erscheinen mir nun zweierlei Sachverhalte bedeutsam.
Erstens: Für die Grundpflege (231) werden in den untersuchten Lehrbüchern ausführlich konkrete Handlungsanweisungen gegeben; d.h. die alltägliche Sorge um die Grundbedürfnisse des Kranken setzt eine erlernbare Technik pflegerischen Handelns voraus. Die obige Auseinanderset-

züng mit den "nothwendigen Eigenschaften eines Krankenwärters und einer Krankenwärterin" dürfte aber auch deutlich gemacht haben, daß nach der Vorstellung der Autoren das Wissen darum, WAS in einer konkreten Situation zu tun ist, allein für eine 'ideale' Krankenwartung nicht ausreicht. Als integraler Bestandteil pflegerischen Handelns wird insbesondere auch das Wissen darum, WIE eine Handlung der Situation und den Bedürfnissen des Kranken angemessen auszuführen ist, angesehen. Dieses 'Wissen' um das WIE der Krankenwartung unterscheidet sich von den Techniken der Grundpflege dadurch, daß es nicht wie eine Technik erlernbar ist; es stellt vielmehr eine Art intuitives 'Wissen' dar, welches an die persönlichen Qualitäten des Pflegenden, an die "Eigenschaften" der Krankenwärter(-innen) gebunden zu sein scheint. Handeln und 'Wissen' in der Krankenwartung muß sich folglich vom medizinischen Handeln und Wissen dadurch unterscheiden, das ersteres nur bis zu einem gewissen Grad durch eine fachspezifische Ausbildung vermittelt werden kann. Medizin und Krankenwartung sind mithin auch in dem Sinne komplementär zueinander, als Sachkompetenz in dem einen Bereich vor allem durch akademische (Aus-)Bildung erworben wird, während in dem anderen Bereich Sachkompetenz unter anderem eine Frage der "Eigenschaften", d.h. der 'charakterlichen Eignung' einer Person ist.

Zweitens wurde aufgezeigt, daß die "gute Pflege in der Krankheit" als ein therapeutisches Hilfsmittel angesehen wird. Einer im obigen Sinne verstandenen sachkompetenten Pflege kommt folglich eminente Bedeutung für medizinisches Handeln zu. Insofern erscheint es als durchaus konsequent, wenn sich der für die Therapie verantwortliche Arzt mit dem Gegenstand der Krankenwartung befaßte und versuchte, die notwendigen Bedingungen für die Ausübung der Krankenwartung, d.h. für die Delegierung therapeutischer Hilfsfunktionen an das Krankenwartpersonal, zu formulieren.
Nur scheinbar ist also der kranke Mensch einziger Ausgangs- und Zielpunkt pflegerischen Handelns. Dieser Schein wird von den Autoren in den untersuchten Lehrbüchern insbesondere dadurch versucht aufrechtzuerhalten, daß sie die 'Notwendigkeit' von "Eigenschaften" des Wartpersonals vornehmlich mit den vermeintlichen Interessen des Kranken legitimieren.

Pflege, verstanden als eine Tätigkeit, die den Menschen und seine Bedürfnisse zum Mittelpunkt hat, wird in der vorgestellten Form der Krankenwartung dadurch gebrochen, daß der Pflege immer auch ein therapeutischer Stellenwert zukommt. Besonders deutlich tritt dies dort hervor, wo Bedürfnisse des Kranken und therapeutische Verordnungen miteinander in Konflikt stehen (232). Aufgabe der Pflege ist es, die Medizin von der Bewältigung dieser Konfliktsituationen zu entlasten. Die Vermittlung von einander im Gegensatz stehenden Anforderungen, die sich aus der medizinischen 'Vernunft' einerseits und der "Unvernunft" des Kranken andererseits ableiten, gehörte definitionsgemäß in den Aufgabenbereich der Krankenwartung.

Das vorgestellte Konzept von Krankenwartung stellte einen Versuch zur Lösung der "krisenhaften" Entwicklung der Krankenpflege zu Beginn des 19.Jahrhunderts dar. Desweiteren kann festgehalten werden, daß die Reform der Krankenwartung auch eine wichtige Voraussetzung für die Weiterentwicklung der Krankenhausmedizin darstellte.

Bemerkenswert ist der hohe Stellenwert, den die Frage der "nothwendigen Eigenschaften" des Krankenwartpersonals in den untersuchten Schriften einnahm. Nicht an der Frage der fachlichen Qualifikation allein, sondern an der Frage personaler Qualitäten entschied es sich, ob jemand für den

"Krankendienst" geeignet schien. Die idealistische Betrachtungsweise der zeitgenössischen Autoren, die sich insbesondere darin ausdrückt, daß zwar ideale Forderungen an das Sozialverhalten des Krankenwartpersonals formuliert wurden, daß jedoch die Frage der Rekrutierung 'geeigneter Sozialcharaktere' bzw. der 'Umerziehung' des Krankenwartpersonals nicht behandelt wurde, hatte zum Ergebnis, daß der mit dem untersuchten Konzept formulierte Problemlösungsversuch in der Praxis nicht realisierbar war. Die Abgehobenheit des Konzeptes von den real vorfindbaren Bedingungen, unter denen Krankenwartung ausgeübt wurde, war insbesondere auch dadurch bedingt, daß das Wesen der Krankenwartung als ein "selbstloser Dienst" am anderen Menschen begriffen wurde.
In dieses Verständnis von Krankenwartung gingen offensichtlich traditionelle Vorbilder einer religiös motivierten Krankenpflege ein. Als problematisch erwies sich dabei, vor allem auch im Hinblick auf die subjektive Orientierung des herkömmlichen Krankenwartpersonals und dessen soziale Lage, die fehlende Vermittlung zwischen dem Dienstgedanken und der realen Form der Krankenwartung als Lohnarbeit. Anders formuliert bedeutet dies, daß solange die Krankenwartung als Lohnarbeit organisiert war und zudem gesellschaftlich nicht sehr hoch bewertet wurde, eine Durchsetzung dieses Konzeptes von Krankenwartung, mithin die beabsichtigte Rekrutierung von für die Krankenwartung 'geeigneteren' Sozialcharakteren als unwahrscheinlich erscheint.

Diese Beurteilung des untersuchten Konzeptes von Krankenwartung wird im folgenden zu ergänzen sein durch die Auseinandersetzung mit sogenannten notwendigen Eigenschaften, die sich auf den Arzt und die Ausführung ärztlicher Anordnungen bezogen. Im Vergleich zu den bisherigen Ausführungen ist hier nicht der kranke Mensch als Arbeitsgegenstand der Pflege Ausgangspunkt der Erörterungen von "Eigenschaften", sondern der durch die Unterordnung der Pflege unter die Medizin gekennzeichnete Arbeitsbereich der 'medizinischen Assistenz'. Es wird dabei zu zeigen sein, daß sich in den geforderten "Eigenschaften" spezifische Vorstellungen des hierarchischen Verhältnisses von Pflege und Medizin widerspiegeln.

II. 4.3. MEDIZINISCHE ASSISTENZ

II. 4.3.1. KRANKENWARTUNG UND BESTREBUNGEN AERZTLICHER PROFESSIONALISIERUNG

Eine Reihe von "nothwendigen Eigenschaften" des Krankenwartpersonals sind nahezu ausschließlich auf den Arzt sowie auf die Ausführung ärztlicher Anordnungen bezogen. Eine nähere Betrachtung dieser Aussagen zeigt, daß im Hinblick auf die arbeitsteilige Kooperation von Medizin und Krankenwartung über die inhaltlichen Festlegungen des Kompetenzbereiches der Krankenwärter(-innen) hinaus der Festschreibung von Verhaltensnormen große Bedeutung zugemessen wird. Die inhaltliche Beschreibung und damit auch die Eingrenzung von Aufgaben des Krankenwartpersonals, die man auch als medizinische Assistenz bezeichnen kann, findet sich in denjenigen Lehrbuchabschnitten, die den Themenkomplexen 3 bis 6 der oben vorgestellten Systematik der Krankenwartung zuzuordnen sind (233). Diese inhaltliche Bestimmung des Aufgabenbereiches der medizinischen Assistenz sowie auch die in den entsprechenden Textabschnitten vermittelten Arbeitstechniken stellen zwar zweifellos eine wichtige Voraussetzung für eine fruchtbare arbeitsteilige Kooperation von Krankenwärter(-in) und Arzt dar. Analog zur bisherigen Vorgehensweise werde ich mich gleichwohl vornehmlich mit der Frage auseinandersetzen, weshalb nach Auffassung der Autoren die Wahrnehmung von Aufgaben der medizinischen Assistenz an das Vorhandensein bestimmter "Eigenschaften" beim Krankenwartpersonal geknüpft ist.

Die folgenden Überlegungen schließen an die im ersten Kapitel dieser Arbeit getroffene Feststellung an, daß es zu Beginn des 19. Jahrhunderts keine vereinheitlichten Strukturen der Krankenversorgung gab. Bis zur Verordnung des sogenannten ärztlichen Einheitsstandes konnte sich daher eine Vielzahl von Gruppen und Subgruppen von Ärzten und Heilpersonen für die Krankenwartung zuständig fühlen (234). Desweiteren wurde bereits darauf hingewiesen, daß die ärztlichen Autoren mit ihrer Kritik an der bestehenden Krankenwartung eben diese herkömmlichen Formen der Krankenversorgung in Frage stellten und daß diese Kritik im Kontext von ärztlichen Professionalisierungsbestrebungen zu interpretieren ist.

MAIs Ansatzpunkt der Kritik am Krankenwartpersonal waren "Eingriffe in die innere und äußere Heilkunde" (235). In seinem Lehrbuch widmet er den tatsächlichen oder vermeintlichen Folgen, welche diese "Eingriffe" in das von ihm ausschließlich für den Arzt in Anspruch genommene Gebiet der Heilkunde zeitigten, ein mehrseitiges Kapitel: **"Von dem Unheile, welches eigensinnige, quacksalbernde und abergläubische Krankenwärter unter den Kranken verursachen"** (236). Beispielhaft herausgegriffen sei hier nur eine von vielen anderen möglichen Textstellen.

> *"Recht sehr zu bedauern ist es, daß beinahe jeder Krankenwärter, wenn er durch langen Umgang mit Aerzten und Wundärzten hier und da ein Heilmittel erhaschet, nach und nach selbst in einen unbändigen Quacksalber, in ein medizinisches Unding ausartet." (237)*

In diesem Zitat spiegeln sich die uneinheitlichen Strukturen der Krankenversorgung wider, in denen aus der Sicht des Krankenwartpersonals das "Kurieren" noch als mehr oder weniger selbstverständlicher Bestandteil des Umganges mit den Kranken galt, und auch das Bestreben des Autors, diese herkömmliche Praxis als "Quacksalberei" zu brandmarken. In der zitierten Äußerung wird der Eindruck erweckt, daß das Krankenwartpersonal sich sein Wissen erst durch den "Umgang mit Aerzten und Wundärzten" erwarb, indem es diesen Personengruppen "Heilmittel" abschaute; daß es tatsächlich jedoch nicht eine Art unvollständiger Rezeption medizinischen Wissens und eine schematische Nachahmung medizinischer Handlungen waren, gegen die der Autor antritt, sondern vielmehr eine andere Art und ein anderes Verständnis von Heilkunde, kann anhand eines weiteren Zitates belegt werden.

> *"Alte verheerende Vorurtheile, welche aus Zeiten der Unwissenheit bis auf sie fort gepflanzt worden sind, suchen sie gegen Vernunft und Erfahrung weiter auszubreiten, und bringen dadurch manchen Kranken ums Leben, welcher durch die geschickten Vorschriften seines Arztes, wenn dieselben von der naseweisen Wärterinn befolget worden wären, hätte gerettet werden können." (238)*

In der hier wiedergegebenen Argumentation lassen sich deutlich Elemente von Strategien zur Verselbständigung der Medizin (239) wiedererkennen. Volksmedizinisches Wissen wird als ein bloßes "Vorurtheil" eingestuft. Medizinische Kompetenz, "Vernunft und Erfahrung" werden als ein Monopol des Arztes (240) gedacht. Für die Interpretation dieses Zitates ist es dabei ohne Belang, daß die Volksmedizin tatsächlich durchsetzt war mit Aberglauben und daß sich in ihr - vom Standpunkt einer naturwissenschaftlich orientierten Medizin aus gesehen - unwirksame Heilmittel einer nicht geringen Verbreitung erfreuten; denn zum einen muß es als durchaus fraglich angesehen werden, ob die "geschickten Vorschriften" des Arztes tatsächlich den unterstellten Tod des Kranken verhindert hätten (241). Zum anderen interessiert in diesem Zusammenhang insbesondere der aus dem Zitat hervorgehende Sachverhalt, daß das Krankenwartpersonal als zwar 'außermedizinisches', gleichwohl faktisch sehr gewichtiges Konkurrenzpotential angesehen wird.

Akzeptiert man diese Interpretation, dann wird verständlich, weshalb die zeitgenössischen Autoren der Erörterung von sogenannten notwendigen Eigenschaften des Krankenwartpersonals so viel Gewicht beimessen; denn nicht das Fehlen eines inhaltlich festgelegten Aufgabenbereiches der Krankenwartung, sondern vielmehr die fehlende Akzeptanz der Autorität des Arztes stellt das Kernproblem dar, welches mit der Reform der Krankenwartung im Interesse des sich formierenden ärztlichen Berufsstandes zu lösen ist.

Aus diesen Vorüberlegungen ergibt sich eine Reihe von Fragen hinsichtlich der von den ärztlichen Autoren vorgestellten arbeitsteiligen Kooperation von Krankenwartung und Medizin bzw. des Verhältnisses eines "rechtschaffenen Krankenwärters" zum Arzt.
Wie definieren die Autoren dieses Verhältnis und durch welche Verhaltensforderungen an das Krankenwartpersonal sehen sie dieses als abgestützt? Mit dieser Frage werde ich mich im folgenden Abschnitt auseinandersetzen.
Anschließend werde ich mich der Frage nach der Eingrenzung des Kompetenz- und Aufgabenbereiches zuwenden; d.h. es wird nach folgendem zu fragen sein: Welche weisungsgebundenen Tätigkeiten werden der Krankenwartung zugewiesen? Welche "Eigenschaften" und welche sachlichen Fertigkeiten werden als Voraussetzung für eine "vernünftige" Ausführung ärztlicher Anordnungen als notwendig bezeichnet?

II. 4.3.2. DIE DEFINITION DES VERHAELTNISSES ARZT - KRANKENWAERTER(-IN)

Zentral für die zeitgenössische Definition des Verhältnisses Arzt - Krankenwärter(-in) sind zweifellos die an die Krankenwärter(-innen) gerichteten Forderungen nach einer bedingungslosen Akzeptanz der medizinischen Autorität des Arztes sowie nach einer in jeder Beziehung "gehorsamen" Ausführung ärztlicher Anordnungen. DIEFFENBACH schreibt hierzu:

> *"Er (der Krankenwärter bzw. die Krankenwärterin; HPS) sei nicht flüchtig und vergeßlich und merke genau auf die Anordnungen des Arztes; denn er soll buchstäblich das ausführen, was ihm befohlen wird, und dann Rechenschaft von dem geben, warum man ihn befragt." (242)*

In allen untersuchten frühen Krankenpflegelehrbüchern finden sich vergleichbare inhaltliche Bestimmungen (243).

Die zentrale Forderung des "Gehorsams" kann dahingehend interpretiert werden, daß die durch sie gesetzte Hierarchisierung der Arbeitsteilung von Medizin und Krankenwartung für den Bereich der Krankenhauses mit dem Ziel der Schaffung eindeutiger Kompetenzbereiche verknüpft ist und dem Arzt das Behandlungsmonopol sowie seine absolute Weisungsbefugnis sichern soll. In der Beschreibung von "Gehorsam" als eine "nothwendige Eigenschaft" kommt darüber hinaus zum Ausdruck, daß die Verinnerlichung

dieser Verhaltensnorm auf seiten des Krankenwartpersonals als eine elementare Voraussetzung für die Anerkennung der ärztlichen Autorität angesehen wird. Zwar war in den Instruktionen für das Wartpersonal und in den Hausordnungen der Vorgesetztenstatus des Arztes ohnehin festgeschrieben (244); hierbei handelte es sich jedoch um bloß äußerlich gesetzte Normen. Im übrigen können Sanktionen als Mittel zur Durchsetzung gesetzter Normen nur dort ausgeübt werden, wo Verhalten auch tatsächlich kontrolliert werden kann. Berücksichtigt man, daß das Krankenwartpersonal für die meiste Zeit eines Tages mit den Kranken ohne unmittelbare Aufsicht des Artzes zusammen war, so ist anzunehmen, daß sich mit einer relativ geringen Sanktionswahrscheinlichkeit auch der Wirkungsgrad äußerlich gesetzter Normen auf ein Minimum reduzierte. Mit der Internalisierung von Normen findet jedoch eine Verlagerung der Kontrollinstanz in die handelnde Person selbst statt. Damit wird der Wirkungsgrad gesetzter Normen über den einer äußerlichen Kontrolle zugänglichen Handlungsbereich hinaus erweitert. "Gehorsam" als eine "nothwendige Eigenschaft" einer idealen Krankenwärterin bzw. eines Krankenwärters würde also gewissermaßen eine größere Effektivität der Durchsetzung von Normen beinhalten.
Die Verinnerlichung der Norm "Gehorsam" und damit die Anerkennung der ärztlichen Autorität setzt im übrigen beim Krankenwartpersonal eine totale Distanzierung von der Selbstdefinition der eigenen Person als eine kompetente Heilperson voraus.
Bemerkenswert erscheint in diesem Zusammenhang das Vorgehen einiger Autoren - insbesondere aber MAIs - mittels einer moralisierenden Argumentation, die übergeordnete Sachkompetenz des Arztes zu legitimieren und das Krankenwartpersonal von dessen Berechtigung zu überzeugen.

> *"Wie oft haben unvernünftige Krankenwärterinnen durch reibende Mutterpillen ein halb Dutzend Weiber hingerichtet, ..." (245)*

Der Nachweis der medizinischen Inkompetenz einer Krankenwärterin bzw. eines Krankenwärters wird durch Verweise auf angebliche Folgen von "ungehorsamem" und "eigensinnigem", d.h. nonkonformem Verhalten, versucht zu erbringen (246). Dabei implizieren die zitierte wie auch eine ganze Reihe entsprechender Aussagen eine indirekte Ableitung der Sachkompetenz des Arztes aus der unterstellten Inkompetenz des Krankenwartpersonals. Eine sachliche Begründung für die Unterordnung der Krankenwartung unter die Medizin bzw. für die ärztliche Sachkompetenz wird dagegen in den untersuchten Lehrbüchern gar nicht versucht.

Mit der Forderung des "Gehorsams" ist der hierarchische Aspekt des Arzt - Krankenwärter(-in) Verhältnisses betont. Darüber hinaus wird ein weiterer Aspekt thematisiert, der sich eher auf die Kooperation beider Gruppen bezieht.

So findet sich bei MAI beispielsweise die folgende Beschreibung einer "eigensinnigen" und "quacksalbernden" Krankenwärterin.

> *"Ei! ei! heist es, lassen sie die Apothek hinweg, brauchen sie dieses oder jenes Hausmittel, schicken sie ihr Wasser zum Scharfrichter, lassen sie bei Leib und Leben keinen Wundarzt für ihre Brust holen; diese Leute sind gleich mit ihrem schneiden da; ich will ihnen ein Pflaster geben, und täglich die Brust mit alter Schmelzbutter schmieren." (247)*

Neben dem Vorwurf der Quacksalberei erhebt MAI in diesem Zitat einen weiteren, nämlich den der bewußten Herabsetzung der Autorität des "Wundarztes" durch das Krankenwartpersonal. Hieran anschließend formuliert er seine Auffassung, daß ein "rechtschaffener Krankenwärter" die "Unterschleife der medizinischen Frau Basen zum Nuzen seines ihm anvertrauten Kranken" (248) unterbinden solle; d.h. von dem "Krankenwärter" wird eine loyale Haltung gegenüber dem behandelnden Arzt gefordert, die sich u.a. darin ausdrückt, daß der "Krankenwärter" nicht nur selbst sich der "Quacksalberei" enthält, sondern daß er auch der "Unterschleife" anderer entgegentritt.

Das hier als Loyalität bezeichnete Verhalten wird von den zeitgenössischen Autoren letztlich als eine personale "Eigenschaft" aufgefaßt. Ein "Krankenwärter" soll "weder quacksalbern, noch abergläubisch"sein, keinen "Eigendünkel" haben oder "eigensinnig" sein (249); er soll sich durch "Wahrhaftigkeit" (250) und "Zuverlässigkeit" (251) auszeichnen.

Loyalität - hier ebenfalls verstanden als eine vom idealen "Krankenwärter" verinnerlichte Norm - dürfte eine gewisse Garantie dafür darstellen, daß das Krankenwartpersonal der "Unterschleife" anderer entgegentritt sowie daß es nicht selbst diese "Unterschleife" fördert. In der Konsequenz wird damit das Behandlungsmonopol des Arztes gestärkt bzw. in gewisser Weise überhaupt erst ermöglicht. Hieran wird wiederum deutlich, daß der Entwurf eines "rechtschaffenen Krankenwärters" u.a. als Ausdruck berufsständischer Interessen der akademischen Ärzteschaft aufzufassen ist.

Es ist jedoch nicht allein die Konkurrenz anderer Heilpersonen und 'Ärzte', die ein Problem für die Durchsetzung berufsständischer Interessen darstellt, sondern ebenso die Patientenschaft selbst. Dieses Phänomen wurde oben als "mentalitätsmäßige Kluft" zwischen der akademischen Ärzteschaft und den Kranken angesprochen (252). Wie die folgenden beiden Zitate von MAI und DIEFFENBACH zeigen, kommt in diesen Kontext der vom Krankenwartpersonal geforderten Loyalität eine gewichtige Funktion für die Aufwertung der Kunst des akademisch gebildeten Arztes zu.

> *"Eben so sorgfältig soll (..) der vernünftige Krankenwärter(...) zwar den Kranken nicht hindern, Gott, dem alles möglich ist, um seinen Segen zur gedeihlichen Wirkung der Arzneimittel anzurufen, aber doch mit Bescheidenheit den Kranken abmahnen, daß er sich nicht von Andächtlern und Afterärzten, von Segensprecher und Teufelsbeschwörer betrügen lasse, sondern die von dem Allmächtigen zum Nuzen des Menschen erschaffene, von redlichen Aerzten vorgeschriebene Heilkräuter allen Hexenpulver, Lukaszettelgen und andern mit Mißbrauch geweihten Tändeleien vorziehe, und folgsam gebrauche. Sollte der Krankenwärter wahrnehmen, daß der Kranke auf Zureden unvernünftiger Weiber seinen f.v. Harn zum Scharfrichter überbringen ließ, und heimlich Mittel gebrauchte, (...) so ist es seine Pflicht, solche Betrügereien bei Zeit dem Arzt anzuzeigen ..." (253)*

Erheblich kürzer, gleichwohl auch weniger anschaulich formuliert DIEFFENBACH:

> *"Eine redliche Wärterin hat daher die Pflicht auf sich, wenn ihr Zumutungen gemacht werden, den Arzt zu täuschen, das auf eine anständige Weise bescheiden abzuschlagen, und wenn die Kranke dann ihr Unrecht noch nicht einsieht, dem Arzt davon Anzeige zu machen." (254)*

Diese Aussagen können dahingehend interpretiert werden, daß loyales Verhalten des Krankenwartpersonals gegenüber dem Arzt u.U. mit der Ausübung sozialer Kontrolle gegenüber dem Kranken verknüpft ist. Der ideale "Krankenwärter" stellt mithin eine gewisse Garantie dafür dar, daß ein berufständisch begründetes Interesse des Arztes an der Erhaltung seiner Patientenschaft auch während seiner Abwesenheit vom Krankenbett gewahrt wird. Die Kontrolle des Krankheitsverhaltens stellt aber auch eine wichtige Funktion für die Schaffung standardisierter Therapiebedingungen dar und ist insofern auch ein Erfordernis der modernen Klinik.

Diese Annahme gibt Anlaß, darauf hinzuweisen, daß die angeführten Beispiele - es gibt derer viele andere in den untersuchten Lehrbüchern - erkennen lassen, daß sie sich vor allem auf die Verhältnisse in der Privatwartung beziehen. Dies ist möglicherweise darauf zurückzuführen, daß sich Probleme der Durchsetzung ärztlicher Autorität, und zwar sowohl gegenüber den Kranken als auch gegenüber dem Krankenwartpersonal, in der Privatwartung schwieriger gestalteten als im Krankenhaus; denn im Gegensatz zum Krankenhaus stellte die private Wartung eines Kranken keinen von der Institution der Medizin durchdrungenen sozialen Raum dar. Darüber hinaus ist zu berücksichtigen, daß ein ökonomisch begründetes Interesse nach Ausschaltung der "ungebildeten" Konkurrenz bei der privaten Krankenbehandlung ungleich größer gewesen sein dürfte als im Krankenhaus, zu dem mit Ausnahme des Krankenwartpersonals andere Gruppen von Heilpersonen ja keinen offiziellen Zugang hatten.

Hieraus ist nun gleichwohl nicht abzuleiten, daß sich die Frage der Loyalität des Krankenwartpersonals im Krankenhaus nicht stellte; allein das weiter oben beschriebene Beispiel der Entfernung der Lüftungsklappen sowie auch die restriktiven Bestimmungen hinsichtlich des Kontaktes der Kranken mit Personen außerhalb der Anstalt (255) machen dies plausibel; d.h. man wird, auch wenn dies von den Autoren nicht explizit erwähnt wird, von dem im Krankenhaus tätigen "idealen Krankenwärter" annehmen können, daß er eine Funktion hinsichtlich der sozialen Kontrolle des Krankheitsverhaltens der Krankenhausinsassen ausüben sollte und daß die "Eigenschaft" Loyalität als eine Voraussetzung hierfür angesehen wird.

Hingewiesen werden soll am Ende dieses Abschnittes schließlich noch auf einen Sachverhalt, der von grundsätzlicher Art ist, für den sich jedoch im Kontext der Forderung nach Gehorsam und einem loyalen Verhalten der Krankenwärter(-innen) nur eine Belegstelle in dem untersuchten Material findet.
Im Anschluß an die an den "rechtschaffenen Krankenwärter" gerichtete Aufforderung, die "Unterschleife medizinischer Frau Basen" zu unterbinden (256) und die "Arzneimittel nach Vorschrift des Arztes zur bestimmten Stunde zu reichen", stellt MAI folgendes fest:

> *"Auf solche Art wird er seine Pflicht erfüllen, und sich schmeicheln können durch treue Wartung des Kranken viel zur erfüllten Wiedergenesung beigetragen zu haben." (257)*

Nach dieser Aussage kann ein "rechtschaffener Krankenwärter" an den 'Erfolgen' der medizinischen Kunst des Arztes teilhaben. Diese durch eine den gesetzten Regeln entsprechende Ausübung der Krankenwartung ermöglichte Teilhabe des Krankenwartpersonals an der Kunst des Arztes stellt gewissermaßen ein 'Angebot' dar, sich positiv mit den formulierten Aufgaben der Krankenwartung zu identifizieren und zumindest einen Teil der Verantwortung für die Genesung des Kranken mitzutragen.

II. 4.3.3. "NOTHWENDIGE EIGENSCHAFTEN EINES KRANKENWAERTERS" UND AUFGABEN DER MEDIZINISCHEN ASSISTENZ

Abschließend werde ich mich mit einer Reihe von "nothwendigen Eigenschaften" auseinandersetzen, die sich auf relativ konkrete, an die Krankenwartung delegierte Arbeitsfunktionen beziehen. Es lassen sich folgende, hier zu diskutierende "Eigenschaften" unterscheiden: "Lesen und Schreiben können" als Fertigkeiten, die nach Auffassung einiger Autoren eine Krankenwärterin bzw. ein Krankenwärter mitbringen sollte, sowie "Wachsamkeit", "Aufmerksamkeit", "Zuverlässigkeit", "Wahrhaftigkeit" und "Beobachtungsgeist" als charakterliche Qualitäten (258). Diese "Eigenschaften" werden als Voraussetzungen dafür angesehen, daß Krankenwärter(-innen) in der Lage sind, Aufgaben der Krankenbeobachtung zu übernehmen, die Ergebnisse ihrer Beobachtungen dem Arzt mitzuteilen und konkrete ärztliche Anforderungen auszuführen.

Zunächst werde ich mich mit der Frage befassen, weshalb überhaupt bestimmte medizinische Arbeitsfunktionen an die Krankenwartung delegiert werden. Folgendes Zitat von MAI bietet hierfür einen sinnvollen Ausgangspunkt.

> *"Wie vorteilhaft wäre es für manchen Kranken, wenn der vernünftige Arzt bei allen seinen Kranken Tage lang, wie Vater Hipokrates, am Krankenbette sitzen bleiben, die abwechselnden Zufälle selbst beobachten, und tiefer, als es gemeiniglich geschieht, den Ursachen der Krankheit nachspüren könnte. Gewiß würde mancher Kranke gerettet werden, welcher aus Mangel der Beobachtung zu Grunde gehet." (259)*

Idealiter würde nach MAI ein Arzt immer nur einen Kranken zur Zeit behandeln bzw. betreuen. Dieses - sich auf eine bestimmte Vorstellung ärztlicher Tätigkeit im antiken Griechenland beziehende Ideal - läßt sich unter den sich herausbildenden Strukturen moderner Krankenversorgung jedoch nicht verwirklichen, "solange die Kunst nach dem Brot geht", wie HEYMANN in einem ähnlichen Kontext gegen Ende des 19.Jahrhunderts feststellt (260).
Desweiteren kann festgehalten werden, daß - abgesehen von der aufgrund der wenig entwickelten medizinischen Infrastruktur zu unterstellenden Unmöglichkeit der Realisierung dieses Ideals - dieses Ideal selbst den Zielen der modernen Klinik widerspricht; denn der Erfahrungshorizont eines Arztes würde sich damit auf wenige Krankheitsfälle begrenzen. Für den ausbildenden Arzt würde sich mithin die Möglichkeit zur Auswahl der "instruktivsten Fälle" minimieren (261).

Der Verweis MAIs auf die scheinbar zur Zeit des Hippokrates vorfindbare Art ärztlicher Tätigkeit kann daher als eine Art Vergewisserung des grundsätzlich unterstellten Bemühens des Arztes um eine umfassende Besorgtheit für jeden einzelnen Krankheitsfall gedeutet werden. Der legitimatorische Charakter dieses Verweises wird insbesondere daran deutlich, daß die tatsächliche Struktur der medizinischen Praxis dem Ideal geradezu entgegengesetzt war. So mußte etwa der frei praktizierende Arzt aus ökonomischen Gründen bestrebt sein, den Kreis seiner potentiellen Patienten möglichst groß zu halten. Für das Krankenhaus dürften allein auf einen Arzt ohne freie Praxis an die hundert und mehr Kranke zu einer Zeit zu rechnen sein.

Betrachtet man MAIs zitierte Äußerung noch aus einem anderen Blickwinkel, so wird ersichtlich, daß mit der Berufung auf "Vater Hipokrates" tatsächlich nicht an ein bestimmtes historisches Konzept von Medizin als

Vorbild medizinischen Handelns gedacht ist; denn während der hippokratische Arzt sich sehr intensiv mit den Lebensumständen eines Kranken auseinandersetzte, um für den Kranken die richtige Lebensweise festlegen zu können (262), verfolgt MAI mit seiner idealen Vorstellung der ständigen Anwesenheit des Arztes am Krankenbett ganz andere Ziele. Es geht ihm nicht um die Festlegung der richtigen "Diät", sondern darum, "die abwechselnden Zufälle selbst (zu) beobachten und tiefer als es gemeiniglich geschieht, den Ursachen der Krankheit" nachzuspüren. Nicht auf den Kranken und seine Lebensumstände ist MAIs Interesse gerichtet, sondern auf die Analyse der URSACHEN der Krankheit.
In dieser Äußerung spiegelt sich das naturwissenschaftlich fundierte Krankheitsverständnis MAIs wider. Es kommt hierin zum Ausdruck, daß er einer exakten Beobachtung des Krankheitsverlaufes eine eminente Bedeutung für das diagnostische und therapeutische Handeln zumißt. Dabei deutet seine Absicht, "tiefer, als es gemeiniglich geschieht, den Ursachen der Krankheit" nachzugehen, auf eine über den konkreten einzelnen Krankheitsfall hinausweisende Funktion der exakten Krankenbeobachtung hin; d.h. die forschende Weiterentwicklung von Diagnose und Therapie sowie deren wissenschaftliche Evaluation dürften als relevanter Argumentationshintergrund der obigen Äußerung MAIs anzusehen sein.
Es erhebt sich nunmehr die Frage, auf welche Weise die zueinander im Gegensatz stehenden Ziele der exakten Krankenbeobachtung und das ökonomisch wie wissenschaftlich begründete Interesse jedes einzelnen Arztes an einer möglichst großen Patientenschaft im Rahmen der Strukturen der modernen Krankenversorgung konzeptuell verknüpft werden.

Die Delegierung von Aufgaben der Krankenbeobachtung an medizinisches Hilfspersonal stellt zweifellos eine naheliegende Problemlösung dar. Die Schaffung solcher Funktionen der medizinischen Assistenz kann zum einen auf tradierte Vorbilder zurückgreifen (263), zum anderen stellt eine solche Konstruktion der Zuweisung von abgegrenzten Teilarbeitsfunktionen an eine hinsichtlich der Hierarchisierung von Arbeit und Kompetenzen abhängige Personalgruppe das unumschränkte Behandlungsmonopol des Arztes nicht in Frage. Die Delegierung von Aufgaben der medizinischen Assistenz an das Krankenwartpersonal bietet sich auch deshalb an, weil es aufgrund der Erfordernisse grundpflegerischer Arbeit seinen ständigen Arbeitsort ohnehin in der Nähe des Krankenbettes hat. Die Zuweisung von Aufgaben der medizinischen Assistenz an die Krankenwartung hat zur Konsequenz, daß sich die Komplexität der Struktur pflegerischer Arbeit vergrößert. Aufgaben und Ziele pflegerischer Arbeit bestimmen sich nicht mehr allein aus der Orientierung an den Bedürfnissen des kranken Menschen und des mittelbaren therapeutischen Wertes der Pflege. Sie leiten sich nunmehr auch unmittelbar aus den Erfordernissen medizinischen Handelns ab bzw. sind unmittelbar durch die Tätigkeit des Arztes determiniert. (264)

Steigende Anforderungen hinsichtlich der Qualifikation des Krankenwartpersonals dürften als eine weitere Folge der Hereinnahme von Aufgaben der medizinischen Assistenz in die Krankenwartung anzusehen sein. Die ausführliche Behandlung von Aufgaben der medizinischen Assistenz in den frühen Krankenpflegelehrbüchern sowie z.T. auch die insbesondere im Hinblick auf die Charité-Schule zu konstatierende Verknüpfung von theoretischer und praktischer Ausbildung in der Krankenwartung sind Ausdruck dieser Tatsache.

Als grundlegendes Problem stellt sich für die zeitgenössischen Autoren aber auch hier wiederum die Frage der "nothwendigen Eigenschaften", d.h. der dispositiven Befähigung des Krankenwartpersonal für (weisungsgebundene) Aufgaben der medizinischen Assistenz.

Bevor ich mich näher mit den entsprechenden Verhaltensforderungen auseinandersetze, sei darauf hingewiesen, daß grundsätzlich zwei Formen der medizinischen Assistenz zu unterscheiden sind; und zwar erstens die sachkundige Ausführung ärztlicher Anordnungen während der Abwesenheit des Arztes vom Krankenbett. Hierzu gehören beispielsweise die Verabreichung der Arznei sowie die handwerksmäßig erlernbare Anwendung sogenannter äußerer Heilmittel (etwa verschiedene Formen von Umschlägen, Einreibungen und Einspritzungen). Im Hinblick auf diesen Aufgabenbereich fungiert das Krankenwartpersonal primär als Ausführungsorgan des Arztes. Zweitens: Hinsichtlich der Übertragung von Aufgaben der Krankenbeobachtung an die Krankenwartung wird dem Krankenwartpersonal primär eine zwischen dem Kranken und dem Arzt vermittelnde Funktion zugewiesen. Metaphorisch umschreiben läßt sich dies auch mit der Formulierung, das Krankenwartpersonal stelle das verlängerte Auge und Ohr des Arztes dar. Im Hinblick auf den zuerst genannten Bereich wäre entsprechend von dem Krankenwartpersonal als der verlängerten Hand des Arztes zu sprechen.

ad 1:
Im Kontext von Aufgaben der Verabreichung von inneren und äußeren Heilmitteln werden "Eigenschaften" wie "Zuverlässigkeit" und "Standhaftigkeit" gefordert. Es handelt sich hierbei um Verhaltensforderungen, die sicherstellen sollen, daß bei der Ausführung therapeutischer Hilfsmaßnahmen in keiner Weise von den ärztlichen Anordnungen abgewichen wird. In gewisser Weise konkretisieren sie lediglich die übergeordnete Forderung des "Gehorsams" im Hinblick auf den Aufgabenbereich der medizinischen Assistenz.
Wie bereits oben angedeutet, haben dabei therapeutische Maßnahmen grundsätzlich Vorrang vor der Berücksichtigung der subjektiven Bedürfnisse des ("unvernünftigen") Kranken; denn der "Krankenwärter" soll auch dann nicht von der Vorschrift des Arztes abweichen, wenn die Arzneien

> *"... von einer solchen Beschaffenheit sind, daß sie die Schmerzen des Kranken auf einige Augenblicke vermehren; er muß daher standhaft aber nicht unempfindlich, widersprechend aber nicht hart seyn." (265)*

Daß sich Aufgaben der genannten Art auf verschiedene Weise realisieren lassen, macht HEYFELDER deutlich, wenn er wie folgt formuliert:

> *"Widerspenstige Kranke suche man durch Zureden zum Arzneinehmen zu bewegen. Schlummert ein Kranker, und der Arzt hat einen regelmäßigen Fortgebrauch auch für diesen Fall angeordnet, so wecke man den Kranken leise und flösse ihm langsam die Arznei ein." (266)*

Von den meisten Autoren wird schließlich gefordert, daß Krankenwärter(-innen) die Fertigkeiten des Lesens und Schreibens besitzen, zumindest aber Geschriebenes entziffern können sollen. Die Begründung hierfür erscheint einleuchtend.

> *"Wärter und Wärterinnen müssen durchaus Geschriebenes lesen können, damit sie die Aufschriften an den Arzneien unterscheiden können und nicht etwa gar äußere Arzneimittel mit innern verwechseln, wodurch Lebensgefahr, selbst Tod der Kranken herbeigeführt werden kann." (267)*

Vermutlich erfüllten nur wenige Bewerber für den "Krankendienst" diese Voraussetzung (268). Hieran wird wiederum deutlich, daß die Autoren bei der Formulierung von für die Ausübung der Krankenwartung 'notwendigen' Voraussetzungen nicht reflektieren, ob diese bei dem potentiellen Kreis von Bewerbern überhaupt gegeben sind. Keiner der Autoren denkt daran, die Vermittlung von 'Grundfertigkeiten' des Lesens in die Krankenwartausbildung einzubeziehen. DIEFFENBACH meint sogar, daß das Nicht-Vorhandensein von entsprechenden Fertigkeiten als Indiz für die Nicht-Eignung einer Person für die Krankenwartung gewertet werden kann.

> *"Dann läßt sich auch annehmen, daß ein Mensch, welcher nicht einmal lesen kann, gar keine Schule besucht habe, und daher sehr roh und ungebildet sein müsse." (269)*

ad 2:
Das Schreiben-Können wird von einigen Autoren auch als eine für die Erfüllung von Aufgaben der Krankenbeobachtung sinnvolle Fertigkeit bezeichnet. Dabei wird insbesondere die Vorteilhaftigkeit der Möglichkeit zur schriftlichen Fixierung von beobachteten Krankheitssymptomen betont (270). Bezeichnenderweise werden Erwägungen dieser Art zum einen nur von wenigen Autoren angestellt, zum anderen wird von diesen Autoren lediglich die Vorteilhaftigkeit, nicht jedoch eine Notwendigkeit in Betracht gezogen. Dies kann als eine gewisse realitätsbezogene Skepsis gewertet werden.

Ein Teil der untersuchten Lehrbücher enthält einen Katalog standardisierter Beobachtungskriterien (271). Die Autoren verfolgen damit die Intention, den Blick einer Krankenwärterin bzw. eines Krankenwärters für medizinisch besonders relevante Sachverhalte zu schärfen. Die Beobachtungsleistung des Krankenwartpersonals sollte sich jedoch nicht auf diese bezeichneten Sachverhalte beschränken, vielmehr sollte es alle passiven und aktiven Lebensäußerungen des Kranken zu jedem Zeitpunkt und in ihrer jeweiligen Veränderung registrieren und diese Summe von Beobachtungen dem Arzt en detail mitteilen. KRÜGELSTEIN und MAI sprechen in diesem Zusammenhang bezeichnenderweise davon, der "Krankenwärter" solle "gleichsam ein lebendiges Tagebuch seyn" (272).

Im Hinblick auf Aufgaben der Krankenbeobachtung bezieht sich die bereits erwähnte vermittelnde Funktion der Krankenwartung also primär auf eine stellvertretende Sammlung von Informationen sowie deren Weitergabe an den Arzt. Es wurde an anderer Stelle schon angedeutet, daß dabei auch andere Gesichtspunkte mit ins Spiel kommen. Die besondere Vertrautheit des idealen "Krankenwärters" mit der Person und den Bedürfnissen des Kranken prädestiniert ihn geradezu dafür, Informationsquelle für den Arzt zu sein. Sachverhalte, die dem nur zeitweilig am Krankenbett anwesenden Arzt entgehen müssen, werden auf diese Weise für den Arzt erschlossen und für ihn zu verwertbaren Informationen.

Die Formulierung, der "Krankenwärter" solle "Mittelsmann zwischen dem Arzt und dem Kranken" sein (273), beinhaltet, dies wurde weiter oben dargelegt, nicht allein eine Festlegung des "Krankenwärters" auf die Aufgabe, Beobachtungsorgan zu sein, sondern auch die Aufgabe, vermittelnd für die Aufrechterhaltung der ärztlichen Autorität tätig zu sein (274).

Folgt man den Ausführungen MAIs, dann kommt der Krankenbeobachtung im Rahmen der Aufgaben der medizinischen Assistenz besondere Bedeutung zu, denn er spricht davon, daß es seine "Hauptabsicht" bei der Errichtung der Krankenwartschule gewesen sei,

> *"... vernünftige, fleisige Beobachter am Krankenbette zu bilden, welche jenes, was in Abwesenheit des meistens zu viel beschäftigten Arztes, besonders in der Nacht, bei dem Kranken erscheinet, genau beobachten." (275)*

Desweiteren berichtet er, daß er im mündlichen Unterricht "bei dem Beobachtungsgeist am Krankenbette (...) am längsten" verweile (276). Die in diesem Kontext erörterten "Eigenschaften" beziehen sich auf die Genauigkeit der Beobachtung des Kranken ("Aufmerksamkeit", "Beobachtungsgeist"), auf deren Kontinuität ("Wachsamkeit") sowie auf die unverfälschte Wiedergabe gemachter Beobachtungen ("Wahrhaftigkeit") (277). Das Vorhandensein dieser "Eigenschaften" setzt beim 'idealen Krankenwärter' die Identifikation mit der rein assistierenden Funktion seiner Tätigkeit sowie die Anerkennung der Unterordnung der Krankenwartung unter die Medizin voraus. Im Vergleich zu den Aufgaben der reinen Ausführung ärztlicher Anweisungen wird ihm bei der Krankenbeobachtung ein größeres Maß an selbständigem Handeln abverlangt; denn die Standardisierung von Beobachtungskriterien kann lediglich als Hilfestellung für eine dem Anspruch nach umfassende Krankenbeobachtung, die die Wahrnehmung unvorhersehbarer Details und "Zufälle" einschließt, sein. Dies bedeutet aber auch, daß ärztliches Handeln in besonderem Maße an eine fachlich qualifizierte Krankenwartung geknüpft ist.

II. 4.4. KRANKENWARTUNG - EINE GESCHLECHTSSPEZIFISCHE TAETIGKEIT ?

Wenn auch nur in insgesamt zwei der untersuchten Lehrbücher - und hier eher beiläufig - die 'Geschlechterfrage' angesprochen wird, so erscheint eine Auseinandersetzung mit dieser Auffassung insbesondere deshalb bedeutsam, weil mit der Annahme einer besonderen Eignung des weiblichen Geschlechts für Aufgaben der Pflege und Versorgung kranker Menschen der für die Krankenwartung idealiter in Betracht kommende Personenkreis eingeengt und zugleich konkreter bestimmt wird.

Um einschätzen zu können, ob es sich hierbei analog der Formulierungen "nothwendiger Eigenschaften" um eine Auffassung programmatischer Art handelt oder ob diese lediglich Ausdruck realer Entwicklungstendenzen einer geschlechtsspezifischen Arbeitsteilung in der Krankenwartung sind, ist es sinnvoll, die verfügbaren Informationen über die geschlechtsspezifische Zusammensetzung des Krankenwartpersonals in Form eines kurzen Exkurses zusammenzufassen.

II.4.4.1. EXKURS: DIE GESCHLECHTSSPEZIFISCHE ZUSAMMENSETZUNG DES KRANKENWARTPERSONALS

In den meisten der oben untersuchten frühen Krankenpflegelehrbüchern steht die Sprachform "Krankenwärter" als Bezeichnung der mit der Krankenwartung betrauten Personen im Vordergrund. Seltener ist ausdrücklich von den "Krankenwärtern und Krankenwärterinnen" die Rede. Die maskuline Sprachform "Krankenwärter" hat zwei Bedeutungsvarianten. Sie bezeichnet sowohl das männlich Wartpersonal als auch das Wartpersonal überhaupt. Sprachkonventionen dieser Art sind ja auch heute noch durchaus geläufig. Über die Verteilung der Geschlechter in der Krankenwartung sagt daher die Sprachform "Krankenwärter" nichts aus (278).

Es gibt gleichwohl Anhaltspunkte dafür, daß der Anteil der Krankenwärterinnen am Krankenwartpersonal denjenigen der Krankenwärter überwog. Die Statistik von GEDIKE über die Prüflinge der Krankenwartschule an der Charité weist ein Verhältnis von drei zu sieben der männlichen zu den weiblichen Krankenwartschülern aus (279). Bei REYHER - und ganz ähnlich auch bei KRÜGELSTEIN - findet sich die Feststellung, daß man von "je her geneigter" war, "den Krankenwärterinnen vor den Krankenwärtern den Vorzug einzuräumen". (280)

Ein Indiz für die Annahme eines höheren Anteils der Krankenwärterinnen an der Gesamtheit des Krankenwartpersonals kann darin gesehen werden, daß Frauenarbeit geringer entlohnt wurde als Männerarbeit. Ein Hinweis hierauf findet sich bei WENDEHORST. Am Juliusspital in Würzburg betrug der Lohn einer Wärterin 4/5 des Lohnes eines Wärters (281). Ein ähnliches Lohngefälle ist auch noch zu Beginn des 20.Jahrhunderts in der Krankenwartung zu verzeichnen (282). KRÜGELSTEIN bezeichnet es als einen "Vorzug der Weiber", daß ihr Lohn geringer sei als der der Krankenwärter (283).
Insofern der Preis der Ware Arbeitskraft nur als ein möglicher unter vielen anderen Steuerfaktoren für die Verhältnisse auf dem Arbeitsmarkt anzusehen ist, kann die Billigkeit der weiblichen Arbeitskraft das vermutete Phänomen nicht hinreichend erklären (284).
Im übrigen widerspricht diese Annahme dem weiter oben geschilderten Sachverhalt, daß in zeitgenössischen Krankenhausbeschreibungen zumeist von einer nach dem Geschlecht der Kranken getrennten Wartung durch Wärter bzw. Wärterinnen die Rede ist (285).
WOLFF berichtet darüber hinaus von einem gegen Ende des 18.Jahrhunderts unternommenen, gleichwohl gescheiterten Versuch, ausschließlich weibliche Personen in der Krankenwartung zu beschäftigen.

> *"Unter Kaiser Joseph wurden in diesen Ländern bloß weibliche Personen zur Krankenpflege genommen; der Erfolg soll aber nicht günstig gewesen seyn, da die guten Sitten dabei gelitten haben sollen, besonders vertrugen die Wiedergenesenden die weibliche Bedienung nicht gut." (286)*

Hieraus geht hervor, daß auch Bedenken der "Sittlichkeit" gegen eine ausschließlich durch weibliche Personen ausgeübte Krankenwartung wirksam waren.

Es kann als Ergebnis lediglich mit Sicherheit festgestellt werden, daß im deutschen Raum Krankenwartung keine ausgesprochen geschlechtsspezifische Tätigkeit darstellte.

II. 4.4.2. DIE BESONDERE EIGNUNG DES WEIBLICHEN GESCHLECHTS FUER DIE KRANKENWARTUNG

Im Hinblick auf Aussagen über die besondere Eignung des weiblichen Geschlechts für Aufgaben der Krankenwartung erscheint es bemerkenswert, daß von den untersuchten frühen Krankenpflegelehrbüchern sich REYHERs "Anweisung zur Krankenwartung und Krankenpflege" an eine ausschließlich weibliche Leserschaft richtet. Dies findet sich u.a. in dem sich durch das gesamte Lehrbuch ziehenden Gebrauch der weiblichen Sprachform "Krankenwärterin" dokumentiert. Es ist anzunehmen, daß der Autor davon ausging, daß ein hinreichendes Potential an weiblichen Lesern bzw. an Krankenwärterinnen vorhanden sei.
Trotz der Feststellung, daß Krankenwartung keine typische geschlechtsspezifische Tätigkeit darstellte, kann nicht ausgeschlossen werden, daß regionale wie auch sektorale (287) Unterschiede in der Verteilung der Geschlechter bestanden. Nimmt man solche Unterschiede an, dann ließe sich REYHERs Vorgehensweise darauf zurückführen, daß sich in ihr die Verhältnisse in der Krankenwartung in seiner näheren Umgebung widerspiegeln. Im Hinblick auf das Krankenwartwesen überhaupt kommt diesem Vorgehen jedoch zweifellos ein programmatischer Stellenwert zu.

Überraschend kurz fällt REYHERs Begründung einer besonderen Eignung des weiblichen Geschlechts für die Krankenwartung aus:

> *"Wenn man die wirklich Rasenden (...) ausnimmt, so ist es keinem Zweifel unterworfen, daß die weibliche Pflege sorgfältiger und milder sey, als die männliche." (288)*

In dieser Aussage deutet sich an, daß der Autor zwischen den geforderten Eigenschaften einer "rechtschaffenen" Krankenwärterin und weiblichen Eigenschaften, insbesondere im Hinblick auf die Pflege, eine gewisse Entsprechung sieht. Worauf sich allerdings diese Auffassung gründet, ist aus dem Text nicht ersichtlich. Als unwahrscheinlich ist es anzunehmen, daß der Autor der Meinung war, in dem weiblichen Sozialcharakter seien an sich alle für die Krankenwartung erforderlich erachteten "Eigenschaften" enthalten (289).

Für KRÜGELSTEIN begründet sich die Vorteilhaftigkeit einer weiblichen Krankenwartung nicht nur durch spezifisch weibliche Eigenschaften wie Sanftmut und Geduld, die ja auch für die Ausübung der Krankenwartung als unabdingbar gefordert werden, sondern auch aus arbeitsökonomischen Gründen. Im Hinblick auf die familiale Pflege sieht er es als eine Selbstverständlichkeit an, daß diese von der Hausmutter ausgeübt wird. Im Falle der Krankheit eines Hausangehörigen stellen nach ihm pflegerische Arbeiten und andere im Haus anfallende Arbeiten einen organischen Zusammenhang dar.
Der Einsatz von weiblichen Arbeitskräften in der Krankenwartung würde sich u.a. deshalb als vorteilhaft erweisen, weil viele Aufgaben innerhalb der Krankenwartung den im Haus anfallenden Arbeiten ähnlich seien (290).
Diese Argumentation findet sich auch in einer Äußerung, die der KRÜNITZschen Enzyklopädie entnommen ist und hier aus Gründen der Anschaulichkeit zitiert werden soll.

> *"Das Geschäft des Krankenwartens ist aus mancherley kleinern Arbeiten zusammengesetzt, deren sehr viele bloß von Frauens-Personen verrichtet zu werden pflegen. Die Reinigung schmutziger, durch mancherley Ausleerungen verunreinigten Wäsche, gehört vorzüglich dahin. Es müßte als dieses Geschäft, wofern man einen männlichen Kranken-*

> *Wärter wählt, entweder von den weiblichen Haus-Genossen verrichtet, oder es müßte eine besondere Frau dazu angenommen werden. Beydes fällt weg, wenn die Wartung des Kranken von einer Frauensperson besorgt wird, ..." (291)*

KRÜGELSTEIN hält dennoch eine Anstellung von männlichen Wärtern in der Krankenwartung für sinnvoller; denn neben positiven Eigenschaften wie Sanftmut, Geduld, etc. schreibt er den Krankenwärterinnen einen Hang zur Geschwätzigkeit, Falschheit und zum Aberglauben zu. Diese Eigenschaften würden insbesondere dann zum Vorschein kommen, wenn die Krankenwärterinnen sich "ohne Aufsicht" wähnen. Auch würden sie häufig den Arzt hintergehen. Er plädiert daher, wenn eine Wahl zwischen "gleich Guten" besteht, für eine bevorzugte Anstellung von Krankenwärtern (292).
Dieses von KRÜGELSTEIN gezeichnete ambivalente Frauenbild findet sich im übrigen auch bei REYHER (293). Nicht selten wird das Stereotyp der quacksalbernden, abergläubischen und rechthaberischen "Wartweiber" auch in anderen der hier untersuchten Lehrbücher, in denen sich keine Stellungnahmen zur Geschlechterfrage finden, bemüht (294).

Zusammenfassend kann folgendes festgehalten werden. Die Frage, ob eines der beiden Geschlechter für die Ausübung der Krankenwartung als besonders geeignet anzusehen ist, wird von zwei Autoren angesprochen. Dabei spielen folgende Gesichtspunkte eine Rolle. Es wird eine gewisse Entsprechung zwischen weiblichen Eigenschaften und den zur Krankenwartung erforderlich erachteten Eigenschaften behauptet. Für KRÜGELSTEIN sind darüber hinaus bestimmte Aufgaben der Krankenwartung hausarbeitsähnlich. Der programmatische Stellenwert, den diese Auffassungen im Kontext der Tatsache der Krankenwartung als nicht typischerweise von bloß einem Geschlecht ausgeübter Tätigkeit haben, relativiert sich durch das ambivalente Frauenbild der Autoren sowie dadurch, daß sich in den Lehrbüchern lediglich Andeutungen eines Konzeptes weiblicher Krankenwartung finden.

II. 5. ZUSAMMENFASSUNG

Die beiden beschriebenen Krankenwartschulen sowie auch die frühen Krankenpflegelehrbücher können als Versuche zu einer Umgestaltung des Krankenwartwesens verstanden werden, die vermittels einer Neudefinition der Krankenwartung, einer Standardisierung des für die Krankenwartung notwendigen Wissens sowie z.T. auch der Einrichtung von Ausbildungsstätten erstens die Heranbildung eines "Standes" fachlich qualifizierter sowie persönlich geeigneter Krankenwärter(-innen), zweitens die Abgrenzung der Krankenwartung von der Medizin sowie die Unterordnung des Krankenwartpersonals unter die Autorität des Arztes und drittens eine gesellschaftliche Aufwertung der Krankenwartung zum Ziel hatten. Diese Versuche zu einer Umgestaltung des Krankenwartwesens sind als Reaktionen auf die "Krise" der Krankenpflege in der ersten Hälfte des 19.Jahrhunderts sowie auch als Ansätze zu deren Überwindung zu werten.

Insofern davon auszugehen ist, daß in der ersten Hälfte des 19.Jahrhunderts überhaupt nur zwei bedeutende Versuche zur Errichtung von Krankenwartschulen unternommen wurden, und insofern, vorbehaltlich der Ergebnisse detaillierterer Studien zum Krankenwartwesen, andere Ansätze zur Institutionalisierung einer Krankenwartausbildung als relativ bedeutungslos einzustufen sind, kann die von ärztlicher Seite beabsichtigte Umgestaltung des Krankenwartwesens weitgehend als gescheitert angesehen werden.
Die nahezu ausschließlich von Ärzten verfaßten Lehrbücher über Krankenwartung stellten zwar eine wichtige Voraussetzung für eine Reformierung der Verhältnisse in der Krankenwartung dar; denn in ihnen wurden erstmals pflegerisches Wissen systematisiert und Techniken pflegerischen Handelns beschrieben sowie berufsethische Grundlagen und berufliche Verhaltensnormen formuliert. Fragen der praktischen Umsetzung von Reformvorstellungen wurden jedoch nicht reflektiert; der "rechtschaffene Krankenwärter" blieb ein ideales Konstrukt.

Anhand der Mannheimer Krankenwartschule konnte exemplarisch aufgezeigt werden, daß als Ursachen für das Scheitern der Initiative Mais u.a. Widerstände aus Kreisen der Ärzteschaft selbst in Betracht zu ziehen sind. Es ist anzunehmen, daß hierbei die Tatsache nicht vereinheitlichter Normen der Ausübung der Heilkunde und damit das Vorhandensein einer Vielzahl an z.T. untereinander in Konkurrenz stehender Gruppen und Subgruppen von Ärzten und Heilpersonen eine wesentliche Rolle spielte. Das Vorhaben, Krankenwärter(-innen) fachlich zu qualifizieren, wurde von den Kritikern Mais nicht als Vehikel ärztlicher Professionalisierung begriffen, sondern als Mittel zur Vergrößerung des Potentials an "ungebildeten" Konkurrenten. Daß Befürchtungen dieser Art durchaus eine reale Grundlage in der Selbstdefinition des herkömmlichen Krankenwartpersonals hatten, wurde anhand der Auseinandersetzung mit den zeitgenössischen Erörterungen zu den sogenannten nothwendigen Eigenschaften des Krankenwartpersonals deutlich.
Folgende Schlußfolgerung liegt nahe. Wenn auch die Durchsetzung der modernen Krankenhausmedizin sich zunächst nur in größeren Anstalten vollzog, so hat die Umgestaltung des Krankenwartwesens als ein objektives Erfordernis der sich herausbildenden Institution des modernen Krankenhauses zu gelten. Jedoch erst mit der Verankerung des ärztlichen "Einheitsstandes" entfiel ein wesentlicher Hemmfaktor für die Einrichtung von Krankenwartschulen. Damit wäre der Sachverhalt erklärt, daß in der ersten Hälfte des 19.Jahrhunderts nur wenige Versuche unternommen wurden, Reformintentionen praktisch umzusetzen.

Die Krankenwartschule an der Berliner Charité war - soweit sich dies auf der Grundlage des untersuchten Quellenmaterials rekonstruieren ließ - von ihrer Konzeption her stärker als die Maische 'Schule' auf rein medizinisch-pflegerische Ziele ausgerichtet.

Eine Bedeutung für die weitere Entwicklung der Krankenpflege hatten diese beiden 'Schulen' insofern, als sie hinsichtlich der praktizierten Verknüpfung von theoretischer und praktischer Ausbildung, der institutionellen Anbindung der Ausbildungseinrichtung an ein Krankenhaus sowie der Durchführung des theoretischen Unterrichts durch einen Mediziner als Vorbild für alle späteren Formen der Krankenpflegeausbildung in Deutschland zu gelten haben.
Das Ziel der Heranbildung eines ausgebildeten "Krankenwärterstandes" ist jedoch nicht erreicht worden. So ist etwa dem Mitte des 19.Jahrhunderts verfaßten Bericht Esse's über das Charité-Krankenhaus zu entnehmen, daß die an die Krankenwartausbildung geknüpften Erwartungen, selbst unter Berücksichtigung der regional begrenzten Wirkungsmöglichkeit dieses Reformversuches, nicht erfüllt wurden.

Dies, sowie auch die vergleichsweise geringe Bedeutung der in der zweiten Hälfte des 19.Jahrhunderts gegründeten Krankenwartschulen für die Heranbildung eines qualifizierten und geachteten Pflegepersonals, ließ danach fragen, ob nicht auch in dem zeitgenössischen Konzept von Krankenwartung selbst Gründe angelegt waren, die eine Realisierung von Reformintentionen behinderten.

Die für die zeitgenössische Sichtweise typische Reduzierung des "Problems der Krankenwartung" auf ein individuelles "Problem der Krankenwärter(-innen)" hatte zur Folge, daß mit der Ausblendung der sozialen Lage des Krankenwartpersonals auch die Motive und subjektiven Orientierungen dieser Personengruppe aus dem Blickfeld gerieten. Der "rechtschaffene Krankenwärter" wurde als ein Ideal konstruiert, welches orientiert an traditionellen religiösen Leitbildern völlig abgehoben war von den realen Lebens- und Arbeitsbedingungen potentieller Trägergruppen von Krankenwartung; denn durch das niedrige Lohnniveau sowie auch durch das niedrige soziale Ansehen der Krankenwartung war der Kreis potentieller Bewerber von vornherein eingeengt.
Mit der Konzeptualisierung der Krankenwartung als ein DIENST wird im übrigen ein niedriges Lohnniveau als Merkmal jeglicher "guter" Krankenwartung ausgewiesen. Bemerkenswert erscheint dabei, daß die lohnarbeitsmäßige Organisation der Krankenwartung von den Zeitgenossen selbst als tendenziell zum Konzept der Krankenwartung als ein DIENST im Widerspruch stehend gesehen wurde. Überdeckt wurde diese Erkenntnis gleichwohl durch eine umso deutlichere Betonung der für die Ausübung der Krankenwartung notwendigen ethischen Gesinnung.

Es ist desweiteren festzuhalten, daß das in den untersuchten frühen Krankenpflegelehrbüchern vertretene Konzept von Krankenwartung auf den sich abzeichnenden Entwicklungstendenzen der Herausbildung neuer Formen der Arbeitsteilung von Medizin und Pflege im modernen Krankenhaus aufbaute; zukünftige Formen der arbeitsteiligen Kooperation von Medizin und Krankenpflege werden hier insbesondere in der Festlegung des Kompetenzbereiches der Krankenwartung sichtbar.

Die Zuweisung von Aufgaben der Sorge um die Grundbedürfnisse und um das subjektive Wohlbefinden des Kranken an die Krankenwartung war Ausdruck der durch das naturwissenschaftliche Krankheitsverständnis bedingten

Aufspaltung der kranken Menschen in die Krankheit an sich und in den Menschen in einer besonderen Lebenslage, die die Arbeitsteilung von Medizin und Pflege strukturierte. In diesem Konzept stellte Pflegearbeit eine notwendige Vorleistung für medizinisches Handeln dar, welches die Krankheit und nicht den kranken Menschen in den Mittelpunkt ihres Geschehens rückte.
Aufgaben der genannten Art wurde grundsätzlich ein therapeutischer Stellenwert zugemessen. Damit erschienen die von Ärzten formulierten pflegerischen Verhaltensnormen sowie auch die Unterordnung der Pflege unter die Medizin nicht nur durch berufsständische Interessen begründet, sondern auch durch sachliche Gründe gerechtfertigt.

Der Aufgabenbereich der Krankenwartung wurde jedoch nicht allein durch die Funktionen der Pflege, sondern auch durch solche der medizinischen Assistenz bestimmt. Die Delegierung von Aufgaben der medizinischen Assistenz ließ aus der Sicht der Autoren eine Definition der Krankenwartung als eine dem ärztlichen Handeln grundsätzlich untergeordnete Tätigkeit sogar als eine sachliche Notwendigkeit erscheinen. Für das ärztliche Handeln stellte die Übertragung von häufig wiederkehrenden und handwerksmäßig erlernbaren therapeutischen Hilfsmaßnahmen sowie von Aufgaben der Krankenbeobachtung eine entlastende Funktion dar.
Für das pflegerische Handeln hatte die zweiseitige Bestimmtheit - d.h. die Orientierung an den Bedürfnissen des Kranken einerseits und den medizinischen Anforderungen andererseits - zur Folge, daß der Pflegende gegensätzliche und z.T. zueinander im Widerspruch stehende Anforderungen zu vermitteln hatte.

Die Absicht der ärztlichen Autoren, die Krankenwartung zu reformieren, ist schließlich auch als Ausdruck ärztlicher Professionalisierungsbestrebungen zu werten; denn nahezu ausschließlich Ärzte traten als Verfasser der frühen Krankenpflegelehrbücher auf, und die Ausübung der Krankenwartung wurde nicht nur an die Weisungen des Arztes gebunden, der "rechtschaffene Krankenwärter" sollte auch Loyalität gegenüber dem Arzt zeigen, den Ruf des Arztes beim "Publikum" fördern sowie dessen Interessen vor dem Patienten vertreten.

K A P I T E L   III

DIE KRANKENPFLEGEORGANISATIONEN

Impulse für die Herausbildung anderer Formen der Krankenpflege kamen nicht aus dem Bereich des Gesundheitswesens. Es waren vielmehr das Wiederaufleben sowie die Modifizierung traditioneller Formen religiös motivierter Armen- und Krankenpflege, die das Entwicklungsgeschehen innerhalb der Krankenpflege in der ersten Hälfte des 19.Jahrhunderts bestimmten.
Bedeutsam erscheint dabei die Tatsache, daß sich das Wirkungsfeld der beiden, in der ersten Hälfte des 19.Jahrhunderts entstandenen, größeren Organisationsformen der Krankenpflege, die Ordenspflege und die Diakonissenkrankenpflege, abgesehen von der offenen Gemeindepflege, auf kleinere und mittelgroße Hospitäler konzentrierte. Der sich schrittweise vollziehende Wandel vom Hospital zum Krankenhaus erfaßte zunächst aber nur die größeren Krankenanstalten. Dies erklärt das Phänomen, daß sich die beiden genannten Formen der Krankenpflege zunächst in relativer Unabhängigkeit von Einflüssen der Institution der Medizin entwickeln konnten. Aufgabe der nachfolgenden Abschnitte wird es sein, die Entstehungshintergründe und die anfängliche Entwicklung dieser beiden Formen der Krankenpflege zu untersuchen.

Es sei an dieser Stelle ein längeres Zitat von **MAES**, in dem sie auf gemeinsame Merkmale der im 19.Jahrhundert entstandenen Krankenpflegeorganisationen hinweist, angeführt; denn diese Charakterisierung wirft eine Reihe von interessanten Fragen auf.

> *"Alle bisher besprochenen Organisationen sind von Personen, die außerhalb des Schwesternberufs stehen, vielfach sogar von Männern, gegründet worden. Es waren nicht zuerst die Schwestern da, für die nun eine Form der Organisation gefunden werden mußte, sondern es waren Frauen und Männer da, denen entweder ein bestimmter Zweck oder eine bestimmte Idee vorschwebte, zu deren Verwirklichung nun überhaupt erst einmal Schwestern ausgebildet und erzogen werden mußten. Dabei wurde dann zugleich die Organisationsform geschaffen, in der sie in Zukunft leben und arbeiten sollten." (1)*

Wenn die Autorin schreibt, es waren "Frauen und Männer da, denen entweder ein bestimmter Zweck oder eine bestimmte Idee vorschwebte", so zielt diese Aussage u.a. darauf ab, daß diese Zwecke und Ideen nicht primär auf Ziele innerhalb der Krankenpflege gerichtet waren oder daß gar die Krankenpflege selbst Hauptzweck war. Die Pflege und Versorgung kranker und armer Menschen fungierte vornehmlich als Mittel zum Zweck, erst in zweiter Linie war sie selbst Zweck. Zur Verwirklichung der gesetzten Ziele wurden organisatorische Gebilde geschaffen.

Für diese Organisationen hat sich in der Literatur zur Geschichte der Krankenpflege die Bezeichnung Krankenpflegeorganisationen eingebürgert. Dies täuscht darüber hinweg, daß nicht die Organisierung von Krankenpflege das primäre Ziel dieser Gründungen darstellte. Gerechtfertigt erscheint diese Bezeichnung dennoch; und zwar nicht so sehr aufgrund der Tatsache, daß von seiten der Gründer der Organisationen die Krankenpflege häufig als Hauptzweck genannt wurde, als vielmehr dadurch, daß durch diese Organisationen auch gesellschaftliche Aufgaben der Krankenpflege organisiert wurden und daß der Zweck der Krankenpflege im Verlaufe des 19.Jahrhunderts immer mehr in den Vordergrund trat. Die Auseinandersetzung der Organisationen mit den Verhältnissen in der Krankenversorgung sowie die Anpassung dieser traditionellen Formen der Pflegeausübung an die veränderte Struktur der Pflegetätigkeit wurde organisationsrelevanter Gegenstand. Anhand der Geschichte der Krankenpflegeorganisationen läßt sich mithin die zunehmende Verschränkung von nicht-medizinischen mit medizinischen Zielen und Zwecken innerhalb der Krankenpflege nachvollziehen.

Die Ausrichtung auf nicht-medizinische Zwecksetzungen beider Krankenpflegeorganisationen, der Ordenspflege und der Diakonissenkrankenpflege, läßt vermuten, daß sich deren Konzept von Krankenpflege von dem oben diskutierten Konzept von Krankenwartung unterschied. Eine Untersuchung der Merkmale beider Formen der Krankenpflege wird jedoch nicht nur auf Unterschiede zu dem ärztlichen Konzept der Krankenwartung abheben können. Im Hinblick auf die zunehmende Verschränkung von nicht-medizinischen mit medizinischen Zwecksetzungen wird auch den Gemeinsamkeiten besondere Beachtung zu schenken sein.
Evidenz besitzt desweiteren die Frage nach den Konsequenzen, die sich aus der Herausbildung eigenständiger, d.h. nicht durch die Institution der Medizin geprägter Organisationsformen der Krankenpflege im Hinblick auf das Verhältnis von Medizin und Krankenpflege, und hier insbesondere der arbeitsteiligen Kooperation beider Bereiche, ergaben.

Sowohl in der Ordenspflege als auch in der Diakonissenkrankenpflege wurden vornehmlich Frauen für Pflegearbeit organisiert. Bedeutsam erscheint dabei insbesondere, daß die Gründer der Organisationen Personen waren, "die außerhalb des Schwesternberufs" standen und "vielfach sogar (..) Männer" waren.
Mit den oben untersuchten ärztlichen Reformbestrebungen der Krankenwartung hatten diese Organisationsformen der Krankenpflege also gemeinsam, daß die betroffenen Arbeitskräfte nicht als Initiatoren in den Vordergrund traten.
Ein wesentlicher Unterschied ist aber darin zu sehen, daß die Organisationen nicht auf die Umerziehung bereits in der Krankenwartung beschäftigter Arbeitskräfte ausgerichtet waren, die Verwirklichung der Organisationszwecke war vielmehr mit der Mobilisierung, Ausbildung und Erziehung eines nicht ausgeschöpften Potentials **weiblicher** Arbeitskräfte verknüpft. MAES spricht daher davon, daß "nicht etwa zuerst die Schwestern da" waren, "für die nun eine Form der Organisation gefunden werden mußte", sondern zur Verwirklichung bestimmter Ziele mußten "erst einmal Schwestern ausgebildet und erzogen werden".
Es wird mithin danach zu fragen sein, ob Besonderheiten der Rekrutierung von Arbeitskräften für Pflegearbeit mit dazu beigetragen haben, daß sich diese Organisationsformen der Krankenpflege gegenüber dem System der Krankenwartung durchsetzten konnten.

Berücksichtigt man desweiteren, daß, wie erwähnt, die Zwecksetzungen der Krankenpflegeorganisationen nicht primär auf Ziele innerhalb der Krankenpflege gerichtet waren, dann wird plausibel, daß es sich hierbei zunächst nicht um ausgesprochene **berufliche** Organisationsformen der Krankenpflege handelte.
Charakteristikum der Organisierung von Frauenarbeit war, daß die Organisationen zugleich eine Lebens- und Arbeitsform der weiblichen Arbeitskräfte darstellten. "Dabei wurde dann", stellt MAES fest, "die Organi-

sationsform geschaffen, in der sie in Zukunft leben und arbeiten sollten".
Es erhebt sich die Frage nach den Hintergründen dafür, weshalb sich vor allem Frauen dem Bereich sozialpflegerischer Arbeit zuwandten, bzw. weshalb Frauen für Pflegearbeit mobilisiert wurden.

Die Gliederung der nachfolgenden Untersuchungsteile orientiert sich primär an der Organisationsgeschichte. Dabei beschränke ich mich auf die Diskussion der beiden bedeutendsten Organisationsformen der Krankenpflege in der ersten Hälfte des 19.Jahrhunderts, und zwar die Barmherzigen Schwestern - selbst schon ein Sammelbegriff für verschiedene kleinere und größere Orden - für die Ordenspflege und die Kaiserswerther Diakonissenanstalt für die Diakonissenkrankenpflege.
Eine weitere Eingrenzung wird dahingehend vorgenommen, daß auf die Beschreibung der jeweiligen Entstehungsphasen dieser Organisationen besonderer Wert gelegt wird.
Ein anderer Gesichtspunkt der Gliederung ist die zeitliche Abfolge bzw. der Entstehungszeitpunkt der nachfolgend untersuchten Ereignisse, Prozesse und Krankenpflegekonzepte.

Zunächst werde ich mich mit den Frauenvereinen der Befreiungskriege auseinandersetzen (III.1). Diese werden in der Literatur zur Geschichte der Krankenpflege als ein auslösendes Moment des Engagements von Frauen für sozialpflegerische Arbeit aufgefaßt.
Anschließend wird das Wiederaufleben der katholischen Ordenspflege untersucht werden. Die Ordenspflege ist diejenige Organisationsform der Krankenpflege, die sich zu Beginn des 19.Jahrhunderts zuerst herausbildete (III.2.). Vor dem Hintergrund dieser beiden Themenkomplexe erfolgt eine exemplarische Erörterung von (protestantischen) Krankenpflegekonzepten (III.3.), die zugleich eine Voraussetzung für das Verständnis der Entstehung der Diakonissenkrankenpflege sowie der Entwicklung der Krankenpflege zu einer geschlechtsspezifischen Tätigkeit darstellt (III.4). Abschließend werde ich einige ergänzende Überlegungen zur sozialen Herkunft der weiblichen Pflegekräfte, ihres Verhältnisses zu den Kranken und der Bewertung ihrer Tätigkeit durch Ärzte anstellen (III.5.).

III. 1. DIE FRAUENVEREINE ZUR ZEIT DER BEFREIUNGSKRIEGE

In historischen Beschreibungen zur Krankenpflege des 19.Jahrhunderts werden vielfach die Frauenvereine der Befreiungskriege als Auslöser eines "öffentlichen Dienstwillens" der "Frau" erwähnt. Das Handeln der Frauen in den Befreiungskriegen wird als Vorbild für eine soziale Betätigung von Frauen in der Öffentlichkeit aufgefaßt, und es wird davon ausgegangen, daß die Frauenvereine einen nachhaltigen Impuls auf Entwicklungen innerhalb der Krankenpflege und auf die Herausbildung der Krankenpflege zu einer geschlechtsspezifischen Tätigkeit ausübten. Gemeinsam ist diesen Beschreibungen die Idealisierung des "Frauenwirkens" in den Befreiungskriegen (2).

Ausgehend von einer Untersuchung der Aktivitäten der Frauenvereine, werde ich exemplarisch typische Idealisierungen des überlieferten Bildes der Tätigkeit von Frauen in den Frauenvereinen herausarbeiten, um schließlich die Bedeutung der Frauenvereine für die Entwicklung der Krankenpflege einzuschätzen.

Die besondere Bedeutung der Befreiungskriege in der politisch-nationalen Geschichte Deutschlands ist darin zu sehen, daß die Auflehnung gegen die napoleonische Fremdherrschaft sowohl zu einer - wenn auch nicht über das Jahr 1815 hinausgehenden - Vereinigung von letztlich unvereinbaren politischen Strömungen als auch zu einer die einzelnen Territorien übergreifenden - nahezu alle Schichten der Bevölkerung umfassenden - nationalen Bewegung führte (3). Der geleistete aktive Volkswiderstand war ebenso wie die Organisierung mittel- und unmittelbar kriegsunterstützender Hilfsmaßnahmen, welche u.a. von den Frauenvereinen getragen wurden, von nicht unerheblicher militärstrategischer Bedeutung (4).

Eine Woche nach dem Aufruf Friedrich Wilhelms III. "An mein Volk" veröffentlichten die sieben preußischen Prinzessinnen einen "Aufruf an die Frauen im Preussischen Staate", worin sie die Gründung eines "Frauen-Vereins zum Wohle des Vaterlandes" bekannt gaben und die deutschen Frauen aufforderten, Hilfsmaßnahmen zur Unterstützung des nationalen Befreiungskrieges zu organisieren (5).

Der infolge dieses Aufrufes gebildete Frauenverein wurde zum Vorbild einer Vielzahl von zunächst in Preußen, schließlich aber auch in allen anderen deutschen Staaten gegründeten Frauenvereinen (6). Diese Vereine wurden hauptsächlich von Frauen ins Leben gerufen, und die Vereinstätigkeiten wurden vor allem von Frauen getragen (7).
PHILIPPI wertet diese Aktivitäten von Frauen in der Öffentlichkeit im Hinblick auf die Stellung der (bürgerlichen) Frau in der damaligen Gesellschaft als etwas in quantitativer und qualitativer Hinsicht Neues (8).

Folgt man den Berichten GURLTs, dann läßt sich, zumindest bei der durch die kriegerischen Auseinandersetzungen unmittelbar betroffenen Bevölkerung, eine spontane Bereitschaft zur Hilfeleistung annehmen, welche lediglich eines Anstoßes bedurfte, um Gestalt anzunehmen (9). Für diese Vermutung spricht auch die Vielzahl an Vereinen, welche innerhalb kurzer Zeit als selbständige Gründungen, d.h. ohne eine zentrale Koordinationsstelle, entstanden (10) (11). Die spontane Bereitschaft zur Hilfe war jedoch an die besondere Situation des Befreiungskrieges gebunden. Dies wird u.a. daran deutlich, daß nur wenige Vereine über das Jahr 1815 fortbestanden.

Nach GURLT organisierten die Vereine hauptsächlich: 1. die Versorgung der "Verteidiger des Vaterlandes" mit Sachgütern, 2. die sachliche und personelle Unterstützung der Pflege und Versorgung verwundeter und kranker Soldaten und 3. sachliche und personelle Versorgungsleistungen für Invaliden, Witwen und Waisen (12). Aus dieser Aufstellung geht hervor, daß die Pflege und Versorgung der kranken und verwundeten "Vaterlandsverteidiger" nur einen Teil von umfänglicheren Hilfsmaßnahmen darstellten und sowohl die Beschaffung von Sanitätsmitteln im weitesten Sinne als auch die eigentliche Pflegeleistung umfaßten.

Aus dem Fragenzusammenhang dieser Arbeit ergibt sich, daß im folgenden insbesondere diesem letzten Aspekt besondere Aufmerksamkeit geschenkt wird. Dabei soll zugleich die Idealisierung des "Frauenwirkens" in der historischen Überlieferung der Ereignisse exemplarisch illustriert werden.
In historischen Beschreibungen wird nicht nur die Initiative zur Gründung von Frauenvereinen als das Verdienst von Frauen eines hohen Standes angesehen, dieser Personengruppe wird auch die Leistung "schwerster Dienste der Krankenwartung" zugeschrieben. Es wird also mit anderen

Worten behauptet, daß die Organisierung von Hilfe sowie auch die konkrete Hilfeleistung selbst von ein und derselben Personengruppe vorgenommen wurde. Beispielhaft sei hierzu eine Textstelle aus dem von RAVOTH 1875 verfaßten Artikel "Über die Ziele und Aufgaben der Krankenpflege" zitiert.

> *"Gedenken wir nun der zahlreichen Frauenvereine, die zur Zeit der sogenannten Befreiungskriege (1813-15) sich bildeten, deren Mitglieder, zum Theil den höchsten Ständen angehörend, die schwersten Dienste der Krankenwartung übernahmen." (13)*

PHILIPPI stellt dagegen in einer neueren Untersuchung folgendes fest. Als Gründungsmitglieder traten "häufig" adlige Frauen auf (14).

> *"Wo bürgerliche leitend mittun, handelt es sich meist um vornehme, reiche Damen, (...)*
> *Neben 'activen' gibt es 'subscribierende Mitglieder', und die Berichte ergeben, daß die Aktiven zwar viel helfen, daß aber auch mit untergeordnetem Personal gerechnet wird, das von den Damen des Vereins nur beaufsichtigt werden sollte." (15).*

Der Autor kommt zu dem Schluß, daß in den Frauenvereinen herkömmliche Formen philanthropischer Wohltätigkeit patriotisch gewendet wurden. Die Beschwörung des "Gemeingeistes" ermöglichte das Nebeneinanderbestehen von monarchischen und bürgerlich-"demokratisierenden" Elementen in einer "Bewegung", von der **vor allem adlige Kreise und Gebildete** angesprochen wurden (16).
Die patriotisch-nationale Ausrichtung der Vereine ging mit dem Versprechen einher, daß Standesunterschiede keinerlei Rolle spielen sollten (17). Tatsächlich wurden aber weder Standesschranken noch die Orientierung an Formen philanthropischer Wohltätigkeit überwunden (18). Dies wird u.a. an dem erwähnten Aufruf der Prinzessinnen deutlich; denn hier wurde in erster Linie mit dem Sammeln von barem Geld und Schmuck gerechnet. Erst in zweiter Linie wurden auch gewöhnlichere Stoffe sowie die "unentgeltliche Verarbeitung dieser rohen Materialien als Opfer angesehen" (19).

Die bei RAVOTH angelegte und von dem Theologen GOLTZ 1905 ausgesprochene Behauptung, "unter Aufhebung aller Kastenunterschiede" hätten "deutsche Frauen und Jungfrauen gemeinsame Arbeit" geleistet (20), trifft mithin nur in dem eingeschränkten Sinne zu, als man sie auf Frauen adliger und bürgerlicher Schichten bezogen sieht. Daß selbst noch in neueren Arbeiten zur Geschichte der Krankenpflege lediglich der Ausdruck "Frau" verwandt wird, wenn eigentlich schichtenspezifisch differenziert werden müßte, wird deutlich, wenn SEIDLER "die öffentliche weibliche Tätigkeit in den Freiheitskriegen" als Ausdruck eines "öffentlichen Dienstwillen(s) der Frau" anspricht (21), von dem "wichtige Impulse" auf die Entwicklung der Krankenpflege ausgingen (22).
Abgesehen von der Fragwürdigkeit der Verwendung des Begriffes "öffentlicher" bzw. "fraulicher Dienstwille" (23), der dadurch gekennzeichnet ist, daß bestimmte Erscheinungsformen "öffentlicher weiblicher Tätigkeit" aus ihrem konkret-historischen Entstehungszusammenhang herausgelöst und begrifflich als "fraulicher Dienstwillen" zu einer der Frau an sich innewohnenden Kraft hypostasiert werden, wird durch diese Ausdrucksweise ein schichtenspezifisches Phänomen in unzulässiger Weise verallgemeinert; denn für den "Aufbruch des weiblichen Geschlechts zu sozialem Wirken" (24) war charakteristisch, daß die Vereinsmitglieder unter 'sozialer Frauenarbeit' vor allem die **standesgemäße** Tätigkeit des ORGANISIERENS von Hilfe verstanden (25).

Eine aufschlußreiche Beschreibung eines Vereins, welcher ausdrücklich zum Zweck der "Verpflegung der kranken und verwundeten Krieger" gegründet wurde, findet sich bei GURLT (26).

> *"Der ausgesprochene Zweck des Vereins war, für eine sorgsame Krankenwartung, durch Anstellung zuverlässiger Krankenwärter und Wärterinnen Sorge zu tragen, sich selbst aber nicht an der Verpflegung der Kranken zu betheiligen. Der Verein stellte demgemäss einen Mann als Ober-Krankenwärter, eine Frau als Aufseherin der Küche und zwei andere als Krankenwärterinnen an und beschaffte einige sehr notwendige Lazareth-Utensilien". (27)*

Demnach ist die Behauptung, Frauen der "höchsten Stände" hätten "schwerste Dienste der Krankenwartung übernommen" als höchst unwahrscheinlich - zumindest aber als Ausnahme von der Regel - zu werten (28). 'Soziale Frauenarbeit' von Frauen der gehobenen Stände im Rahmen der Vereinstätigkeiten dürfte sich weitestgehend auf die ORGANISIERUNG von Hilfe beschränkt haben. Die Organisierung von Hilfe und die konkrete Hilfeleistung waren voneinander getrennt und jeweils Personengruppen verschiedener sozialer Herkunft zugewiesen.

Zusammenfassend möchte ich folgendes festhalten. Das Besondere der Frauenvereine zur Zeit der Befreiungskriege dürfte insbesondere darin zu sehen sein, daß vor dem Hintergrund der Stellung der (bürgerlichen) Frau in der damaligen Gesellschaft die Aktivitäten von Frauen aus gehobenen Sozialschichten in quantitativer und qualitativer Hinsicht etwas "Ungewöhnliches" darstellten. Dies erklärt auch, daß der handanlegenden Arbeit von Frauen der unteren Sozialschichten in der historischen Überlieferung keinerlei Beachtung geschenkt wurde; denn diese Arbeit hatte nichts "Ungewöhnliches" an sich. Sie gehörte mehr oder weniger zur 'Normalität' des Alltages.
Desweiteren wird verständlich, daß diesem "ungewöhnlichen" "Frauenwirken", welches zudem im Kontext eines für die Geschichte der deutschen Nation besonderen Ereignisses hervortrat, auch ein 'ungewöhnlicher Platz' in der historischen Überlieferung eingeräumt wurde, womit vor allem die Idealisierung des "Frauenwirkens" gemeint ist.

Es erscheint schließlich die Annahme naheliegend, daß eine idealisierte Vorstellung von der Tätigkeit der Frauen in den Befreiungskriegen auch in den in der ersten Hälfte des 19.Jahrhunderts auftauchenden Ideen und Forderungen nach einer selbständigen Stellung der Frau in der Gesellschaft sowie in Entwürfen und Bestrebungen zur Etablierung von Formen organisierter 'sozialer Frauenarbeit' fortlebte.

Im Hinblick auf die Krankenpflege läßt sich zumindest feststellen, daß in relevanten zeitgenössischen Schriften auf die Frauenvereine als ein Vorbild für verschiedene Aspekte der Tätigkeit von Frauen in der Krankenpflege Bezug genommen wurde.
So sieht beispielsweise SIEVEKING in den Frauenvereinen eine Art "Frauenbewegung", bzw. einen Ausdruck des Strebens von Frauen nach einer selbständigen Stellung in der Gesellschaft (29). Als Beispiel einer vorbildlichen Krankenpflege widmet GEDIKE in seinem "Handbuch der Krankenwartung" den Frauenvereinen einen eigenen Passus (30). Und für den bereits zitierten RAVOTH realisiert sich in den Frauenvereinen erstmals in der Geschichte "das rein humane Motiv" in der Krankenpflege (31). Die Frauenvereine vor Augen konzipiert ULRICH 1838 schließlich die Krankenpflege als "Erziehungsanstalt für Jungfrauen" analog zur allgemeinen Wehrpflicht der Jünglinge (32).

Es kann mithin ein mittelbarer Einfluß des Hervortretens von Frauen an die Öffentlichkeit in der Zeit der Befreiungskriege auf die Krankenpflege angenommen werden, derart, daß idealisierte Vorstellungen vom "Frauenwirken" in Ideen von der Krankenpflege als ein Tätigkeitsbereich des weiblichen Geschlechts eingeflossen und daß darauf aufbauende Konzepte von Krankenpflege sich historisch legitimieren konnten.
Ein UNMITTELBARER Einfluß der Frauenvereine auf die Entwicklung der Krankenpflege ist dagegen nicht anzunehmen; denn die Pflege kranker und verwundeter Soldaten stellte nur einen Bruchteil der Vereinstätigkeiten dar, und im übrigen bediente man sich hierfür der herkömmlichen Form der Krankenwartung.

III. 2. DIE ORDENSPFLEGE

Die Ordenspflege war die zeitlich erste sich in Deutschland ausbreitende Organisationsform der Krankenpflege des 19.Jahrhunderts. Sie stellte eine Form der organisierten Krankenpflege dar, die unmittelbar an Traditionen der mittelalterlichen Armen- und Krankenpflege anknüpfte. Charakteristisch war für die Ordenspflege daher auch, daß in ihr wesentliche Elemente einer traditionellen Pflegeauffassung sowie eine religiös bedingte Verknüpfung von Arbeit und Leben erhalten blieben.
Vergegenwärtigt man sich, was weiter oben zum HEILSanspruch der mittelalterlichen Krankenpflege ausgeführt wurde, und daß diese Form der Krankenpflege durch die Institution der Religion geprägt war (33), so drängen sich folgende Fragen auf. Entwickelte sich diese Form der Krankenpflege unbeeinflußt von den neuen Anforderungen der Medizin an die Krankenpflege? Und wenn dies der Fall war, wie kann das Nebeneinander dieses religiös strukturierten Konzeptes von Krankenpflege und den ärztlichen Reformbestrebungen zur Krankenwartung erklärt werden? Oder sind Anzeichen dafür festzustellen, daß es zu einer Vermittlung des religiösen Konzeptes von Krankenpflege und den von seiten der Medizin an die Krankenpflege gestellten Anforderungen kam?

Zur Beantwortung dieser Fragen wird im folgenden davon ausgegangen, daß Ordenspflege zwei unterschiedlich ausgerichtete Handlungskomplexe beinhaltete, die gleichwohl eine empirische Einheit darstellten. Ordenspflege meint dann religiöses Handeln einerseits und pflegerisches Handeln andererseits. Dieser Bestimmung liegt die Vorstellung einer Dialektik von auf das Jenseits ausgerichtetem, aber im Diesseits vollzogenem religiös motivierten Handeln zugrunde.
Inwiefern diese auf einer analytischen Betrachtungsebene postulierte Aufspaltung der Ordenspflege in einen religiösen und einen pflegerischen Handlungskomplex sinnvoll ist, muß die nachfolgende Untersuchung erweisen. Anhand eines einfachen Beispiels kann gezeigt werden, daß dieser Betrachtungsweise nichts Ungewöhnliches anhaftet; denn von seiten der theologischen Geschichtsschreibung werden die Orden und die von ihnen geleistete Karitas als relevanter historischer Gegenstand der Geschichte religiöser Institutionen betrachtet. Aus dem Blickwinkel der Krankenpflegegeschichtsschreibung stellt sich die zu Beginn des 19.Jahrhunderts ausbreitende Ordenspflege als ein wesentlicher Faktor der Weiterentwicklung der Krankenpflege im 19.Jahrhundert dar. Der historische Gegenstand Ordenspflege taucht hier also als relevantes Objekt verschiedener historiographischer Fragestellungen auf, die zum einen primär die Entwicklung religiösen Handelns und zum anderen hauptsächlich die Entwicklung pflegerischen Handelns im Blickfeld haben. Es kann daher auch wenig verwundern, daß in beiden Bereichen der Geschichtsschreibung zur Bezeichnung von miteinander in Beziehung stehenden Phänomenen analoge Formulierungen gewählt werden. In der traditionellen Krankenpflegegeschichtsschreibung ist wie bereits erwähnt von der "dunkelsten Periode der Krankenpflege" im 19.Jahrhundert die Rede (34). In seiner 1922 veröffentlichten "Geschichte der Caritas" (35) bezeichnet LIESE - damaliger Schriftleiter der Caritas-Zeitschriften - die Zeit des 17. und 18.Jahrhunderts als "dunkelste(n) in der Geschichte der deutschen Caritas". Das 19.Jahrhundert dagegen brachte nach Auffassung des Autors "eine Hochblüte der Caritas" hervor, "wie lange nicht zuvor" (36).

Da es, abgesehen von den in der Krankenpflegegeschichtsschreibung z.T. sehr skizzenhaften Darstellungen, keine speziellen Untersuchungen über

die Ordenspflege des 19.Jahrhunderts gibt, in denen Fragen des Verhältnisses der Krankenpflege zur Medizin im Vordergrund stehen oder worin die Ordenspflege als eine vorwiegend von Frauen ausgeübte Tätigkeit behandelt wird, werde ich mich in einigen Abschnitten der nachfolgenden Untersuchung vornehmlich mit zeitgenössischen Quellen auseinandersetzen. Herangezogen wurden die wohl bekanntesten und zugleich umfangreichen Schriften von BRENTANO (1831), DROSTE ZU VISCHERING (1833), BARTHOLMÄ (1838) und BUSS (1847) (37), von denen einzelne Auszüge auch bei STICKER in "Die Entstehung der neuzeitlichen Krankenpflege" wiedergegeben sind (38). Weitgehend unberücksichtigt blieb eine Schrift von SINTZEL, die zum Großteil ein Plagiat der Veröffentlichung von BUSS darstellt (39).
Die vier genannten Autoren waren katholische Geistliche, die vermittels der Darstellung verschiedener Ordensgemeinschaften zur Aufrechterhaltung des hohen Ansehens der Ordenspflege beizutragen beabsichtigten. Diese Absicht erklärt sich u.a. aus den seit den 30-er Jahren des 19.Jahrhunderts zunehmenden Auseinandersetzungen zwischen den beiden großen Konfessionen.
In den untersuchten Schriften wird auf diesen Zusammenhang gleichwohl nicht explizit hingewiesen, dennoch stellen sie in gewisser Weise 'Streitschriften' dar, in denen Formen der katholischen Karitas verteidigt werden sollen, indem Wirkungsfeld und Prinzipien der "Caritas" positiv beschrieben werden. Aus diesen Schriften läßt sich mithin entnehmen, was die Ordenspflege offiziell war bzw. sein sollte. Über die subjektive Sicht der einzelnen Ordensmitglieder ist hieraus ebensowenig zu erfahren wie über den Pflegealltag.

Für die im ersten Abschnitt erfolgende Auseinandersetzung mit Aspekten der Ausbreitung der Barmherzigen Schwestern in Deutschland (III.2.1.) erwies sich insbesondere die sehr umfangreiche, gleichwohl regional begrenzte und auf die Geschichte der Ordensvereinigungen als Organisationen eingeengte Untersuchung von GATZ (40) als unentbehrlich.
Die anschließenden Erörterungen von relevanten Aspekten des Konzeptes der Ordenskrankenpflege stützen sich dagegen hauptsächlich auf die o.g. zeitgenössischen Quellen. Thematisiert wird hier vor allem das Verhältnis von religiösem und pflegerischem Handeln (III.2.2.).
Die Konstruktion des Mutterhausvertrages stellte ein spezifisches organisatorisches Bindeglied zwischen den Bedürfnissen der Ordensorganisation und der Krankenhausorganisation dar (III.2.3.). Die sich auf generelle historische Entwicklungstendenzen stützende, jedoch primär mit ökonomischen Systemmodellen arbeitende Analyse von HERDER-DORNREICH/KÖTZ (41) diente hier als Interpretationshilfe.
In einem weiteren Abschnitt werde ich aufzeigen, daß innerhalb der Mutterhausorganisation nicht nur die Pflegearbeit organisiert war, sondern auch das Leben der betroffenen weiblichen Arbeitskräfte (III.2.4.). Die Untersuchung sozialökonomischer Aspekte orientiert sich stark an der erwähnten Analyse von HERDER-DORNREICH/KÖTZ. Die Diskussion von Besonderheiten der Einheit von Arbeit und Leben stützt sich dagegen primär auf die Auseinandersetzung mit den zeitgenössischen Quellen.
Abschließend wird der Frage nachgegangen, ob die Ordenspflege als eine geschlechtsspezifische Tätigkeit konzipiert war bzw. ob sie als solche aufzufassen ist (III.2.5.).

III. 2.1. DIE AUSBREITUNG DER BARMHERZIGEN SCHWESTERN UND IHRE "NUTZBARKEIT" (42)

Im Gegensatz zu dem in den deutschen Territorien seit dem 17.Jahrhundert vorherrschenden System der Krankenwartung kam es gegen Ende des 16.Jahrhunderts in den romanischen Ländern zu einer "neuen schöpferischen Welle" (43) der äußeren Organisation der Krankenpflege (44). Die Hospitalpflege wurde seitdem dort vorwiegend durch kirchliche Genossenschaften getragen. Infolge der Revolution 1789 wurden diese im katholischen Nachbarland Frankreich jedoch aufgehoben. Die Ordensmitglieder waren schweren Verfolgungen ausgesetzt, soweit sie nicht bereit waren, ihre Tracht abzulegen und in einem bürgerlichen Gewand die Pflege auszuüben (45).

Bemerkenswert erscheint die Tatsache, daß man bei der Auflösung der Orden und der Klostergüter einen Unterschied zwischen den sogenannten kontemplativen und den die Hospitalpflege tragenden aktiven Orden machte. Die Auflösung der letzteren erfolgte erst 1792 - also zwei Jahre nach der Säkularisation der Klöster. Die Konsequenzen, welche sich aus der Auflösung der Orden für die Situation der Krankenversorgung in den Hospitälern ergeben würden, wurden offenbar vorausgesehen; denn es wurden Versuche unternommen, die Hospitalpflege auf eine säkularisierte Grundlage zu stellen. Insgesamt sind diese Versuche jedoch als gescheitert anzusehen. Die Möglichkeiten, binnen kurzer Frist die ausgefallenen Arbeitskräfte der Barmherzigen Schwestern zu ersetzen, hatte man überschätzt. 1802 wurden schließlich die "Filles de la Charité" wieder offiziell zur Ausübung der Armen- und Krankenpflege zugelassen, nachdem einzelne Gruppen von Schwestern bereits vorher stillschweigend geduldet worden waren (46). Andere Gruppen von Schwestern folgten (47). Die Gründe hierfür faßt GATZ in wenigen Worten zusammen.

> *"Die Gesellschaft konnte auf sie faktisch nicht verzichten". (48)*

Von katholischer Seite aus wurde dieser Schritt 1844 als reine Nützlichkeitserwägung kritisiert (49).

> *"Nicht in heiliger dankbarer Erinnerung, sondern im frechen Griff nach der Nutzbarkeit des Instituts hatte man sich nach ihnen umgesehen, ..." (50)*

Eine Erklärung für die Wiederzulassung der Barmherzigen Schwestern sowie für die zwischen den kontemplativen und aktiven Orden differenzierende staatliche Politik ist in ihrem Beitrag zur Bewältigung anstehender sozialpolitischer Aufgaben zu sehen; denn von gesellschaftlichem Nutzen waren die Barmherzigen Schwestern insoweit, als sie gesellschaftlich notwendige Arbeit leisteten. Die spezifische Organisationsform dieser Arbeit widersprach jedoch dem Prinzip der Säkularisation. Als religiöse Institution wurden die Barmherzigen Schwestern daher vielfachen Reglementierungen unterworfen (51).

Im Hinblick auf die Ausbreitung der Barmherzigen Schwestern in Deutschland erscheinen diese am Beispiel Frankreichs aufgezeigten Zusammenhänge in verschiedener Hinsicht bedeutsam. Aufgabe der folgenden Untersuchung ist es zu belegen, daß sich die Ordenspflege von dem herkömmlichen System der Krankenwartung durch ihre gesellschaftliche "Nutzbarkeit" unterschied und daß diese "Nutzbarkeit" eine wesentliche Ursache für die Ausbreitung der Ordenspflege in der ersten Hälfte des 19.Jahrhunderts darstellte.

1. Die französische Entwicklung wiederholte sich - wenn auch in erheblich abgeschwächter Form - in den französisch besetzten Gebieten Deutschlands. Von der Aufhebung aller Klöster in Preußen (1810) wurden jene ausdrücklich ausgenommen, welche sich mit der "Erziehung und Krankenpflege beschäftigten". In gleicher Weise wurde auch in den Rheinbundstaaten verfahren (52). Die 'Politik der Nützlichkeitserwägungen' schuf mithin eine der Grundlagen der Ausbreitung der Ordenspflege in Deutschland (53).

2. Hinsichtlich der Ausbreitung der Barmherzigen Schwestern sind zwei Phasen zu unterscheiden.
Zeitlich umfaßte die erste Phase in etwa das zweite und dritte Jahrzehnt des 19.Jahrhunderts. Regional lag der Schwerpunkt in den ehemals unter französischer Verwaltung stehenden linksrheinischen Gebieten und im vorwiegend katholischen Mittelrhein (54). Zwischen der Ausbreitung der Barmherzigen Schwestern in diesen Gebieten und dem vergleichsweise hohen Industrialisierungsgrad der Rheinlande ist ein enger Zusammenhang anzunehmen; denn in der "wachsenden industriellen Unterschicht" trat das "Elend der unversorgten Kranken" am deutlichsten hervor. Für die Bewältigung der daraus entstandenen Probleme der Krankenversorgung wirkte es sich günstig aus, daß erstens jenseits der Grenzen eine vorbildliche katholische Krankenpflege existierte und daß zweitens von seiten "erweckter" katholischer Kreise Initiativen ergriffen wurden, die Barmherzigen Schwestern auch diesseits der Grenzen anzusiedeln (55).
Diese Initiativen lassen sich zwar nicht auf bloße Erwägungen der "Nutzbarkeit" der Ordenspflege reduzieren, dennoch scheinen auch diese Initiativen nicht ohne den gesellschaftlichen Nutzen, den eine Einführung der Barmherzigen Schwestern für die Bewältigung des sozialen Elends darstellte, und nicht ohne die gesteigerte Nachfrage nach Pflege- und Versorgungsleistungen denkbar.

In der zweiten Phase der Ausbreitung der Barmherzigen Schwestern kam ein weiterer Faktor hinzu:

> *"In der Tat war es der direkte Einfluß und die Beratung von Brentano und Görres, die 1832 den Anstoß zur Einführung der Barmherzigen Schwestern auch in Bayern und in übrigen Teilen Deutschlands bewirkt hatte. Görres hatte mit klarem politischem Instinkt im Novemberheft 1831 der Zeitschrift 'Katholik' die Chance des gerade herrschenden Cholera-Schreckens genutzt, um für die Erneuerung katholischer Wohlfahrtsanstalten einzutreten, ..." (56)*

Eine von "erweckten" Katholiken getragene, zunehmend offensiv geführte und karitativ ausgerichtete Kirchenpolitik, welche vor dem Hintergrund einer "christlich-konservativen Strömung der politisch-sozialen Restauration" und einer "breite(n) volkstümlichen Basis" operieren konnte (57), beschleunigte die Ausbreitung der Ordenspflege in den 30-er und 40-er Jahren des 19.Jahrhunderts (58)(59).

3. Im vorhergehenden Kapitel wurde bereits erwähnt, daß in den Konzepten zur Reform der Krankenwartung zwar die Krankenpflege der Barmherzigen Schwestern als vorbildlich anerkannt wurde, daß aber die religiöse Institution als solche mit den Ansprüchen der Medizin als nicht vereinbar galt (60). Insofern nun die Versuche zur Reform der Krankenwartung überhaupt nur von einem Teil der Ärzteschaft getragen bzw. befürwortet wurden und außerdem nicht den erwünschten Erfolg zeitigten, kann die sich ausbreitende Ordenspflege als einzige reale Alternative zum System der Krankenwartung aufgefaßt werden. Desweiteren ist zu berücksichti-

gen, daß sich in der ersten Hälfte des 19.Jahrhunderts an kleineren und mittelgroßen Anstalten der Wandel vom Hospital zum Krankenhaus noch kaum bemerkbar machte, daß in diesen Anstalten also die moderne Medizin noch nicht "Einzug gehalten" hatte. Es kann mithin unterstellt werden, daß Widerstände von ärztlicher Seite gegen die Einführung der Barmherzigen Schwestern an solchen Anstalten noch relativ gering entwickelt waren (61).

Hinsichtlich des Niveaus der Krankenversorgung und z.T. sicherlich auch hinsichtlich der Organisation des anstaltlichen Hauswesens sowie der Unterhaltskosten der Anstalten wird die Einführung der Ordenspflege als ein Fortschritt zu bewerten sein; denn zum einen wurde die Pflege der Barmherzigen Schwestern wie erwähnt allgemein als vorbildlich anerkannt (62), zum anderen zeigen eine Reihe von Beispielen, daß den Barmherzigen Schwestern nicht nur das Pflegewesen, sondern auch die Leitung des gesamten Hauswesens, einschließlich der inneren Verwaltung, übertragen wurde (63). Ein solches Verfahren war offensichtlich für die Hospitalträger insofern vorteilhaft, als sich die Barmherzigen Schwestern durch eine sparsame Wirtschaftsführung auszeichneten, was eine Verminderung der laufenden Unterhaltskosten der Anstalten zur Folge hatte (64).
Dergleichen ist allerdings nur an Anstalten denkbar, die nicht bereits ein umfangreiches System der medizinischen und ökonomischen Verwaltung ausgebildet hatten.
Hinsichtlich der kleineren und mittelgroßen Krankenanstalten kann die "Nutzbarkeit" der Barmherzigen Schwestern als das verbindende Glied, als der kleinste gemeinsame Nenner, von Anstaltszwecken und den Zielen dieser religiösen Institution angenommen werden.

SEIDLER macht darauf aufmerksam, daß aus einer anderen Perspektive die Wiedereinführung der Ordenspflege als nicht so positiv zu beurteilen ist.

> *"Die Wiedereinführung der Ordenspflege hatte im Gegenteil in vielen, vor allem kleineren Häusern ein Stagnieren der allgemeinen Tendenzen in der Krankenhausentwicklung zur Folge gehabt." (65)*

Die Unaufhaltsamkeit des Wandels vom Hospital zum Krankenhaus vor Augen, bedeutete nach SEIDLER die "Wiedereinführung" der Ordenspflege insofern Stagnation, als sie Krankenpflege im traditionellen Sinne war und unter dem Primat der Seele vor dem Leib ausgeübt wurde. Von der Ordenspflege gingen daher auch keine Impulse zur Veränderung der Struktur und der Anpassung der Zwecksetzungen der Hospitäler an die Erfordernisse der modernen Medizin aus. Ordenspflege war demnach gleichbedeutend mit der Konservierung des traditionellen Hospitaltyps.

4. Selbst bei ausgesprochenen Gegnern des Katholizismus' genossen die Barmherzigen Schwestern einen guten Ruf, der jedoch primär auf das Faktum ihrer "Nutzbarkeit" zurückging (66). So wird man auch die Tatsache, daß die Ordenspflege, trotz ihrer Abhängigkeit von den Armenkommissionen (67) und trotz der durch das Staatskirchentum gegebenen ungünstigen Bedingungen, ihren Charakter als religiöse Institution bewahren konnte, hauptsächlich auf ihren faktischen gesellschaftlichen Nutzen zurückführen müssen.

Im Verlaufe der 30-er Jahre des 19.Jahrhunderts zeichnete sich eine Wende der relevanten politischen Rahmenbedingungen ab. Staatliche Reglementierungsmaßnahmen gegen die Barmherzigen Schwestern als religiöse Institution wurden schwächer. Zugleich erstarkte die von "erweckten"

Katholiken getragene Karitas-Politik. An die Krankenpflege der Barmherzigen Schwestern wurden von seiten der Kirchenoberen und "erweckter Katholiken" verstärkt missionarische Intentionen geknüpft. Die Leistung gesellschaftlich notwendiger Arbeit durch die Barmherzigen Schwestern sollte als Basis missionarischer Arbeit genutzt werden.

Als eine Fehldeutung ist jedoch die von MAES vertretene Auffassung zu werten, daß die Kirchenoberen die Ordenspflege zum bloßen Instrument des Kampfes der Kirche um Autonomie einsetzten (68). Selbst die Schärfe und Eindeutigkeit, mit der der katholische Sozialtheoretiker und Sozialpolitiker BUSS 1844 die missionarischen Aufgaben der Ordenspflege betonte, berechtigt nicht zur Annahme ihrer totalen Instrumentalisierung durch die Kirche (69).

5. Auch Angehörige der anderen großen Konfession erkannten die Leistungen der Barmherzigen Schwestern in der Hospitalpflege als vorbildlich an. Die allmähliche Überwindung der Schwächung der beiden großen Kirchen durch "Aufklärung und Revolution" führte jedoch dazu, daß die Gegensätze zwischen den beiden Konfessionen deutlicher hervortraten (70). Infolgedessen wurde in protestantischen Kreisen die Anerkennung der Leistungen der Barmherzigen Schwestern zunehmend mit einer grundsätzlichen Kritik an ihrer spezifischen Organisationsform verknüpft. Dies wiederum wirkte als Impuls für die Suche nach anderen, dem Protestantismus gemäßen Organisationsformen der Krankenpflege, zumal das Fehlen einer entsprechenden Einrichtung in der protestantischen Kirche von vielen Protestanten als ein "Mangel" empfunden wurde (71).

Es wurde gezeigt, daß der gesellschaftliche Nutzen der Ordenspflege eine wesentliche Bedingung der Ausbreitung der Barmherzigen Schwestern in Deutschland darstellte und zugleich eine Voraussetzung der Erhaltung der Ordenspflege als einer religiösen Institution war.
Als wichtige Faktoren der Ausbreitung der Ordenspflege sind das Vorhandensein bzw. Anwachsen sozialen Elends sowie die Ungleichzeitigkeit des Wandels vom Hospital zum Krankenhaus und hier insbesondere das Bedürfnis der kleineren und mittelgroßen Hospitäler nach einer effizienteren, d.h. vor allem kostengünstigeren Versorgungsleistung anzusehen.
Die weitere Untersuchung der Ordenspflege hat in Betracht zu ziehen, daß aufgrund der allmählichen Festigung der Ordenspflege als religiöse Institution die Krankenpflege der Barmherzigen Schwestern religiös orientiert war.

III. 2.2. MERKMALE DER KRANKENPFLEGE DER BARMHERZIGEN SCHWESTERN

Der Ansatzpunkt für die an Armen und Kranken geübte Karitas bzw. für die Ausübung der Krankenpflege durch die Barmherzigen Schwestern lag in religiösen, auf das Jenseits gerichteten Zielsetzungen. Die Pflege und Versorgung Armer und Kranker war für die Pflegenden eines der Mittel, um himmlische Seeligkeit zu erlangen (72). Krankheit und soziales Elend erschienen als unabänderliche irdische Gegebenheiten. Die Frage nach den natürlichen und sozialen Ursachen von Armut und Krankheit stellte sich nicht; denn diese Phänomene wurden religiös gedeutet. Im Sinne des christlichen Krankheitsverständnisses konnte Krankheit daher letztlich auch nur durch religiöses Handeln geheilt werden (73). Dies spiegelte sich im Primat der geistlichen vor der leiblichen Pflege wider. Es ist jedoch festzustellen, daß dieses Primat von zeitgenössischen Katholiken in unterschiedlicher Weise akzentuiert wurde.

DROSTE ZU VISCHERING beschränkt sich 1833 darauf, die besondere Seite der "Seelenpflege" zu betonen. "Seelenpflege" meint bei ihm vor allem Linderung des Leidens durch tröstenden Zuspruch und durch den Versuch der Orientierung des Kranken auf die göttliche Barmherzigkeit (74).
Der schon oben zitierte katholische Sozialtheoretiker und Sozialpolitiker BUSS fordert dagegen als erste Aufgabe der Krankenpflege der Orden die "religiöse Ergänzung des Heilgeschäftes" und hält gar die "geistliche Kost und Behandlung" der Armen und Kranken für notwendiger als die körperliche Pflege (75). Die religiöse "Behandlung" (sic !) der Kranken hat nach ihm mit der Missionierung des Kranken einherzugehen (76). So sollten die Schwestern beispielsweise auch den Hausgeistlichen in seinen Aufgaben unterstützen.

> *"Die Schwestern haben aber die gottesdienstlichen und seelsorgerischen Verrichtungen des Hausgeistlichen zu veranlassen, einzuleiten, zu unterstützen, zu ergänzen." (77)*

Das Primat der geistlichen Pflege vor der leiblichen Pflege beinhaltete ein Konzept von Krankenpflege, welches sich nicht auf (geistliche und leibliche) Pflege beschränkte. Geistliche Pflege war zugleich auch ein Stück Therapie.
Diese spezifische Einheit von Therapie und Pflege im Konzept der katholischen Krankenpflege enthielt sowohl Voraussetzungen für eine Konkurrenz als auch für ein Nebeneinander von Religion und Medizin. Hinsichtlich des Anspruches auf Heilung gesellschaftlichen Leidens in Form von Krankheit stellten beide zunächst einmal miteinander konkurrierende Systeme dar. Dabei ist allerdings zu berücksichtigen, daß religiöse Therapie und medizinische Therapie im Hinblick auf ihre intendierten Wirkungsebenen auseinanderfielen.
Die naturwissenschaftlich orientierte Medizin war vorwiegend auf eine Therapie mit materiellen Mitteln ausgerichtet. Die katholische Krankenpflege stellte demgegenüber - entsprechend dem christlichen Krankheitsverständnis - die Heilung durch immaterielle Mittel in den Vordergrund. Das Konfliktpotential zwischen der medizinischen und der religiösen Institution war also dadurch begrenzt, daß die Ansprüche auf Heilung sich auf unterschiedliche Dimensionen von Krankheit bezogen (78). Ein Nebeneinander beider Institutionen erscheint also grundsätzlich möglich.

Es kann daher nicht verwundern, daß bereits in der aus dem 17.Jahrhundert stammenden Vorform des späteren Mutterhausvertrages die

Anerkennung der ärztlichen Autorität durch die Barmherzigen Schwestern gefordert und die gehorsame Ausführung der ärztlichen Anordnungen von den Schwestern verlangt wurde (79). Die Vorstellung einer Arbeitsteilung zwischen Medizin und Pflege sowie auch die Anerkennung der ärztlichen Autorität waren also integrale Bestandteile des Konzeptes der katholischen Krankenpflege.
Selbst BUSS spricht von der Krankenpflege als der "Vollziehung des ärztlichen Gebotes in untergeordneter Stellung", als der "Vereinzelung des vom Arzt angelegten einheitlichen Heilplanes" (80). Außerdem unterscheidet er den "eigentlichen Krankendienst", welcher sich auf die Ausführung der vom Arzt getroffenen Anweisungen bezieht, von dem "indirecten Krankendienst", der die gewissenhafte Beobachtung des Kranken und den wahrheitsgemäßen Krankenbericht an den Arzt umfaßt (81).

Hieran ist vor allem bemerkenswert, daß diese beiden Seiten des "Krankendienstes" den Vorstellungen der in den frühen Krankenpflegelehrbüchern formulierten medizinischen Assistenzfunktionen der Pflege entsprachen. Diese Entsprechung fand ihre Grenzen allerdings in der von den Reformern der Krankenwartung für notwendig erachteten systematischen Ausbildung in den erforderlichen Pflegetechniken und in der Schulung der Beobachtungsgabe; denn Unterricht wurde zwar "in Gegenständen der Religion und im Gesang für den Chor" erteilt, nicht aber für den "Krankendienst" (82). Die für den "Krankendienst" erforderlichen Fertigkeiten wurden auf dem Wege der praktischen Anleitung erlernt und von einer Schwesterngeneration an die nächste weitergegeben (83).

Nach meiner Einschätzung war das Nebeneinander der zwei unterschiedlich ausgerichteten Therapieansprüche solange und insoweit möglich, als die medizinische Institution keinen absoluten Anspruch auf Diagnose und Therapie stellte bzw. ihr die Mittel fehlten, diesen Anspruch erfolgreich durchzusetzen. Dies dürfte, da sich die Ordenspflege vor allem auf kleinere und mittelgroße Krankenanstalten, in denen sich die Medizin noch nicht zum bestimmenden Faktor entwickelt hatte, konzentrierte, in der ersten Hälfte des 19.Jahrhunderts noch weitgehend der Fall gewesen sein.
Die allerdings auch schon in dieser Zeit erhobenen Vorwürfe der Proselytenmacherei und die von katholischer Seite erfolgten Erwiderungen zeigen, daß ein grundsätzlicher Konflikt zwischen Medizin und religiös strukturierter Krankenpflege bereits reale Formen annahm (84).
Einer Lösung dieses Konfliktes stand jedoch die Tatsache entgegen, daß es an einer geeigneten sozialen Trägergruppe für eine ausschließlich nach medizinischen Gesichtspunkten konzipierte Form der Krankenpflege fehlte (85). Insofern erwies es sich als folgenreich, daß die moderne Medizin Pflege nicht als Bestandteil des ärztlichen Handelns verstand, zugleich aber die Pflege eine Voraussetzung für ärztliches Handeln darstellte. Die den Ansprüchen der Medizin kaum angepaßte Krankenwartung und die Ordenspflege stellten aber bis in die 30-er Jahre des 19.Jahrhunderts die einzigen alternativen Formen von Krankenpflege dar.

Das Konzept der katholischen Krankenpflege konnte sich mithin nicht nur deshalb durchsetzten, weil die Ordenspflege zunächst sektoral auf kleinere und mittelgroße Krankenanstalten beschränkt blieb, sondern auch, weil die Pflege der Barmherzigen Schwestern die einzige Alternative zum System der Krankenwartung war.

Abschließend sei noch auf ein weiteres Merkmal des Konzeptes der katholischen Krankenpflege hingewiesen.

Dem oben zitierten Phänomen, daß den Barmherzigen Schwestern nicht nur das Pflegewesen eines Hospitals, sondern z.T. auch die Leitung des gesamten Hauswesens und der inneren Verwaltung übertragen wurde, entsprach es, daß die Schwestern durch praktische Anleitung auch zur Ausführung aller übrigen im Haus anfallenden Arbeiten befähigt werden sollten. Tätigkeiten "der Küche, des Kellers, der Reinigung und Aufbewahrung der Wäsche, der Beleuchtung, der nöthigen Einkäufe" etc. solle nach BARTHOLMÄ von einer jeden Schwester ausgeführt werden können (86). Nach BRENTANO solle jede Schwester zumindest die Besonderheiten dieser Arbeitsbereiche kennengelernt haben, um die organische Vielfalt und Verbundenheit aller im Hauswesen anfallenden Arbeiten in ihrem Zusammenhang begreifen und um das Zusammenwirken der einzelnen Teile in der je konkret ausgeübten Arbeit berücksichtigen zu können (87).
Die Ordenspflege repräsentierte also nicht nur eine traditionelle Form der Krankenpflege, sondern auch ein traditionelles Prinzip des Hauswirtschaftens. Die Ordenspflege war noch kaum spezialisiert; sie war zugeschnitten auf kleinere und überschaubare Arbeitsbereiche, und auch nur hier ließ sich diese Form der Pflege und Versorgung von Kranken verwirklichen.
Der geringe Grad an Spezialisierung impliziert desweiteren, daß der Arbeitende - auch wenn er tatsächlich nur bestimmte arbeitsteilige Funktionen ausführte, wie etwa die Pflege oder die Verwaltung - nicht bloß Kompetenzen in diesem einen mehr oder weniger spezifischen Fach erwarb. Die Arbeitskraft der Ordensschwestern war vom Prinzip her vielseitig einsetzbar.
Auch in dieser von der Anlage her vielseitigen Verwendbarkeit der Pflegekräfte unterschied sich die Ordenspflege von dem oben diskutierten Konzept der Krankenwartung; denn dieses war - wenn auch hinsichtlich der für notwendig erachteten Pflegekompetenzen mehrschichtig angelegt - schon eher auf einen spezifischen bzw. abgrenzbaren Handlungskomplex zugeschnitten.

Wurden bisher Merkmale des Konzeptes der katholischen Krankenpflege im Hinblick auf die Einheit von religiösem und pflegerischen Handeln sowie grundsätzliche Aspekte des Verhältnisses von Religion und Medizin erörtert, so werde ich nunmehr die organisatorische Gestaltung von Krankenpflege diskutieren. Ausgehend von einer formalen Beschreibung des Mutterhauses als Organisationsform von Krankenpflege, werde ich erläutern, was unter den sogenannten Mutterhausverträgen zu verstehen ist.

III. 2.3. DIE KONSTRUKTION DES MUTTERHAUSVERTRAGES

Für die der katholischen Kirche angeschlossenen Krankenpflegevereinigungen unterscheidet WENDTLAND zwei grundlegende Verfassungsarten: die Ordensverfassung als eine herkömmliche Form und die Kongregationsverfassung als eine moderne Form (88). Grundlage der meisten Vereinigungen von Barmherzigen Schwestern scheint die letztere gewesen zu sein.
Für die Kongregationsverfassung war es nach WENDTLAND charakteristisch, daß die Mitglieder der Vereinigung nur "einfache Gelübde" ablegten. Vor allem aber war das genossenschaftliche Organisationsprinzip der Ordensverfassung durch eine stärkere Zentralisierung der Gewalten ersetzt (89).

*"Die legislative Gewalt einer Kongregation ruht stets in den Händen des '***Generalkapitel***' ", welches sich "... aus der Generaloberin und ihrem Rat, den Vorsteherinnen der Provinzen und Häuser nebst ihren Assistentinnen und endlich aus den von jedem einzelnem Hause deputierten (Chor-)Profeßschwestern" zusammensetzt (90).*

Die Niederlassungen einer Kongregation wurden vielfach als "Mutterhäuser" bezeichnet, denen jeweils eine Oberin mit ihren Ratsschwestern vorstand. Die einzelnen Mutterhäuser unterstanden wiederum dem Generalmutterhaus mit Generaloberin und ihrem Rat (91). Von jeder einzelnen Schwester einer Kongregation wurde unbedingter Gehorsam gegenüber der Mutterhausoberin gefordert (92).

Bedeutsam für die Entwicklung der Krankenpflege wurde der Umstand, daß die einer Vereinigung angehörenden Schwestern vielfach nicht in einem dem Mutterhaus angegliederten Hospital tätig waren, sondern daß sie die Pflege und Versorgung Kranker an auswärtigen Hospitälern übernahmen. Diese Form der Ausübung der Krankenpflege geht auf das 17.Jahrhundert zurück.

"Als aber ein Hospital von Angers im Jahre 1639 eine Gruppe dieser Barmherzigen Schwestern zur Übernahme der ganzen Pflege des Hauses anforderte, schloß Madame Le Gras - mittlerweile die Oberin der Vereinigung - für ihre Schwestern einen Vertrag, der zum Modell für alle späteren MUTTERHAUSVERTRÄGE geworden ist. Danach waren die Schwestern der Leitung des Krankenhauses unterstellt und erhielten dort Unterkunft und Verpflegung. Die Pflege lag allein in ihren Händen, den ärztlichen Anordnungen hatten sie Gehorsam zu leisten. Das Krankenhaus verpflichtete sich, die Würde der Schwestern zu wahren und sie beispielsweise nicht etwa vor den Patienten zu tadeln. In allen disziplinaren und religiösen Angelegenheiten unterstanden sie jedoch der Oberin in Paris, die sich das Recht vorbehielt, die Schwestern nach Gutdünken auszutauschen." (93)

Es lassen sich folgende charakteristische Merkmale des Mutterhausvertrages - für den synonym auch der Ausdruck "Gestellungsvertrag" gebraucht wird (84) - aufzeigen:

1. Das Mutterhaus verpflichtete sich gegenüber dem Hospital (bzw.Krankenhaus) eine bestimmte Anzahl von Schwestern auf eine bestimmte oder unbestimmte Zeit für den Pflegedienst - und gegebenenfalls auch für Aufgaben der Hauswirtschaft - zur Verfügung zu stellen.
2. Die einzelnen Schwestern traten nicht als Verhandlungspartner auf. Sie wurden vielmehr durch das Mutterhaus bzw. dessen Repräsentantin, die Mutterhausoberin, vertreten. Diese nahm auch alle Rechte der Schwestern gegenüber der Hospital- bzw. Krankenhausverwaltung und den Ärzten wahr, zugleich fiel ihr die Aufgabe des Schutzes der einzelnen Schwestern vor ungerechtfertigten Übergriffen zu.
3. Eine formell geregelte Mitsprache der Schwestern bei der "Aussendung" an ein Hospital gab es nicht. Die Mutterhausoberin entschied darüber, welche Schwestern zum Pflegedienst "gestellt" wurden. Gegebenenfalls konnte sie auch aus eigenem Willen heraus die Schwestern austauschen - ohne daß der Vertragspartner oder aber die betroffenen Schwestern Einfluß nehmen konnten.
4. In allen disziplinarischen und religiösen Angelegenheiten unterstanden die Schwestern der Mutterhausoberin. Hinsichtlich aller anstaltsinternen Angelegenheiten waren die Schwestern den Ärzten und

der Hospital- bzw. Krankenhausverwaltung unterworfen, sofern Anforderungen von dieser Seite nicht den verfaßten Regeln der Kongregation widersprachen (95).

Im Hinblick auf die Entwicklung der Krankenpflege sowie auch eines Vergleiches mit dem System der Krankenwartung erscheinen folgende drei Aspekte bedeutsam.
Erstens: Während die Krankenwärter(-innen) vollständig in die Krankenhaushierarchie eingegliedert und von dieser einseitig abhängig waren, trat mittels der Gestellungsverträge die Mutterhausoberin als eine weitere Gewalt in die Krankenhaushierarchie ein, ohne selbst jedoch personell an Ort und Stelle gegenwärtig zu sein (96). Die Schwestern standen also in einem doppelseitigen Abhängigkeitsverhältnis. Einige Beispiele aus den Anfängen der Diakonissenkrankenpflege zeigen, daß die Konstruktion der Gestellungsverträge den Schwestern einen gewissen Schutz vor der Willkür der Hospitalverwaltungen bot, welcher hingegen die einzelnen Krankenwärter(-innen) vollkommen ausgesetzt waren (97). Entsprechendes dürfte auch für die Ordenspflege anzunehmen sein.
Da das Mutterhaus keine Einzelverträge, sondern einen Gesamtvertrag für alle an einen Ort ausgesandten Schwestern abschloß, konnte jederzeit die Kündigung der "gestellten" Pflegekräfte zum Verhandlungsgegenstand gemacht werden (98). HERDER-DORNREICH/KÖTZ vermuten, daß

> *"... das Mutterhaus gegenüber dem Krankenhaus sich in einer stärkeren Position befand. Denn sollte das Mutterhaus wirklich den Gestellungsvertrag kündigen, so mußte sich das Krankenhaus mühsam auf dem freien Markt Lohnwärter zusammensuchen, mit denen es auf alle Fälle schlechter gestellt war. Ein großes Mutterhaus dagegen konnte leicht seine Schwestern abziehen und auf andere Niederlassungen verteilen." (99)*

Zweitens: Die Konstruktion des Mutterhausvertrages bot, nur insoweit und solange wie das Mutterhaus tatsächlich seiner Fürsorgeverpflichtung gegenüber den ausgesandten Schwestern nachkam, diesen soziale Sicherheit und Schutz vor Ausbeutung ihrer Arbeitskraft. In der ersten Hälfte des 19.Jahrhunderts dürfte dies weitgehend der Fall gewesen sein.
Mit der Entstehung weiterer Organisationsformen der Krankenpflege und der Herausbildung einer Konkurrenz zwischen den verschiedenen Organisationen in der zweiten Hälfte des 19.Jahrhunderts zeichneten sich Tendenzen einer verminderten sozialen Fürsorge der Mutterhäuser für ihre Schwestern und eines Desinteresses an den konkreten Arbeitsbedingungen der Schwestern in den Krankenhäusern ab (100). Im Bereich der Ordenspflege stand dabei an erster Stelle das sogenannte Problem der "Überarbeitung", d.h. einer extensiven 'Ausbeutung' der Arbeitskraft der Ordensschwestern. Das sicherste Indiz hierfür ist die überproportional hohe Sterblichkeitsrate innerhalb der Kongregationen (101).

Drittens: Das System der Mutterhausverträge stellte ein "neues" Instrument zur Lösung von Arbeitsmarktproblemen im Bereich der "Krankenhauspflegedienste" dar (102). Für die Hospitäler bzw. Krankenhäuser beinhaltete es Unabhängigkeit vom Angebot des freien Arbeitsmarktes. Für die Mutterhausorganisation bedeutete es die Wahrung des Einflusses auf die als geschlossene Gruppe auftretenden Mutterhausschwestern und auf die von ihnen ausgeübte Krankenpflege.

III. 2.4. DIE MUTTERHAUSORGANISATION: ORGANISIERUNG EINER ARBEITS- UND LEBENSFORM

Inhalt und Form der religiösen Krankenpflege in der Ausprägung der Ordenspflege unterlagen spezifischen Gesetzmäßigkeiten, die sich aus Regeln der Institution Religion ergaben. Das Organisationsprinzip des Mutterhausvertrages leistete die Integration der spezifischen, religiös geprägten Organisationsform pflegerischer Arbeit in den Arbeitsmarkt für Pflegedienste.

Im folgenden werde ich verdeutlichen, daß das Konzept der Ordenspflege nicht nur eine Arbeitsform, sondern auch eine bestimmte Lebensform bzw. Lebensweise beinhaltete; d.h. es soll aufgezeigt werden, daß in der Mutterhausorganisation Arbeit UND Leben der Mutterhausschwestern organisiert waren.
Zunächst werde ich, anhand einer sich an eine Untersuchung von HERDER-DORNREICH/KÖTZ anlehnenden sozialökonomischen Analyse der Mutterhausorganisation, Merkmale der Arbeitsform diskutieren. Im Vergleich zum vorhergehenden Abschnitt wird dabei insbesondere das Verhältnis der Schwestern zum Mutterhaus zu betrachten sein. Daran anschließend werde ich mich näher mit der Ordenspflege als einer spezifischen Lebensform auseinandersetzen.

III. 2.4.1. SOZIALOEKONOMISCHE ASPEKTE DER MUTTERHAUSORGANISATION

Sozialökonomische Aspekte der Mutterhausorganisation werden hier jeweils in Gegenüberstellung zum System der Krankenwartung diskutiert. Dabei sind in den Unterüberschriften z.T. die von HERDER-DORNREICH/KÖTZ übernommenen kategorialen Differenzierungen durch zentrale Merkmale der Mutterhausorganisation ergänzt.

LOHNHÖHE - ARMUTSIDEAL
In den Ordensregeln der Barmherzigen Schwestern zu München heißt es:

> *"Um die Gott gelobte, heilige Armut auf das Genaueste zu beobachten, sollen die Schwestern kein freies Eigentum besitzen; daher darf Keine ohne Erlaubnis der Oberin Geld für oder bei sich haben, weder solches annehmen noch ausgeben." (103)*

Während für die Krankenwärter(-innen) eine Entlohnung am Existenzminimum bittere Folge und Erfahrung ihrer Klassenlage war, bedeutete Armut für die Barmherzigen Schwestern ein erstrebenswertes Ideal. Armut gehörte zu den "drei Räten der Vollkommenheit" (104). Ausübung der Krankenpflege war für sie eine - dem Lohnarbeitsprinzip entgegengesetzte - ideelle Leistung, eine Voraussetzung zur Sicherung einer außerweltlichen Existenz. Ein für Lohnarbeitsverhältnisse vergleichbarer Zusammenhang zwischen Leistung und Entgelt wurde ex definitionem ausgeschlossen (105).

> *"Die einzelne Schwester erhielt keinen Lohn (...).
> Insofern unterschieden sie sich wenig von den Lohnwärtern des 19.Jahrhunderts, die ja auch vornehmlich gegen freie Station und nur für einen geringen Barlohn arbeiteten." (106)*

Es kann mithin konstatiert werden, daß aus der Sicht der Pflegenden die Ausübung der Ordenspflege und der Krankenwartung unter ähnlichen sozialökonomischen Bedingungen - nämlich einem niedrigen Lohnniveau - erfolgte. Im Gegensatz zu dem Krankenwartpersonal wurde dieser Sachverhalt von den Ordensschwestern jedoch als ein idealer Zustand gedeutet. Für die Ordenspflege gab es folglich auch keinen tendenziellen Widerspruch zwischen der Organisation der Pflegearbeit als Lohnarbeit und dem Konzept der Krankenpflege als DIENST, wie dies für das in den frühen Krankenpflegelehrbüchern vertretene Konzept von Krankenwartung aufgezeigt wurde.

PERSÖNLICHE FREIHEIT - GEHORSAMSIDEAL

Die Mutterhausschwestern waren vollkommen abhängig vom Mutterhaus und deren Repräsentantin, der Mutterhausoberin. Diese bestimmte über den Arbeitseinsatz der einzelnen Schwestern und über ihre Versetzung (107). Wie die Armut, so zählte auch die Pflicht zum Gehorsam gegenüber der Oberin zu den "drei Räten der Vollkommenheit" (108). Soziale Unterordnung erfuhr bei den Barmherzigen Schwestern, im Gegensatz zu den Krankenwärter(-innen), eine positive Deutung. Die Unterordnung der einzelnen Schwester war jedoch anders dimensioniert als diejenige der Krankenwärter(-innen).

> *"In der völligen Abhängigkeit vom Mutterhaus waren die Schwestern am Arbeitsplatz selbst jedoch weniger abhängig als die Lohnwärter. Bezüglich ihrer Arbeitsanweisungen waren sie zwar den Ärzten und Krankenhausverwaltungen unterstellt. Das Mutterhaus mit seinem Gestellungs- und Versetzungsrecht dagegen konnte diese Abhängigkeit jederzeit kontrollieren und steuern." (109)*

Konflikte am Arbeitsplatz wurden auf die Ebene der Verhandlungen zwischen Mutterhaus und Krankenhaus verlagert.

AUSBILDUNGSSTAND - PFLEGETRADITION

HERDER-DORNREICH/KÖTZ gehen davon aus, daß sich, auch hinsichtlich eines "niedrigen Ausbildungsniveaus als Voraussetzung" für Pflegearbeit, Krankenwartung und Ordenspflege kaum voneinander unterschieden (110).
Die Autoren selbst widersprechen sich jedoch, wenn sie an anderer Stelle bemerken, daß sich innerhalb der Schwesterngemeinschaften - im Gegensatz zu den Krankenwärter(-innen) -, zwar nicht "durch formelle Ausbildung", aber "durch die tägliche Praxis" und praktische Anleitung Pflegetraditionen herausbilden konnten (111).

> *"Damit wurde in hohem Maße 'lernen' und Erfahrung ansammeln möglich. Die moderne Kybernetik hat gezeigt, daß Lernen eine Funktion der Informationshäufigkeit ist. Die Information wird verbessert, je häufiger die Zahl der Kontakte zwischen Menschen wird." (112)*

Die Autoren konstatieren daher schließlich eine "Hebung des Ausbildungsniveaus" (113). Ähnlich wie bei einem Großteil der Krankenwärter(-innen) fehlte jedoch "das Merkmal einer schulmäßig in Theorie und Praxis gelernten Krankenpflege", stellt STICKER zutreffend fest (114).

SOZIALE SICHERUNG

Für die Krankenwärter(-innen) galt, was HERDER-DORNREICH/KÖTZ ganz allgemein für den "frühen Arbeitsmarkt" feststellen.

"Typisches Kennzeichen des frühen Arbeitsmarktes (...) war, daß es keine soziale Sicherheit geben konnte. Die Anstellungsperiode war extrem kurz, die Arbeitnehmer konnten jederzeit entlassen werden. Eine Sicherung oder Versicherung gab es nicht." (115)

Für die Mutterhausschwestern gab es dagegen im Rahmen ihrer Verpflichtungszeiten (116) eine gewisse soziale Sicherheit; denn das Mutterhaus verpflichtete sich nicht nur, für die Sicherung der alltäglichen materiellen Existenz der Schwestern Sorge zu tragen, es gewährte ihnen auch freie Versorgung und Pflege bei Krankheit, Unfall und im Alter (117).
Hinsichtlich eines Vergleiches mit den Bedingungen industrieller Lohnarbeit mag man, wie HERDER-DORNREICH/KÖTZ dies tun, von einer exzeptionellen Leistung sprechen (118). Insofern die Ordenspflege jedoch mittelalterliche Arbeits- und Lebensformen tradierte, kann diese Form der wechselseitigen - auf Gewährung von Schutz und Gehorsam beruhenden - Verpflichtung von Mutterhaus und Mutterhausschwestern weniger als exzeptionell, sondern vielmehr als traditionell bezeichnet werden (119).

SOZIALER STATUS

Der soziale Status der Krankenwärter(-innen) war gering. Die Barmherzigen Schwestern erlangten dagegen aufgrund ihrer Leistungen Ansehen und öffentliche Anerkennung (120). In Betracht zu ziehen ist des weiteren, daß die Barmherzigen Schwestern im Gegensatz zu den Krankenwärtern(-innen) im Mutterhaus eine Organisation besaßen, die den Schwestern nicht nur sozialen Schutz bieten konnte, sondern auch - im Eigeninteresse und im Interesse der Schwestern - in der Lage war, sich gegenüber den Krankenhausleitungen durchzusetzen und sich Ansehen zu verschaffen (121).
Anerkennung dürften darüber hinaus auch die "höheren" Motive, aus denen heraus die Barmherzigen Schwestern die Krankenpflege ausübten, gefunden haben. In der Ordenspflege war mithin ein zentrales Element des ärztlichen Reformkonzeptes von Krankenwartung, nämlich die ethische Fundierung der Krankenpflege, verwirklicht.

Aufgrund dieser vergleichenden Betrachtung einiger sozialökonomischer Faktoren sind hinsichtlich der sozialen Stellung und des sozialen Status sehr wesentliche Unterschiede zwischen den Krankenwärtern(-innen) und den Barmherzigen Schwestern zu konstatieren. Noch am ehesten vergleichbar und ähnlich gestaltete sich die Situation beider Gruppen hinsichtlich des "niedrigen Lohnniveaus" und ihrer totalen Abhängigkeit von den jeweiligen 'Vorgesetzten'. Der Kontext, in dem diese Bedingungen pflegerischer Arbeit zu sehen ist, war jedoch für beide Gruppen sehr verschieden; d.h. diesen Arbeitsbedingungen wurde jeweils eine andere Deutung zuteil.
Diese Gegenüberstellung von Lohnarbeits- und Gestellungsverhältnis verdeutlich schließlich, daß alle relevanten, die Arbeit betreffenden Beziehungen der Schwestern über das Mutterhaus geregelt waren.

III. 2.4.2. DIE EINHEIT VON ARBEIT UND LEBEN

Die Regelung der Arbeitsbeziehungen der Schwestern durch das Mutterhaus kann kaum von der Regelung des Lebens der Schwestern getrennt werden. Arbeit und Leben scheinen sich mit normativer Gleichförmigkeit vollzogen zu haben.

Die Repräsentanten der Mutterhäuser verkörperten kraft Satzung die normensetzende und normenkontrollierende Instanz. Konkretisieren läßt sich dies zunächst anhand der Ordensregeln der Barmherzigen Schwestern zu München, in denen es hieß:

> *"Wenn die Anzahl der Schwestern eines Hauses es zuläßt, so soll keine allein ohne Gefährtin ausgehen. Die Oberin soll einer Jeden ihre Gefährtin benennen, die Jüngere muß der Älteren folgen; Keine darf sich von der Andern trennen, sondern Beide sollen in auferbaulicher Eingezogenheit miteinander zu gehöriger Zeit nach Hause zurückkehren." (122)*

> *"Die Nahrung der Schwestern soll mäßig, doch hinlänglich sein, um die Arbeit und das Wachen zu übertragen. (...)*
> *Außer der Zeit sollen sie - ohne Erlaubnis - nichts essen. Fremde Personen sollen sie auch nicht zu Tisch laden." (123)*

Die Verpflichtung zum Gehorsam gegenüber der Oberin war so umfassend, daß auch für Verhaltensbereiche, die nicht in unmittelbarem Bezug zur Ausübung der Krankenpflege standen oder die Grundbedürfnisse der Schwestern betrafen, Verhaltensvorschriften erlassen wurden.

Wie sehr Arbeit und Leben miteinander verschmolzen waren, kommt exemplarisch in der Tatsache zum Ausdruck, daß die Ordenstracht DAS Kleidungsstück der Schwestern darstellte.

> *"Die heilige Armut muß auch* **täglich** *äußerlich in der Kleidung beachtet werden. Die Kleidung soll gemeinsam seyn (...) und damit die Gleichförmigkeit unter den Schwestern stets beobachtet werde, sollen sie kein anderes Tuch oder andere Leinwand tragen, als solches, welches ihnen entweder vom Mutterhause ist angeschafft oder von der Oberin gutgeheißen worden." (124)*

Die täglich zu tragende Ordenstracht symbolisierte nicht nur die Einheit von Arbeit und Leben. Die uniforme Ordenstracht war zugleich auch Symbol der Zugehörigkeit zu einer religiösen Arbeits- und Lebensgemeinschaft.

Als Arbeits- und Lebensgemeinschaft grenzten sich die katholischen Krankenpflegegemeinschaften bewußt von der Umwelt ab. Diese Abgrenzung war einerseits eine Folge gemeinschaftsstiftender religiöser Zielsetzungen, welche eine von "der Welt" abgewandte Lebensweise begründeten. So leitete sich beispielsweise aus dem Armutsideal die Enthaltsamkeit von "der Welt" ab.

> *"Die Schwestern sollen sich von alle dem enthalten, was immer auf die Eitelkeit der Welt und der Körpertracht Bezug hat, ..." (125)*
> *"Es ist den Schwestern nicht erlaubt, außer im Nothfalle bei Weltleuten zu essen, oder zu trinken, keinen weltlichen Ergötzlichkeiten, Freudenfesten, Tänzen und Schauspielen sollen sie jemals beiwohnen." (126)*

Andererseits war Abgrenzung eine Funktion der Selbsterhaltung der in einer an "der Welt" orientierten Umgebung tätigen Gemeinschaft.

> *"Die Gefahren, die die allgemeine, hier besprochene Krankenpflege mit sich bringt, sind übrigens so groß, und ihrer sind so viele und so vielerlei, und der Beruf der Krankenpflegerinn ist ein zwar überaus schöner, aber ein so schwerer Beruf, daß derselbe nach meiner Ansicht zu gefährlich, zu schwer seyn würde, wenn nicht die Krankenpflegerinnen in Genossenschaften leben." (127)*

Die Barmherzigen Schwestern übten die Krankenpflege als eine Tätigkeit in "der Welt" aus, sie kamen daher notgedrungen mit dieser "Welt" in Kontakt. Sie waren "nicht wie die Klosterfrauen, durch Clausur vor äußeren Gefahren geschützt" (128), daher wurde durch besondere Bestimmungen ihr Verhalten in "der Welt" und der Umgang mit dieser "Welt" geregelt; und dies war eben nicht nur eine Frage des sittlichen und moralischen Schutzes der einzelnen Schwestern, sondern auch eine Frage der Selbsterhaltung der Gemeinschaft.

Die Regelung aller relevantenr Arbeitsbeziehungen der Schwestern durch das Mutterhaus, die Verpflichtung des Mutterhauses, für die sozialen Belange der Schwestern Sorge zu tragen, und die umfassende soziale Kontrolle des Mutterhauses über das tägliche Handeln und Verhalten der Schwestern waren Elemente der in der Mutterhausorganisation aufgehobenen und durch das Mutterhaus organisierten Arbeits- und Lebensform.
Die äußerliche Normierung, Reglementierung und Organisierung von Verhalten war aber nur eine Seite der religiös legitimierten Durchdringung von Arbeit und Leben der Schwestern. Die andere Seite, dies ist in den bisherigen Ausführungen schon verschiedentlich angedeutet worden, bezog sich auf die Forderung nach der Verinnerlichung gesetzter Verhaltensnormen.
So sollte etwa unbedingter Gehorsam nicht ein bloßes äußerliches Verhalten sein, vielmehr sollte den Schwestern Gehorsam (sowie Armut und Keuschheit) ein inneres Bedürfnis sein, zu ihrer 'zweiten Natur' werden. MAES stellt daher fest:

> *"Um das Wesen der katholischen Krankenpflegegenossenschaften und der einzelnen Schwestern richtig zu verstehen, muß man sich immer vor Augen halten, daß ihnen die Krankenpflege niemals Erwerbszweig, aber auch niemals Selbstzweck ist. Ihr Beruf ist vielmehr das Ordensleben als solches, (...) die Schaffung der eignen Seligkeit durch ein gottgeweihtes Leben und durch gute Werke." (129)*

Der Autorin zufolge war der "Beruf" einer Barmherzigen Schwester das Ordensleben an sich. Diese Interpretation kann sich darauf stützen, daß für den Eintritt in einen Orden es als Voraussetzung angesehen wurde, daß eine Person sich für das spezifische religiöse Leben **berufen** fühlte. Mithin basierte auch die Konzeption des Ordenslebens auf der Vorstellung einer Dichotomie der personellen Eignung bzw. Nicht-Eignung (130).
Es erscheint desweiteren bedeutsam, daß die Frage der Eignung einer Person für die Pflegearbeit, auf die im Konzept der Krankenwartung primär abgehoben wurde, hinter der Eignung für **das Ordensleben** zurücktrat. Der "Krankendienst" fungierte in erster Linie als immerwährender Prüfstein der religiösen Haltung der einzelnen Schwester bzw. als Gegenstand der Einübung einer religiösen Haltung, die zugleich auch eine innerliche Lebens- und Arbeitshaltung war.

"In jedem Augenblick das nicht zu tun, was man am liebsten tut, und das Gegenteil mit gleicher Liebe zu tun (...), dies ist die Übung, in deren Vollendung die Schwestern von St.Charles allein ihre eigene Vollendung erhalten." (131)

Für die Probeschwestern wurden pflegerische Arbeiten bzw. alltägliche Verrichtungen, die die Pflege und Versorgung sowie die im Rahmen der Ordenspflege eingeschlossenen hausarbeitsähnlichen Tätigkeiten erforderten, zur besonderen Gelegenheit zu prüfen, ob ihre Berufung für das Ordensleben "echt" war oder nur eine vorübergehende "Laune".

"Die ersten Tage bieten gewöhnlich schon die beschwerlichsten und widerlichsten Verrichtungen dar. Zarten und feinen Jungfrauen ist es nicht zu verdenken, wenn sie schaudern, Morgens mit Tagesanbruch in der Winterkälte an großen steinernen Waschtrögen voll kalten Wassers zu stehen, und eine Menge ekelhaft verunreinigter Leinwand (...) rein zu schwemmen(..). Das kühlt jede falsche Begeisterung, das hält nur der Beruf aus, wenn gleich die Arbeitende manchmal mit den Holzschuhen am Boden festgefroren ist." (132)

Angesichts solcherart 'unbarmherziger' Erziehungsprozesse kann es wenig verwundern, daß sich in den Barmherzigen Schwestern Selbstaufopferung und Selbstverleugnung zu verkörpern schienen, Eigenschaften, die man zwar auch von den Krankenwärtern(-innen) forderte, bei ihnen in der Regel jedoch nicht vorfand. So läßt sich sagen, daß die Vorbildlichkeit der Krankenpflege der Barmherzigen Schwestern, die in verschiedenen zeitgenössischen Kontexten gerühmt wurde (133), nicht nur eine Frage ihrer, im Vergleich zu dem Krankenwartpersonal, größeren "Nutzbarkeit" war, sich also nicht ausschließlich auf pflegerisches Handeln bezog; sondern es war auch eine Frage der zutage tretenden Haltung, mit der sie die Pflege der Kranken ausübten. Als vorbildlich galten mithin auch die ideellen Motive bzw. die spezifische Lebens- und Arbeitshaltung, die man bei den Barmherzigen Schwestern beobachtete.

Für den Zeitgenossen BARTHOLMÄ stellt eine religiös motivierte Lebens- und Arbeitshaltung zugleich das entscheidene Abgrenzungskriterium der Ordenspflege von der bloßen Krankenwartung dar.

"Dies alles ist jedoch nur der Mechanismus des Dienstes, welchen auch eine gedungene Magd bei einiger Gewissenhaftigkeit verrichten kann. Wollen wir die Liebeswerke des Ordens recht würdigen, so dürfen wir zuvörderst nicht auf das W a s , sondern vorzüglich auf das W i e sehen. Was geschehen muß, kann die Dienstregel vorschreiben, wie es aber geschehen soll, kann man zwar ebenfalls vorschreiben, jedoch durch kein polizeiliches Mittel erzwingen, es ist reines Ergebniß des inneren Berufs der Krankenwärterin." (133)

Ich möchte nun letztlich auf einen weiteren Unterschied zwischen der Ordenspflege und dem System der Krankenwartung hinweisen. Die Ausführungen dieses Abschnittes dürften deutlich gemacht haben, daß im Rahmen der Mutterhausorganisation nicht nur eine durch religiöse Regeln strukturierte Auslese zukünftiger Pflegekräfte vorgenommen werden konnte, der Mutterhausorganisation standen auch die Mittel zur Verfügung, den Sozialcharakter potentieller Ordensmitglieder den Anforderungen entsprechend zu formen.

III. 2.5. ORDENSPFLEGE - EIN GESCHLECHTSSPEZIFISCHES PHAENOMEN ?

Im vorhergehenden Kapitel wurde gezeigt, daß nach Auffassung der ärztlichen Reformer die Realisierung eines den medizinischen Ansprüchen angepaßten Konzeptes von Krankenwartung einen veränderten Sozialcharakter des Krankenwartpersonals zur Voraussetzung gehabt hätte.
An dieser Stelle wird danach gefragt, welche Bedeutung der Tatsache zuzumessen ist, daß die Ordenspflege vorwiegend von Frauen ausgeübt wurde. Dabei wird unterstellt, daß durch den religiösen Charakter der Ordensinstitution a priori ein Selektionsmechanismus gegeben war, der dahingehend wirkte, daß überhaupt nur ein bestimmter Personenkreis als Träger der Ordenspflege in Frage kam. Ganz allgemein wird man bei den Bewerberinnen für den Ordensdienst die Zugehörigkeit zur katholischen Kirche sowie auch eine innere religiöse Überzeugung voraussetzen dürfen. Hieraus kann abgeleitet werden, daß im Hinblick auf die geforderte und die tatsächliche Arbeits- und Lebenshaltung der Ordensmitglieder eine gewisse Übereinstimmung vorlag, womit ein wesentlicher Unterschied zu den Krankenwärtern(-innen) benannt ist. Zwischen Konzept und Realität wird mithin eine gewisse Kongruenz angenommen. Hierzu dürften im übrigen auch die 'unbarmherzigen' Erziehungsprozesse, denen die Probeschwestern unterworfen wurden, beigetragen haben.
Die Frage, die im folgenden beantwortet werden soll, ist, ob bzw. inwiefern das Geschlecht einen weiteren Selektionsfaktor darstellte bzw. ob geschlechtsspezifische Selektionskriterien im Konzept der Ordenspflege auffindbar sind.

Festzuhalten ist zunächst, daß die katholischen Orden, der prinzipiellen Struktur nach, ein geschlechtsunspezifisches Phänomen waren. Sowohl Frauen als auch Männern stand diese religiöse Lebensform offen. Beiden Geschlechtern diente das Ordensleben als Mittel zur Erreichung des Ziels der eigenen Seligkeit.
In der Regel finden sich in der Geschichte jeweils nur spezielle Frauen- oder Männerorden, seltener gemischt-geschlechtliche Orden. Diese Tatsache widerspricht nur scheinbar der obigen Feststellung, daß die Orden ein geschlechtsunspezifisches Phänomen darstellten. Der Umstand, daß sich immer nur Ordensvereinigungen eines Geschlechtes bildeten, wird primär als eine Konsequenz der religiösen Lebensregeln anzusehen sein. Diese forderten einerseits Keuschheit von den Ordensmitgliedern, andererseits minimierten sie all jene Umstände, die die Ordensmitglieder in Versuchung führen konnten, das Keuschheitsgebot zu durchbrechen. Zentrale Bedeutung kommt schließlich dem Sachverhalt zu, daß diese religiösen Prinzipien gleichermaßen für beide Geschlechter Geltung beanspruchten.

Im Hinblick auf die pflegenden Orden der ersten Hälfte des 19.Jahrhunderts ist dennoch in geschlechtsspezifischer Hinsicht ein relevanter Unterschied festzustellen. Zahlenmäßig und von der Mitgliederstärke her überwogen die Vereinigungen der Barmherzigen Schwestern bei weitem diejenigen der Barmherzigen Brüder (134). Bemerkenswert ist dabei in diesem Zusammenhang, daß ein vergleichbar großes Übergewicht an weiblichen Arbeitskräften für die Gruppe der Krankenwärter(-innen) nicht anzunehmen ist.

Ein Rückblick in die mittelalterliche Geschichte der Orden vermag diesbezüglich eine Deutungsmöglichkeit anzubieten; denn das zahlenmäßige Anwachsen der Frauenorden und ordensähnlichen Vereinigungen von Frauen im 13. und 14.Jahrhundert wird in der Literatur z.T. auf das Phänomen des Frauenüberschusses an der Gesamtbevölkerung und den insgesamt geringeren Erwerbsmöglichkeiten bzw. Versorgungsalternativen der Frauen im Vergleich zu denjenigen der Männer zurückgeführt. Es wird angenommen, daß quantitative Schwankungen der Anzahl und Mitgliederstärke der Frauenorden mit den Erwerbsmöglichkeiten bzw. Versorgungsalternativen, die Frauen offenstanden, variierten; d.h. für das Überwiegen der Frauenarbeit in der Ordenspflege sind externe, außerhalb der Ordensinstitution liegende Faktoren als Ursachen dieses Phänomens in Betracht zu ziehen. Da die Annahme berechtigt erscheint, daß diese Ursachen auch im Zusammenhang der Entwicklung der Diakonissenkrankenpflege relevant waren, werde ich auf Einzelheiten der angedeuteten Interpretationsmöglichkeit zu einem späteren Zeitpunkt näher eingehen.

An dieser Stelle beschränke ich mich zunächst auf die Frage, ob in dem zeitgenössischen Konzept von Ordenspflege selbst Gründe angelegt waren, die das Überwiegen der weiblichen Ordensvereinigungen erklären. Es wird also danach gefragt, ob geschlechtsspezifisch differenzierende Inhalte in der Konzeption der Ordenspflege auffindbar sind.

Solches scheint sich anzudeuten, wenn man die folgenden Fragen DROSTE ZU VISCHERINGs und seine Antworten betrachtet:

> *"1. Sind der Regel nach Personen weiblichen, oder solche männlichen Geschlechts mehr zur Krankenpflege geeignet ? 2. Sollen im s e l b i g e n Spitale die Männer von Männern, die Weiber von Personen weiblichen Geschlechts, oder - da ich annehme, daß es unthunlich, den Männern die Pflege der Weiber zu übergeben - sollen Personen weiblichen Geschlechts auch die kranken Männer im s e l b i g e n Spitale pflegen ?" (135)*

> *"Was das Erste betrifft, so geben wohl Alle ohne Ausnahme, und mit Recht der weiblichen Pflege den Vorzug. Was das Zweite betrifft, so glaube ich versichert seyn zu können, daß jeder, welcher sich in die Lage der Sache einiger Maßen hineindenket, wie ich entschieden der Meinung seyn werde, daß in einem solchen Spital n u r den Personen w e i b l i c h e n Geschlechts die g a n z e Pflege, auch jene der kranken Männer, anvertrauet werden müsse; ich halte daher eine fernere Erörterung hier überflüssig." (136)*

Das Votum dieses Zeitgenossen ist eindeutig. Er hält die weibliche Pflege Kranker ausnahmslos für die geeignetere, unabhängig davon, ob Frauen oder Männer gepflegt werden. Bemerkenswert hieran ist zunächst, daß diese Fragen nach der Eignung eines Geschlechtes für die Krankenpflege überhaupt aufgeworfen werden; denn von BARTHOLMÄ und BRENTANO ist an keiner Stelle ihrer Schriften zu erfahren, wie sie sich hierzu stellen. Allerdings führt auch DROSTE ZU VISCHERING nicht aus, worauf sich seine Überzeugung gründet. Er unterstellt lediglich eine besondere Eignung des weiblichen Geschlechts für die Krankenpflege.

Vergleicht man diese Auffassung mit den Verhältnissen in der Krankenwartung, so wird deutlich, daß es sich hierbei keineswegs um eine Selbstverständlichkeit handelt; denn zumindest in den Krankenhäusern schien durchweg eine Geschlechtertrennung bei den Pflegenden mit der Trennung der Geschlechter der Insassen verknüpft gewesen zu sein.
Versuche, Krankenwärterinnen auch die Wartung an Männern zu übertragen, wurden wieder aufgegeben: "Es sollen dabei die guten Sitten gelitten haben, indem die Genesenden 'die weibliche Bedienung nicht gut vertrugen' " (137). Die Krankenwärterinnen wurden also als Geschlechtswesen

angesehen. Die Wartung an männlichen Kranken schien daher unausweichlich eine sittliche Gefährdung der Wärterinnen wie auch der männlichen Kranken zur Folge zu haben. Aus sittlich-moralischen Gründen mußte dies vermieden und die Arbeit entsprechend organisiert werden.

Weshalb - so ist zu fragen - konnte die Anwendung der gleichen sittlich-moralischen Maßtäbe in der weiblichen Ordenspflege - wie selbstverständlich - außer Kraft treten ?
Das Keuschheitsgelöbnis machte die Ordensschwestern zu geschlechtslosen Wesen, und offensichtlich wurden sie im Gegensatz zu den Krankenwärterinnen auch als solche von den genesenden kranken Männern akzeptiert. Sie konnten daher auch die Pflege und Versorgung an Hospitalinsassen männlichen Geschlechts versehen. Allerdings gab es auch hier eine gewisse Einschränkung; denn für Tätigkeiten, die "das weibliche Zartgefühl" verletzen könnten, für pflegerische Maßnahmen im Intimbereich der männlichen Kranken, wurde jeweils mindestens ein männlicher Wärter beschäftigt (138).

Diese Widersprüchlichkeit der ideellen Abstraktion von Geschlechtlichkeit und der Tatsache der Geschlechtlichkeit erklärt sich dadurch, daß das Keuschheitsideal - wie auch das Gehorsams- und Armutsideal - durchaus realistisch als ein fortwährend anzustrebendes, jedoch in "der Welt" niemals vollends erreichbares Ideal gesehen wurde (139).

Neben diesen Erklärungen gibt es - zumindest für BUSS - noch ein weiteres Argument für die weibliche Pflege an männlichen Kranken.

> *"Männern fehlt die von Natur wohl behütete S c h a a m h a f t i g k e i t , welche eine bedeutende sittliche Wirksamkeit verbirgt, daher Frauen wohl kranke Männer, nie aber Männer kranke Frauen verpflegen dürfen." (140)*

Über das Keuschheitsideal hinaus ist es also nach BUSS eine spezifisch weibliche Eigenschaft, die eine sittliche Besonderheit weiblicher Pflege begründet.

BUSS - dessen Schrift von den hier zugrundegelegten Quellen die zuletzt erschienene ist - gibt darüber hinaus auch Begründungen für seine Auffassung, daß "nach allen Anzeigen der Natur und des Berufs die weibliche Seele eine geborene Hospitalitin" sei (141).

> *"Ueberhaupt aber haben Frauen bei Kranken weit mehr die Kraft sittlicher Stimmung und Umstimmung als Männer, weil sie mehr die Gabe haben, sich einer fremden Individualität, in sie eingehend, anzuschliessen." (142)*

Für BUSS gibt es nicht nur eine Entsprechung von einzelnen Pflegeanforderungen mit für typisch weiblich gehaltenen Eigenschaften wie beispielsweise der Einfühlsamkeit. Für ihn existiert ganz allgemein eine Kongruenz der "Allseitigkeit der Krankensorge" mit typisch weiblichen Wesenszügen.

> *"Diese Allseitigkeit der Krankensorge durch die Frauen verbürgt aber noch ein anderer Zug ihres Seelenlebens, die Einheit des Gemüths, welche zugleich die weibliche Kraft erhält, nicht die des Moments, sondern die der Ausdauer und Nachhaltigkeit, weil das Weib jeden Augenblick sich als ein ungetheiltes Ganzes hingibt, während des*

> *Männes höchste Anstrengung diese Kraft nicht erringt, weil er seine Kräfte mehr zersplittert. Diese Allseitigkeit nach allen Richtungen des Bedarfs und diese Ausdauer, welche die Krankenpflege fordert, gibt aber das weibliche Geschlecht, ..." (143)*

Die für die Krankenpflege prädestinierte Wesenhaftigkeit der Frau wird als das Resultat natürlicher Anlagen begriffen, so daß schließlich auch Analogien vom "weiblichen Körperbau" und weiblicher Wesenhaftigkeit bemüht werden, um die "Bestimmung des Weibes" zur Pflege zu begründen (144).

Im Gegensatz zu DROSTE ZU VISCHERING unternimmt BUSS also den Versuch, die besondere Eignung des weiblichen Geschlechts für die Krankenpflege mit einer vermeindlichen naturgegebenen Weiblichkeit zu begründen. Insofern er dies tut, entwirft er eine explizite Vorstellung von den Besonderheiten weiblicher Krankenpflege. Die Integration dieser Vorstellung in das Konzept der Ordenspflege ist jedoch in gewisser Weise formal. Ordenspflege ist für BUSS primär immer noch eine religiöse Institution, die sich lediglich der natürlichen Bestimmung des Weibes bedient bzw. auf diese aufbaut.

III. 3. DIE KRANKENPFLEGEKONZEPTE NEIGEBAURS UND SIEVEKINGS

In den ersten Jahrzehnten des 19.Jahrhunderts stellte die Ordenspflege, wie gezeigt, die einzige Alternative zur herkömmlichen Krankenwartung dar. Vor dem Hintergrund der "Erneuerung" der protestantischen Landeskirchen sowie der mit der grundsätzlichen Anerkennung der praktischen Leistungen der Barmherzigen Schwestern verknüpften Kritik an dem spezifischen Ordenscharakter dieser Institution wurden von protestantischer Seite Konzepte der Krankenpflege entworfen, die als Vorstufen der Diakonissenkrankenpflege zu verstehen sind. PHILIPPI zeigt in seiner motivgeschichtlichen Untersuchung zum Wesen der Mutterhausdiakonie (145), daß das "Werk Fliedners" (146), welches in der traditionellen Krankenpflegegeschichtsschreibung zumeist als der geniale Entwurf einer bedeutenden und tatkräftigen Persönlichkeit dargestellt wird, tatsächlich als das Ergebnis einer Vielzahl von Entwicklungstendenzen zu begreifen ist.

In diesem Abschnitt werde ich mich mit zwei Krankenpflegekonzepten näher auseinandersetzen. Die Entscheidung, mich auf die Darstellung der "Vorschläge" NEIGEBAURs "zur Errichtung eines allgemeinen Jungfrauenstiftes in Preußen" und auf SIEVEKINGs Entwürfe zu einer "protestantischen Institution Barmherziger Schwestern" zu beschränken, ist erstens dadurch begründet, daß in dieser Arbeit nicht Vollständigkeit angestrebt wird, sondern daß vielmehr auf die Herausarbeitung von Entwicklungstendenzen abgehoben wird. Zweitens fand bei dieser Auswahl die zeitliche Dimension Berücksichtigung; denn Neigebaurs "Vorschläge" wurden unmittelbar nach den Befreiungskriegen verfaßt. Sievekings Entwürfe stammen dagegen aus der Mitte der 20-er Jahre des 19.Jahrhunderts. Drittens wurde in Betracht gezogen, daß in dieser Arbeit auch die Verknüpfung der "Frauenfrage" mit der Krankenpflege interessiert.

Es sei schließlich noch angemerkt, daß mit dem Begriff 'Krankenpflegekonzepte' der Eindruck erweckt wird, daß Ziel- und Zwecksetzungen dieser 'Konzepte' primär auf den Gegenstandsbereich der Krankenpflege gerichtet waren. Dies war, ähnlich wie bei der Ordenspflege, jedoch nicht der Fall. Der Zweck der Krankenpflege taucht hier ebenfalls als Mittel anderer Zwecke auf. Ein erster Hinweis auf diesen Sachverhalt ergibt sich aus dem Umstand, daß die Urheber der 'Konzepte' - wie im übrigen auch die Initiatoren der verschiedenen in den 30-er Jahren gegründeten Armen- und Krankenpflegevereine und der Diakonissenanstalten - nicht Ärzte, sondern evangelische Pfarrer, die Tochter eines hanseatischen Kaufmannes und ein Offizier waren. Es wird daher auch nach den Beweggründen zu fragen sein, die diese Personen veranlaßten, sich u.a. mit dem Problem der Pflege Kranker auseinanderzusetzen.

III. 3.1. NEIGEBAURS VORSCHLAEGE ZUR ERRICHTUNG EINES ALLGEMEINEN JUNGFRAUENSTIFTES IN PREUSSEN

Die Vorschläge des Lützowschen Reiter-Offiziers NEIGEBAUR fielen in eine Zeit, in der die Ausbreitung der Barmherzigen Schwestern in Deutschland gerade eben begonnen hatte. Die kriegerischen Auseinandersetzungen der Befreiungskriege brachten NEIGEBAUR als Kriegsgefangenen mit der Pflege der Barmherzigen Schwestern in Berührung. Diese Erfahrungen sind als äußerer Anlaß der NEIGEBAURschen Vorschläge anzusehen (147).

> *"Man fühlt sich von der höchsten Verehrung für die edlen Mädchen ergriffen, wenn man sie mit rastloser Tätigkeit ihren schönen, anspruchslosen Beruf treiben sieht." (148)*

Seine Erfahrungen mit der Pflege der Barmherzigen Schwestern gaben nicht nur den Anstoß zu seinen "Vorschlägen", die Barmherzigen Schwestern waren auch Vorbild. Desweiteren spielten Erfahrungen mit der Tätigkeit der Frauenvereine eine Rolle.

NEIGEBAURs "Vorschläge" werde ich hier unter drei Gesichtspunkten diskutieren: 1. der Rolle der Frau, 2. der Rezeption des Ordensgedankens und 3. dem Stellenwert der Krankenpflege.

ad 1:
Bezugnehmend auf die Frauenvereine der Befreiungskriege schreibt er:

> *"Auch im zarten Geschlecht ist das edle Volk der Deutschen würdig wieder aufgestanden. (...)*
> *Wie schmerzlich muß es dem weiblichen Gemüt sein, bei den jetzigen geselligen Begriffen nichts allein für sich zu vermögen, sondern in der Regel alle Wirksamkeit, und oft selbst die äußere Würde nur durch den Mann zu erhalten." (149)*

Dieses Zitat macht deutlich, daß Neigebaur von den frühen, aus der Aufklärung und der französischen Revolution resultierenden Ideen der "Frauenemanzipation" (150) beeinflußt war.
Der Hinweis auf den patriotischen Einsatz von Frauen in den Befreiungskriegen diente ihm als Anknüpfungspunkt dafür, die patriarchale Abhängigkeit der Frau in Frage zu stellen und einen Bereich der "Selbständigkeit" für das "Weib" außerhalb der Institution der Ehe zu fordern (151). "Selbständigkeit" fordert und konkretisiert NEIGEBAUR in seinen Vorschlägen zur Errichtung eines **Jungfrauenstiftes (sic !)** allerdings nur für die alleinstehende Frau (152). Dies erklärt sich möglicherweise dadurch, daß seine Vorschläge als Reaktion auf ein reales Problem der unversorgten, alleinstehenden Frau anzusehen sind. Die Kriegsereignisse stellten das Dasein und die Zukunft der unverheirateten Frau, des "edle(n) deutsche(n) Mädchen(s)", welches "ihren tapferen Geliebten im ruhmvollen Kampfe für König und Vaterland verloren" hatte, in Frage (153).

In Neigebaurs angestrebtem "öffentlich anerkannten Beruf" für das weibliche Geschlecht flossen also drei Faktoren ein, und zwar 1. die frühen Ideen der "Frauenemanzipation", die 2. scheinbar in den Frauenvereinen eine erste konkrete Gestalt angenommen hatten und 3. das Problem der Unversorgtheit der Bürgertöchter und ihre unklare und ungesicherte zukünftige gesellschaftliche Stellung. Möglicherweise handelt es sich bei diesem letzten Punkt auch nur um die Antizipation eines solchen Problems (154).

Die Organisationsform der Barmherzigen Schwestern nahm er zum Vorbild seiner Konstruktion eines gesellschaftlichen Bereiches der "Selbständigkeit" des weiblichen Geschlechtes. Dieses Vorbild gestaltete er jedoch um, zu einer "der Humanität und dem Geist der Zeit angemessene(n) Anstalt" (155). Diese "Anstalt" wurde implizit als Ersatzinstitution zur Ehe für die alleinstehende Frau bürgerlicher Herkunft gedacht; denn NEIGEBAUR wollte eine "Anstalt' errichten,

> *"... welche schönen Seelen den Frieden zu gewähren vermöge, den sie in der Welt nicht fanden, den sich aber der Mann unter dem Drange der Berufsarbeit erwerben kann." (156)*

Es wurden also Funktionen der Ordensinstitution übernommen und mit einem anderen Etikett versehen. Verändert wurde aber auch die Zwecksetzung; nicht religiöse, sondern innerweltliche Zwecke wurden zum ausschlaggebenden Orientierungspunkt. PHILIPPI sieht in der "Sicherung öffentlicher Anerkennung für einen fraulich sinnerfüllten Lebensberuf" (157) den Hauptzweck der "Anstalt". Gleichwohl wurde von den "Jungfrauen" eine den "Nonnen" vergleichbare, anspruchsvolle "Hingabe an einen Lebensberuf" gefordert (158), worin sowohl die Vorstellung von der religiös motivierten Selbstaufopferung als auch die von der bürgerlichen Frau geforderte Selbsthingabe als Ehegattin und Mutter eingingen (159). Die Forderung nach einer "Selbständigkeit" des "Weibes" blieb also noch ganz der damaligen Vorstellungswelt verhaftet. Sie zielte nicht auf Frauenemanzipation im modernen Sinne ab, sondern lediglich auf eine außerhalb der Ehe und außerhalb der Kirche stehende Institution, in der die Frau aber immerhin nicht durch den Mann, sondern durch frauliche Wesenhaftigkeit definiert erschien.

> *"Allen widerfährt die Ehre, hochwürdige Jungfrau genannt zu werden, und ihr Rang ist überall der erste vor allen verheirateten Frauen jeden Standes. Denn sie borgen den Platz, den sie in der Gesellschaft einnehmen, nicht von einem Manne, sondern eigene Würde erhebt sie über alle ihres Geschlechtes." (160)*

ad 2:

Das Mittel zur Erfüllung des Hauptzweckes, der Errichtung des Jungfrauenstiftes, war die Ordensform (161). Die Übernahme der Ordensform erhielt ihren besonderen Sinn dadurch, daß in ihr eine öffentlich anerkannte Lebensform der Frau vorgeprägt war.

Aus dem obigen Zitat geht auch hervor, daß NEIGEBAUR den Stifts-Jungfrauen eine herausgehobene bürgerliche Stellung zuwies. Er verweltlichte damit die in der göttlichen Ordnungswelt angestrebte herausgehobene Stellung der Ordensschwestern. Diese Anpassung an bürgerliche Wertmaßstäbe kontrastiert mit der Rezeption des religiösen Gemeinschaftsprinzips. In diesem Zusammenhang erscheint folgende Einschätzung PHILIPPIs bedeutsam.

> *"Neu und für unsere Betrachtung bedeutsam ist es vielmehr, daß diese Zielsetzungen (siehe ad 3;HPS) sich mit einem solchen gewaltigen Aufwand an neuer ordensähnlicher Gemeinschaftsplanung verbinden, daß sich der Schwerpunkt vom Liebeszweck sozialer Hilfeleistung auf den Selbstzweck ordensmäßiger Vergemeinschaftung von alleinstehenden Frauen zu verlagern scheint." (162)*

Der hier zitierte Gedanke läßt sich dahingehend weiterführen, daß dieser außerhalb der Institution der Ehe stehende "Lebensberuf" sich wiederum nur im Rahmen einer mit aufwendigen Regeln ausgestatteten Institution, einer - von NEIGEBAUR gedanklich vorkonstruierten - Gemeinschaft, vorgestellt werden konnte.
Im Gegensatz zur Ordensgemeinschaft sowie zu anderen Krankenpflegekonzepten schwebte NEIGEBAUR jedoch primär eine Arbeitsgemeinschaft vor. Als davon abgrenzbare Lebensgemeinschaft sollte die Integration der Stifts-Jungfrauen in ihren familiären Bezugsrahmen erhalten bleiben (163).

ad: 3
"Krankenpflege" wird von NEIGEBAUR als der "Hauptzweck" des Stiftes angegeben.

> *"An einem Orte, wo ein Hospital ist, wird sich der Beruf des Kapitels zur Krankenpflege sogleich ergeben. Es wird mit den Vorstehern dieser Krankenanstalten zu verabreden sein, inwiefern die Mitglieder des Jungfrauen-Stiftes die bezahlten Krankenwärter ersetzen oder mit ihnen zugleich tätig sein können.*
> *(...) denn es ist für den unglücklichen Kranken eine zu große Wohltat, in dieser Lage von zarten Händen aus reinem Eifer, fremde Leiden zu mildern, gewartet zu werden, und nicht von andern, die bloß des Soldes wegen gefühllos die bezahlte Arbeit leisten." (164)*

Hierzu ist einiges kritisch anzumerken:
Erstens wird die Krankenwartung auf der Basis eines Lohnarbeitsverhältnisses abgewertet (165) und damit zumindest implizit als qualitativ den Erfordernissen nicht angemessen eingestuft. Die a priorische Behauptung einer Unvereinbarkeit "wahrer" Krankenpflege mit einem Lohnarbeitsverhältnis hat im übrigen Tradition in der Geschichte der Krankenpflege des 19.Jahrhunderts.
Dementsprechend wird Krankenpflege als unbezahlte Arbeit konzipiert, die, trotz der Regel, daß "Religion und Geburt" bei der "Aufnahme der Stiftungsjungfrauen keinen Unterschied" machen sollten (166), faktisch nur Frauen aus gehobenen Sozialschichten offenstand, und so läßt sich schlußfolgern, wohl auch nur auf das Frauendasein dieser Sozialschichten hin angelegt war.

Zweitens wurde in der Diskussion der vorhergehenden Punkte von der Interpretation ausgegangen, daß der äußere Zweck der Krankenpflege hinter der Funktion des Jungfrauenstiftes, einen "fraulich sinnerfüllten Lebensberuf" zu gewährleisten, zurücktrat. Krankenpflege tauchte demnach eigentlich nur als Mittel zum Zweck auf. Diese Interpretation wird auch durch folgende Feststellung NEIGEBAURs bestätigt. Sollten auf dem Gebiet der Krankenwartung nicht alle Stifts-Jungfrauen beschäftigt werden können, "so bietet ihnen die weibliche Erziehung ein weites Feld zur schönsten Wirksamkeit dar" (167).

III. 3.2. AMALIE SIEVEKINGS "BARMHERZIGE SCHWESTERSCHAFT"

Amalie Sieveking ist die einzige Frau, welche aufgrund ihres 1832 gegründeten "Weiblichen Vereins für Armen- und Krankenpflege" zu den weiblichen "Heroen der Krankenpflegegeschichte" der ersten Hälfte des 19.Jahrhunderts gerechnet wird (168). An dieser Stelle soll nun nicht auf den genannten Verein eingegangen werden, sondern vielmehr auf die dieser Gründung vorausgehenden Pläne Sievekings für eine "barmherzige Schwesterschaft" (169); denn sie war auch die einzige Frau des deutschsprachigen Raumes, von der relevante Konzepte zur Organisierung der Krankenpflege in der ersten Hälfte des 19.Jahrhunderts bekannt sind.

Sievekings Pläne werden unter denselben Aspekten diskutiert wie die "Vorschläge" Neigebaurs. Es erscheint mir allerdings nicht sinnvoll, die Darstellung der ersten beiden Aspekte - der Rolle der Frau und der Rezeption des Ordensgedankens - voneinander zu trennen.

Ähnlich wie Neigebaur wandte sich Sieveking gegen die in bürgerlichen Sozialschichten "herrschende Anschauung von der alleinigen Bestimmung der Frau zur Ehe" (170).

> *"... sie ist die erste Frau, die bewußt die innere Not der 'Alten Jungfern' zum Ausgangspunkt nimmt, um, mit der Sitte brechend, selbständig neue Einrichtungen zur Abhilfe zu schaffen." (171)*

Im Unterschied zu Neigebaur war Sieveking nicht nur weiblichen Geschlechts und konnte sich daher als Sprachrohr ihrer Geschlechtsgenossinnen fühlen, sie entwickelte vielmehr ihre Pläne auch als Betroffene. Sie hatte die bewußte Entscheidung gefällt, das Dasein einer alleinstehenden Frau zu führen (172). Ihre Pläne zu einer "barmherzigen Schwesterschaft" sind daher in enger Verknüpfung mit dem Bestreben zu sehen, dem eigenen Leben, wie ganz allgemein dem Leben der alleinstehenden Frau, einen Sinn zu geben.

Als Anstöße und Vorbilder ihrer Ideen sind im wesentlichen vier Faktoren zu nennen.
1. In den Frauenvereinen der Befreiungskriege sah sie den Anfang einer Art "Frauenbewegung" (173). Der organisatorische Rahmen der "barmherzigen Schwesterschaft" wurde somit nicht ohne Grund in enger Anlehnung an diese Vereinsform konstruiert.
2. Einfluß auf ihr Streben nach einer selbständigen und öffentlich anerkannten Stellung der Frau in der Gesellschaft übte vermutlich die Auseinandersetzung mit zeitgenössischer Literatur aus, in der die "Frauenfrage" thematisiert wurde.
3. Nach PHILIPPI drückt sich die Verbindung von "unkirchlich-rationalistischer Traditionschristlichkeit" mit einem unter dem Einfluß der "Erweckung" stehenden Glauben u.a. darin aus, daß sie sich für das Leben einer alleinstehenden Frau "berufen" fühlte (174). Dieses religiös motivierte 'Berufensein' erklärt zugleich den auf ihre Geschlechtsgenossinnen gerichteten missionarischen Charakter ihrer Pläne.
4. Die Ordenstradition wurde zum direkten Vorbild ihres Kampfes für eine "barmherzige Schwesterschaft", welches sich bereits deutlich in der Benennung des Vereins zeigt (175).

Im Hinblick auf diesen zuletzt genannten Aspekt war es auch für Sieveking von zentraler Bedeutung, daß die Institution der Barmherzigen Schwestern eine öffentlich anerkannte Form außerehelichen Daseins der Frau darstellte.

> *"In den Genossenschaften der katholischen Barmherzigen Schwestern war die Möglichkeit vorgezeichnet, als* **alleinstehende Frau seiner weiblichen Bestimmung gemäß in öffentlich anerkannter Stellung einem Berufe christlicher Sinnerfüllung nachzugehen, ...** " **(176)**

Ein wesentliches Element der Anpassung des Vorbildes an protestantisch-bürgerliche Vorstellungen ist in der Betonung der Selbständigkeit der Frau zu sehen. Jeder Schwester wurde ein hoher Grad an persönlicher Freiheit eingeräumt. Die Aufnahme in die "Schwesterschaft" wurde nicht an ein Gelübde gebunden. Das gesamte persönliche Vermögen, dessen Einbringung in die "Schwesterschaft" gefordert wurde, wurde nach dem Aus- oder Abscheiden einer Schwester für den normalen Erbgang frei (177).

Bedeutsam erscheint schließlich, daß Sieveking nach mit Inhalt gefüllten "Lebens- und Wirkungsformen" suchte, in denen sich ihre Vorstellungen über die "Bestimmung des Weibes" verwirklichen ließen.
Während Neigebaur sehr eng am inneren Gefüge der Ordensform und den nach außen sichtbaren Symbolen der Andersartigkeit - Kleidung und Anrede (178) - orientiert blieb, distanzierte sich Sieveking hiervon weitgehend.

> *"Nicht Titel und Gewänder interessieren sie, sondern Lebens- und Wirkungsformen, die beiden: sowohl der Bestimmung der Frau (als Subjekt der Hilfe) als auch der Not der Armen (als Objekt der Hilfe) geben, was ihnen, nach christlicher Glaubensüberzeugung gemäß, zukommen muß." (179)*

Die Schwesterngemeinschaft wurde - durch die fehlende öffentliche Anerkennung provoziert - konzipiert als ein sich in Gegensatz zu den Konventionen der Außenwelt stellendes Gebilde. Dies wurde zugleich mit dem Ziel verbunden, öffentliche Anerkennung zu erringen, was wiederum Integration der Gemeinschaft in die Außenwelt bedeutete.
Diese Ziele setzten die Festigung der Gemeinschaft nach innen voraus. Nicht durch äußere Symbolik konnte dies nach Sieveking erreicht werden, sondern durch die Dynamik gegenseitiger Förderung der Gemeinschaftsmitglieder, welche die Persönlichkeitsentfaltung jeder einzelnen Schwester und des individuellen Glaubenslebens zum Gegenstand haben sollten. Im Unterschied zur weiblichen Diakonie diente die eigene geistige Bildung der Vervollkommnung als bürgerlich selbständige Person (180).

Nach allem bisher Gesagten versteht es sich, daß wiederum davon auszugehen ist, daß Krankenpflege weniger als Hauptzweck, sondern eher als Mittel zum Zweck fungierte.

> *"Denkt nur einmal z.B. an unser* **Krankenhaus**. *Es sind in demselben an hundert Wärter und Wärterinnen angestellt. Wieviele mögen nun wohl unter diesen seyn, die ihr Amt aus wahrer Lust, weil aus reinem Liebestriebe verwalten? Läßt diese Liebe sich auch durch Bezahlung erkaufen ? (...)*
> *Und sollte dazu denn nicht unser Geschlecht, das von Natur so viel zarter gestimmt ist, als das männliche, und das durch* **keinen festen bürgerlichen Beruf** *gebunden wird, vorzüglich geeignet seyn?" (181)*

Krankenwartung - verstanden als ein Gebiet der Armenpflege (182) - wurde von SIEVEKING mit "Liebe" gleichgesetzt. Für diese Liebesarbeit wurde das bezahlte Wartpersonal als untauglich, die Frau bürgerlicher Herkunft jedoch als in besonderer Weise geeignet angesehen. Da einerseits in der Armen- und Krankenversorgung ein Gebiet erkannt wurde, in dem gesellschaftliche Aufgaben nur unzureichend gelöst waren (183) und andererseits von einer Prädestination 'der' Frau für soziale Aufgaben ausgegangen wurde, schien sich die Schaffung eines hierauf gerichteten "bürgerlichen Berufes" sowohl mit der "Bestimmung des Weibes" als auch mit gesellschaftlich notwendigen Aufgaben zu decken.

Ein wesentliches Element des späteren bürgerlichen Frauenberufes Krankenpflege nahm Sieveking insofern voraus, als "Liebesarbeit" auch schon als bezahlte Arbeit gedacht wurde.
Im Gegensatz zu Neigebaur wurde bezahlte Erwerbsarbeit zugelassen. Es sollte damit auch unvermögenden Frauen die Möglichkeit zu sozialer Frauenarbeit eröffnet werden. Durch finanzielle Unterstützung von außen oder durch die vergütete Hilfeleistung für vermögende Personen sollte dies ermöglicht werden (184).

Zusammenfassend ist folgendes festzuhalten.
Im Zentrum der beiden hier vorgestellten Konzepte stand die Suche nach einer alternativen, d.h. einer außerhalb der Institution der Ehe stehenden und nicht über den Mann definierten Lebensform der Frau, die dem Dasein der unverheirateten Frau einen Sinn zu geben vermochte und ihr einen Platz in der bürgerlichen Gesellschaft einräumte. Ausgangspunkt der Konstruktion eines "öffentlich anerkannten Berufs" der alleinstehenden Frau war primär ein vor dem Hintergrund der frühen Ideen über die "Emanzipation des Weibes" sich herausbildendes Bewußtsein über das Problem der unversorgten, unverheirateten Frau und der durch diese Ideen beeinflußte Versuch zur Lösung dieses Problems.
Dabei wurde der Inhalt dieses "Berufs" der Frau als durch weibliche Wesenhaftigkeit strukturiert gedacht. Emanzipierte Selbständigkeit des "Weibes" meinte daher zunächst das 'Ausleben' der Besonderheit Frau außerhalb der Ehe. Für Sieveking beinhaltete Selbständigkeit der Frau darüber hinaus "persönliche Freiheit".

Den Frauenvereinen der Befreiungskriege und den Barmherzigen Schwestern kam in diesem Zusammenhang der Stellenwert eines auslösenden Moments zu. Zugleich waren sie Vorbild. Mit den Vereinigungen der Barmherzigen Schwestern war die Möglichkeit einer öffentlich anerkannten und sinnerfüllten Lebensform der alleinstehenden Frau vorgezeichnet.
Während Neigebaur die Ordensform und im übrigen auch das bei den Barmherzigen Schwestern vorgefundene Element der Leitung der Vereinigung durch Frauen weitgehend übernahm, versuchte Sieveking das Vorbild in mehrerlei Hinsicht an protestantisch-bürgerliche Vorstellungen, unter Betonung der Selbständigkeit, anzupassen.

Armen- und Krankenpflege als Gegenstand der öffentlichen Tätigkeit der Frau war primär Mittel zum Zweck der Schaffung eines "öffentlich anerkannten Berufs" der Frau. Krankenpflege in dieser Form war - ähnlich wie die Ordenspflege - zwar gesellschaftlich notwendige Arbeit, jedoch war sie nicht primär durch strukturelle Erfordernisse gesellschaftlicher Arbeitsteilung bestimmt. Krankenpflege wurde vielmehr als Liebesarbeit verstanden, die vor allem Lebens-"Beruf" sein sollte und die völlige Hingabe der Arbeitenden an diesen Beruf forderte und daher nicht oder nur bedingt als Lohnarbeit denkbar erschien.

III. 4. DIE DIAKONISSENKRANKENPFLEGE

Im Mittelpunkt der folgenden Darstellung steht die Diakonissenkrankenpflege als die andere sich in der ersten Hälfte des 19.Jahrhunderts herausbildene Organisationsform der Krankenpflege. Bezug genommen wird hier ausschließlich auf die aus der Kaiserswerther Diakonissenanstalt hervorgehende Form der Diakonissenkrankenpflege. Dies rechtfertigt sich vor allem dadurch, daß keine andere unter diesem Oberbegriff zu subsumierende protestantische Vereinigung - wenn sie nicht ohnehin erst im Verlaufe der zweiten Hälfte des 19. Jahrhunderts entstand - die Entwicklung der Krankenpflege in vergleichbarer Weise beeinflußt hat und in der zweiten Hälfte des 19.Jahrhunderts von der Mitgliederzahl bei weitem nicht den Organisationsgrad erreichte, den die Kaiserswerther Diakonissenanstalt bzw. der aus ihr hervorgegangene Zusammenschluß mehrerer Diakonissenanstalten aufwies.

In einigen sozialgeschichtlich orientierten Untersuchungen zu verschiedenen Aspekten der Geschichte sozialer Arbeit wird zwar der mit der Person des Pfarres Fliedner verbundenen Kaiserswerther Diakonissenanstalt sehr viel mehr Aufmerksamkeit zuteil als den katholischen Orden, für die Fragestellung der vorliegenden Untersuchung enthalten sie jedoch nur wenig Material. Sehr wertvoll sind dagegen die bereits erwähnten Arbeiten von PHILIPPI zur Geschichte des "Amtes" bzw. "Berufes" der Diakonisse des 19.Jahrhunderts (186) sowie eine Untersuchung von OSTNER/KRUTWA-SCHOTT, in der anhand einer exemplarischen Studie die Bedeutung der Kaiserswerther Diakonissenanstalt für die Herausbildung der Krankenpflege zu einem Frauenberuf herausgearbeitet ist (187). Während mit diesen beiden Arbeiten insbesondere in interpretativer Hinsicht Vorarbeit geleistet ist, stützt sich die vorliegende Untersuchung hinsichtlich des Quellenmaterials vornehmlich auf die umfangreichen Quelleneditionen STICKERs (188).

Die Gliederung der folgenden Abschnitte folgt weitgehend derjenigen zur Ordenspflege.
In Ergänzung zum vorhergehenden Abschnitt werde ich zunächst, indem ich konkrete Details der Entstehungsgeschichte der Kaiserswerther Diakonissenanstalt in allgemeinere Entwicklungen einordne, die Person Fliedners als Initiator und Organisator dieser Einrichtung problematisieren (III.4.1.). Im Anschluß daran werden einige wesentliche Merkmale der Diakonissenkrankenpflege diskutiert, und es wird danach gefragt, ob und inwiefern im Vergleich zur Ordenspflege eine größere Anpassung dieses Konzeptes von Krankenpflege an die Erfordernisse der modernen Medizin festzustellen ist (III.4.2.).
Da das System der Mutterhausverträge der Orden für Fliedner nahezu uneingeschränktes Vorbild für die Organisation des Arbeitseinsatzes der Diakonissen an auswärtigen Krankenhäusern war, erübrigt es sich, hierauf im einzelnen einzugehen.
Die Diakonissenanstalt sollte ebenso wie die katholische Mutterhausorganisation eine Lebens- und Arbeitsgemeinschaft sein. Neben strukturellen Gemeinsamkeiten ist dabei auch auf einige Besonderheiten in sozialökonomischer Hinsicht sowie auch im Hinblick auf ideologische Aspekte der Einheit von Arbeit und Leben einzugehen (III.4.3.). Im Vergleich zur Institution der Barmherzigen Schwestern ist das eigentlich Besondere des "Diakonissenberufs" jedoch in dessen geschlechtsspezifischer Konzeption zu sehen (III.4.4.).

III.4.1. THEODOR FLIEDNER UND DIE KAISERSWERTHER DIAKONISSENANSTALT

Auf eindrucksvolle Weise hat BRECHT in seinem Gedicht "Wer baute das siebentorige Theben?" eine Kritik an der personifizierenden Geschichtsschreibung formuliert. Hierin wird ausgesagt, daß die vordergründige Identifikation historischer Phänomene mit einer bestimmten Person und ihrer Taten den tatsächlichen gesellschaftlichen Bedingungen menschlicher Geschichte nicht gerecht wird (189).

Bei der Lektüre insbesondere von älteren Darstellungen, in denen die Kaiserswerther Diakonissenanstalt beschrieben wird, aber nicht nur bei diesen, begegnet man eben dieser traditionellen Sichtweise von Geschichte, für die die Geschichte mit den Geschichten von Personen zusammenfällt. Die Kaiserswerther Diakonissenanstalt wird darin nicht selten als das "Fliednerwerk" (190) bezeichnet und damit quasi als das Resultat der Person Fliedners und seiner Schaffenskraft dargestellt. Während die Theologen SCHÄFER und UHLHORN ihn gar als von Gott "ausersehen" beschreiben (191), charakterisieren ihn andere Autoren eher nüchtern als "Mann der Tat" (192), als "Organisator" (193) und als eine mit einem Sinn für das Praktische und das "Machbare" ausgestattete Persönlichkeit.

Im Zusammenhang dieser Arbeit erscheinen insbesondere zwei Gesichtspunkte der Kritik an dieser vordergründigen Sichtweise von Geschichte von Interesse.
Erstens werden die der Entstehung der Kaiserswerther Diakonissenanstalt zugrunde liegenden Ideen als originäre Ideen der Person Fliedners begriffen.
STICKER hat wohl als erste mit eindeutiger Klarheit darauf hingewiesen, daß es nicht "das Verdienst Theodor Fliedners und seiner Mitarbeiterinnen" (194) war, "neue Ideen" hervorgebracht zu haben, vielmehr griffen sie den "vorhandenen Grundgedanken einer neuzeitlichen Krankenpflege" (195) auf und setzten diesen in die Tat um (196).
In der vorliegenden Untersuchung wurden daher im vorhergehenden Abschnitt exemplarisch zwei für die Einschätzung der Diakonissenkrankenpflege relevante Ideenkonzepte vorgestellt. Neigebaur und Sieveking wurden dabei als soziale Träger spezifischer Konzepte behandelt. Zugleich wurde aber auch angedeutet, daß sich in diesen von den beiden Zeitgenossen vertretenen Ideen bestimmte, d.h. konkret-historische Entwicklungstendenzen der Auseinandersetzung mit Fragen der gesellschaftlichen Stellung der Frau in der damaligen Gesellschaft und der Pflege und Versorgung kranker Menschen spiegeln.

Da Ideen immer nur vermittelt durch deren personale Träger als historische Gegenstände identifizierbar sind, mag es als noch relativ unproblematisch erscheinen, wenn beschreibend Ideen primär mit deren konkreten Trägern in Verbindung gebracht werden. Als weitaus problematischer hat es dagegen zu gelten, wenn bei der Darstellung der Realisierung solcher Ideen in gleicher Weise verfahren wird; denn ohne die Mitarbeit vieler - darauf weist B.BRECHT in seinem o.g. Gedicht in besonderem Maße hin - vermögen selbst hervorragende "Organisatoren" die ihnen zugeschriebenen Leistungen nicht zu vollbringen.

Es ist daher zweitens zu kritisieren, daß die Kaiserswerther Diakonissenanstalt häufig als das persönliche 'Werk Theodor Fliedners' beschrieben wird. Nur selten wird dagegen etwa der Beitrag seiner Ehefrau Friederike Fliedner (geb. Münster) an der Entstehung dieses Werkes erwähnt und noch seltener hinreichend gewürdigt.

Es ist ebenfalls das Verdienst STICKERs, anhand einer kommentierten Edition des schriftlichen Nachlasses des Ehepaares Fliedner in "Friederike Fliedner und die Anfänge der Frauendiakonie" das einseitige Bild des "Fliednerwerkes" korrigiert und als ein "Werk des Ehepaares Fliedner" nachgezeichnet zu haben (197).
Aber auch zu dieser Schrift STICKERs ist kritisch anzumerken, daß bei der Beschreibung der Leistungen Friederike und Theodor Fliedners die Rolle der vielen anderen "Mitarbeiterinnen", der einzelnen Diakonissen, bei der Realisierung der 'Fliednerschen Pläne' nur am Rande erwähnt wird.

Mit der hier vorgetragenen Kritik soll nun nicht ausgesagt sein, daß persönlichkeitsbedingte Faktoren nicht auch als relevante historische Einflußgrößen in Betracht zu ziehen sind; und zwar insbesondere dann, wenn z.B. aufgrund gegebener Herrschaftsstrukturen die jeweils verfügbaren Mittel zur Einflußnahme bei einer Person oder einem kleinen Personenkreis monopolisiert sind.
Tatsächlich entbehrt die oben kritisierte personifizierende Geschichtsschreibung mit ihrer Darstellung der Person Fliedners und der Kaiserswerther Diakonissenanstalt nicht eines realen Kerns.
Im folgenden wird daher die Entstehung einer neuen Form der Krankenpflege nicht nur in einem allgemeineren historischen Kontext betrachtet. Es wird auch danach gefragt, ob und inwiefern die Entstehungsgeschichte der durch die Kaiserswerther Diakonissenanstalt repräsentierten Form der Diakonissenkrankenpflege durch die Persönlichkeit Fliedners und seinen "Pragmatismus" geprägt wurde.
Zu berücksichtigen ist dabei, daß im Hinblick auf die Person Fliedners Besonderes und Allgemeines nicht immer klar voneinander abgrenzbar sind.

Wenn hier vielfach die Person Fliedners focusiert wird, die Leistungen seiner "Mitarbeiterinnen" jedoch nicht explizit gewürdigt werden, so geschieht dies in dem Bewußtsein des vielfach unsichtbaren, d.h. nicht ohne weiteres mit herkömmlichen historischen Rekonstruktionsverfahren erschließbaren Beitrages Friederike Fliedners und der anderen weiblichen Mitglieder der Diakonissenanstalt. Im übrigen sei hier auf die Arbeit von OSTNER/KRUTWA-SCHOTT hingewiesen, in der Aspekte dieser Problematik, über die von STICKER eingeschlagene Vorgehensweise der Kommentierung von Quellen hinaus, vertieft werden (198).

Nach PHILIPPI scheint der Beginn der 30-er Jahre des 19.Jahrhunderts eine Zäsur hinsichtlich der Planung von protestantischen Wohlfahrtseinrichtungen darzustellen. Die Phase der Ideenentwürfe und der Konzipierung solcher Einrichtungen wurde abgelöst durch verschiedene Versuche zur praktischen Umsetzung vorhandener Ideen.

"Die von den Plänen gesättigten zwanziger Jahre, in denen die Restauration den Reformwillen der Befreiungskriege aufgestaut - und zum Teil gebrochen - hatte, drängen nun doch auf greifbare Ergebnisse weiter. Ob die Julirevolution des Jahres 1830 als auslösender Faktor mit eine Rolle spielte (...) kann dahingestellt bleiben. Doch sieht es so aus, als haben sich nun Initiativen und Unternehmungen gehäuft." (199)

So wurde beispielsweise in Hamburg von Sieveking am 23. Mai 1832 der "Weibliche Verein für Armen- und Krankenpflege" ins Leben gerufen und zur gleichen Zeit ein "Männlicher Besuchsverein" gebildet. 1833 rief Pfarrer Goßner in Berlin einen "Männerkrankenverein" und einen "Frauenkrankenverein" ins Leben (200). Im gleichen Jahr wurde auch das "Rauhe Haus zu Horn in Hamburg" gegründet, welches mit dem Namen Wichern, dem Gründer der "Inneren Mission," verbunden ist (201).

Hinsichtlich der Aktivitäten Fliedners sei hier darauf hingewiesen, daß er schon 1826/27 an der Gründung der "Rheinisch-Westphälischen Gefängniß-Gesellschaft" beteiligt gewesen war und 1833 das Kaiserswerther Asyl für weibliche Strafentlassene gegründet hatte. Im gleichen Jahr verfaßte er einen Entwurf für einen "Christlichen Verein für weibliche Pflege, zur christlichen Pflege weiblicher Gefangener, Kranker, Verbrecherkinder, Waisenkinder und armer Verlassener", in dem bereits die wesentlichen Grundgedanken der späteren Kaiserswerther Diakonissenanstalt ausformuliert waren (202). Im Mai 1836 wurde schließlich unter maßgeblicher Beteiligung Fliedners der "Evangelische Verein für christliche Krankenpflege im Rheinland und Westfalen" ins Leben gerufen (203).

Bevor auf die Beziehungen dieses Vereins zur Kaiserswerther Diakonissenanstalt näher eingegangen wird, ist auf eine Rahmenbedingung aufmerksam zu machen, die vermutlich den sich seit Beginn der 3o-er Jahre des 19. Jahrhunderts abzeichnenden Übergang von der Planung zur Realisierung sozial-karitativer Einrichtungen durch Protestanten mitbewirkte, zumindest aber beeinflußte. Gemeint ist hier eine zunehmende Konkurrenz der beiden großen Kirchen untereinander. Diese spiegelte sich u.a. in der zeitgenössischen evangelischen Presse wider. Im Blickfeld publizistischer Äußerungen standen dabei u.a. das Defizit an sozial-karitativen Initiativen in der protestantischen Kirche, welches insbesondere anhand der Berichterstattung über katholische sozial-karitative Einrichtungen thematisiert wurde.

Seit 1830 berichtete beispielsweise Hengstenbergs "Evangelische Kirchenzeitung" wiederholt über die Barmherzigen Schwestern. Bemerkenswert erscheint dabei der insgesamt positive Tenor dieser Berichterstattung. Die Anerkennung der praktischen Leistungen der Barmherzigen Schwestern wurde jedoch zunehmend mit der Aufforderung verknüpft, Protestanten "mögen auf dem Gebiet der Wohltätigkeit in den 'Wettstreit' mit der katholischen Kirche treten und ähnliche Einrichtungen schaffen" (204). Getragen wurde dieser "Wettstreit" jedoch nicht von der Kirche, sondern von "erweckten" Christen. Dies macht es verständlich, daß die protestantischen Initiativen auf dem Gebiet sozial-karitativer Arbeit zumeist die Organisationsform des Vereins annahmen. Die Frauenvereine der Befreiungskriege dürften dabei sowohl hinsichtlich der Übernahme der Vereinsform als auch hinsichtlich philanthropischer Orientierungen dieser Vereine eine Rolle als Vorbild gespielt haben. Dennoch sind die sozial-karitativen Initiativen der "Erweckungsbewegung" nicht mit Philanthropie an sich gleichzusetzen; denn einerseits suchten die "Erweckten", ihren Glauben **tätig** zu leben, andererseits trugen sie über die von ihnen angestrebte Erneuerung des "Glaubenslebens" zur Erneuerung der Landeskirchen bei. In diesem Sinne beinhaltete die "Erweckungsbewegung" sowohl tätige Hilfsbereitschaft als auch missionarische Intentionen. Diese Orientierung erleichterte es schließlich den "erweckten" Christen auch, sich eher von theologischen Grundsatzfragen zu lösen als die offiziellen Repräsentanten der Kirche und in dem "Wettstreit" mit der katholischen Kirche eine pragmatische Wende zu vollziehen (205).

Die Vereinsform der sozial-karitativen Einrichtung ist somit auch Ausdruck des Sachverhaltes, daß die inwendige "Erneuerung" der Landeskirchen ihren Ausgangspunkt außerhalb des eigentlichen kirchlichen Systems hatte (206).
Berücksichtigt man, daß aufgrund des jahrhundertelangen 'Defizits' an sozial-karitativen Einrichtungen in der protestantischen Kirche kein einheitliches Muster für Vereinsgründungen vorgegeben war (207), so wird einerseits plausibel, daß die von Protestanten gegründeten Vereine eine gewisse strukturelle und formale Vielfalt aufwiesen. Zum anderen schien dieses 'Defizit' größere Anstrengungen konzeptioneller Art herausgefordert und eine relative Offenheit sowie Anpassungsfähigkeit an zeitbedingte Entwicklungen ermöglicht zu haben. Die Vereinsform stellte dafür einen günstigen äußeren Rahmen dar.

Anhand einer Gegenüberstellung des oben genannten, auf Initiative von Fliedner gegründeten Vereins mit dem sogenannten Sievekingschen Verein soll ein Aspekt der strukturellen Vielfalt der sozial-karitativen Vereinigungen konkretisiert werden. Dieser Vergleich dient hier zugleich als Ausgangspunkt der Erörterung einiger Besonderheiten der Diakonissenanstalt.

Die Vereinstätigkeiten des "Weiblichen Vereins für Armen- und Krankenpflege" waren auf das Sammeln von Spenden und fürsorgerische Krankenbesuche bei Unbemittelten durch die weiblichen Vereinsmitglieder, die wohl vorwiegend bürgerlicher Herkunft waren und neben ihren Aufgaben als Ehegatten und Mütter freiwillige soziale Arbeit leisteten, ausgerichtet (208).

In den Paragraphen 2 und 3 der "Grundgesetze des evangelischen Vereins für christliche Krankenpflege in der Rheinprovinz und Westfalen" werden die zentralen Aufgaben und die Zielsetzung dieser Einrichtung dagegen folgendermaßen beschrieben.

> *"§ 2*
> *Der Gegenstand des Vereins ist, den hilfsbedürftigen und leidenden Teilen der bürgerlichen Gesellschaft, vorzugsweise den armen Kranken, Hilfe zu leisten mittelst evangelischer Pflegerinnen, welche das Diakonissen-Amt im apostolischen Sinne unter ihnen verwalten, sowohl in Krankenhäusern als in den Wohnungen derselben.*
> *§ 3*
> *Um solche Pflegerinnen zu bilden, wird zuerst an einem geeignetem Orte eine Pflegerinnen-Anstalt errichtet, und mit einem Krankenhause in Verbindung gesetzt, worin Kranke aufgenommen und von den ersteren unter Befolgung der ärztlichen Vorschriften verpflegt werden, die armen unentgeltlich, die bemittelten aber, sowohl die einheimischen als die auswärtigen, gegen Vergütung." (209)*

Armen- und Krankenpflege wird hier also konzipiert als ein Arbeitsfeld **geschulter** Pflegerinnen, für die sozialpflegerische Tätigkeiten zur **Hauptbeschäftigung** werden sollen. Die Einrichtung einer "Anstalt" sollte den Pflegerinnen als "Bildungsstätte" dienen. Zugleich sollte von hier aus der **zentrale** Arbeitseinsatz der Pflegerinnen innerhalb und außerhalb des mit der "Bildungsanstalt" verbundenen Krankenhauses geleitet werden.

Diese Konzeption von Armen- und Krankenpflege stellt eine Weiterentwicklung der in den Konzepten Neigebaurs und Sievekings enthaltenen Ideen dar. Die Vorstellung eines "öffentlich anerkannten Berufs der alleinstehenden Frau" konkretisiert sich hier in der Form der sich 'berufsmäßig' dem Feld sozialer Arbeit zuwendenden Pflegerin und der Vorstellung von der Notwendigkeit einer besonderen Qualifizierung der Pflegerin für ihre Arbeit. Diese Fliednersche Konzeption des "Diakonissenberufes" unterscheidet sich mithin von dem Sievekingschen Verein sowie auch von anderen protestantischen Wohltätigkeitseinrichtungen dadurch, daß sozialpflegerische Tätigkeiten '**berufsmäßig**' organisiert werden. In einem der folgenden Abschnitte wird die Konzeption des "Diakonissenberufs" noch näher untersucht werden.

Als eine Besonderheit des Fliednerschen Pragmatismus mag man es auch verstehen, daß Fliedner auf der Grundlage einer vertieften Kenntnis aller neuen karitativen und sozialen Bestrebungen seiner Zeit (210) für sein Vorhaben einer Bildungsanstalt für evangelische Pflegerinnen Ideen und Organisationselemente verschiedenster Herkunft aufgriff und zu einer 'neuen' Gestalt zusammenfügte. Ein Zitat von STICKER gibt diesen Sachverhalt anschaulich wieder.

> *"Er übernahm von den weltlichen Krankenwartschulen den Aufriß einer Unterrichtsanstalt und benutzte für den Aufbau der Krankenpflegeschule alle neuesten ärztlichen Lehr- und Handbücher der Krankenwartung. Von den Frauenvereinen der Freiheitskriege übernahm er die vereinsmäßige Grundlage. Von Friedrich Klönne griff er den Gedanken auf, den Krankenpflegeberuf im Sinn des altkirchlichen Diakonissenamts als eines Frauenamts der Kirche aufzuziehen. Von den Barmherzigen Schwestern übernahm er die Lebensform des Mutterhauses und mit ihm den Gestellungsvertrag und gab den Pflegerinnen als Schwesternschaft eine gewisse genossenschaftliche Grundlage. Durch das Missionsseminar in Barmen erhielt er Anregungen für die evangelische Grundlegung eines Gemeinschaftslebens."(211)*

Von einer Diskussion einzelner Details kann für den Zweck dieser Arbeit abgesehen werden (212).
Festzuhalten ist zweierlei. In dem obigen Zitat wird herausgestellt, daß Elemente der verschiedensten Ideen in die Konzeption des "Diakonissenberufs" eingingen. Hingewiesen sei hier insbesondere auf Fliedners Kenntnis einiger der frühen Krankenpflegelehrbücher.
Bedeutsam erscheint desweiteren, daß Fliedner sich nicht primär um theologische Grundsatzfragen sorgte, sondern vielmehr Tatsachen setzte. Erst in zweiter Linie und im Nachherein verfolgte er immerhin mit gleicher Konsequenz - wie PHILIPPI feststellt - das Ziel der theologischen Legitimierung des "Diakonissenberufs" bzw. des "Amtes" der Diakonisse (213).

Tatsachen setzte Fliedner auch als Vorstandsmitglied im "Evangelischen Verein für christliche Krankenpflege im Rheinland und Westfalen". Ein in diesem Zusammenhang interessantes Detail aus der Entstehungsgeschichte der Kaiserswerther Diakonissenanstalt sei hier noch erwähnt, und zwar einerseits um das Verhältnis des Vereins zur Bildungsanstalt zu erläutern und andererseits um exemplarisch einen weiteren Charakterzug der Person Fliedners aufzuzeigen.

> *"Denn die Gründungsversammlung war nicht der eigentliche Gründungsakt. Dieser bestand vielmehr in dem von Fliedner auf eigene Faust gewagten Kauf des größten Kaiserswerther Gebäudes für die Zwecke eines Krankenhauses am 20.4./10.5.1836. Da Fliedner selber dies in Händen hielt, konnte er leicht aus dem Verein austreten; denn wo er war, mußte nun doch auch der Verein bleiben." (214)*

PHILIPPI hebt desweiteren hervor, daß Fliedner das Krankenhaus als "Faustpfand" solange in eigenen Händen hielt, bis er seine Vorstellungen über das Amt der Diakonisse "auch bei Hofe durchgepaukt hatte" (215), denn mit Friedrich Wilhelm III. gab es hierüber eine länger währende Auseinandersetzung (216). Das "Faustpfand" setzte ihn darüberhinaus in die Lage, seine Interessen und Vorstellungen gegenüber den Vereinsmitgliedern durchzusetzen. Dem von ihm besetzten Posten des Direktors der Anstalt wurden umfassende Rechte verbrieft, während die "tätige" Mitarbeit der Vereinsmitglieder auf das Zahlen von Spenden und Beiträgen reduziert wurde (217).
Durch geschicktes Taktieren gelang es Fliedner, umfangreiche Kompetenzen auf seine Person zu vereinigen und damit, im Verhältnis des Vereins zur Diakonissenanstalt, den Einfluß der anderen Vereinsmitglieder zurückzudrängen. "Tätiges Glaubensleben", eines der wesentlichen Impulse für die Entstehung sozial-karitativer Einrichtungen auf protestantischer Seite, spielte damit im Rahmen dieses Vereins kaum noch eine Rolle. "Tätiges Glaubensleben" stellte gleichwohl ein wesentliches konzeptionelles Element des "Diakonissenberufs" dar, wie im folgenden zu zeigen sein wird.

III. 4.2. MERKMALE DER DIAKONISSENKRANKENPFLEGE

Das Fliednersche Konzept der Diakonissenkrankenpflege hebt sich deutlich von demjenigen der Ordenspflege ab. In sehr viel stärkerem Maße wurden Anforderungen der modernen Medizin an die Krankenpflege, und zwar insbesondere hinsichtlich einer auf Aufgaben der Krankenpflege ausgerichteten fachlichen Qualifizierung der Diakonissen, berücksichtigt. Dies werde ich im folgenden exemplarisch anhand einiger Aspekte der (Aus-)Bildung der Diakonissen in der "Bildungsanstalt" sowie der Betrachtung des Verhältnisses der leiblichen Pflege zur Seelenpflege belegen. Es wird desweiteren aber auch aufzuzeigen sein, daß im Rahmen der (Aus-)Bildung (noch) nicht ausschließlich fachspezifische Qualifikationen vermittelt wurden; denn wenn auch das Arbeitsfeld der Krankenpflege sich als Schwerpunkt des "Diakonissenberufs" herauskristallisierte, so schloß dieser nicht nur auch noch andere Formen der sozialen Arbeit ein, er war immer auch eine Form religiöser Betätigung.

Einer der wesentlichsten Unterschiede zur Ordenspflege ist in der systematischen Anleitung der Diakonissen zur Krankenpflege innerhalb einer Krankenanstalt zu sehen.
FLIEDNER betont in seinem ersten Jahresbericht ausdrücklich, daß die Krankenanstalt, an die die "Bildungsanstalt" angeschlossen war, primär eine Funktion für die Heranbildung von fachlich qualifizierten Diakonissen haben soll.

> *"Die Zahl der bereits aufgenommenen Kranken und die mannigfaltigen Arten ihrer Krankheiten möchten manche vielleicht zu dem Schluß verleiten, als ob dies mit der Diakonissenanstalt verbundene Krankenhaus ein allgemeines Krankenhaus für den ganzen Regierungsbezirk sein solle. Dem ist nicht so. Es ist zunächst zur Ü b u n g u n d A u s b i l d u n g der Krankenpflegerinnen (218) bestimmt ..." (219)*

Mit anderen Worten wiederholt sich hier in einem Teilbereich der Krankenpflege ein Phänomen, welches weiter oben zunächst für die Entwicklung der modernen Medizin konstatiert wurde, nämlich die primäre Zwecksetzung des Krankenhauses als einer Ausbildungsstätte (220).
Dieser Sachverhalt dürfte als ein Anzeichen dafür zu werten sein, daß Fliedner bewußt bestimmte Ansprüche der Medizin an die Krankenpflege ins Kalkül gezogen hat. Aus dem zweiten Jahresbericht geht hervor, daß er zu Ärztekreisen Kontakt pflegte und sich bei Ärzten "Rat" holte (221).

Für die im Vergleich zur Ordenspflege größere Nähe des Konzeptes der Diakonissenkrankenpflege zu den oben besprochenen ärztlichen Konzepten einer Krankenwartung können weitere Belege angeführt werden.
Eine deutliche Parallele zu den Krankenwartschulen ist darin zu sehen, daß der Anstaltsarzt vertragsgemäß verpflichtet wurde, den Diakonissen theoretischen und praktischen Unterricht in der Krankenwartung zu erteilen (222). Für den theoretischen Unterricht wurden die Lehrbücher von Dieffenbach und Gedike sowie die Broschüre von Heyfelder angeschafft (223).
Inhalt und Aufbau des Krankenpflegeunterrichts gehen aus einer Handschrift hervor, welche mit dem Titel "Medizinischer Kurs" versehen ist. Abgesehen von den einleitenden Passagen, die den spezifisch religiösen "Geist und Zweck des Unterrichts" behandeln, entspricht die inhaltliche Systematik dieses "Kurses" weitgehend den damaligen Lehrbüchern der Krankenwartung (224).
Das Konzept des theoretischen Unterrichts weist allerdings insofern eine Besonderheit auf, als in ihm die Vermittlung von Kenntnissen über den Bau des Menschlichen Körpers sowie von Grundbegriffen einer allgemeinen Krankheitslehre den übrigen Lehrinhalten vorangestellt wird.

> *"Wir teilen ihn (den theoretischen Unterricht; HPS) ein: 1. in vorbereitende Kenntnisse, die zum leichtern Verständnis mancher im Unterricht vorkommenden Begriffe und Namen dienen werden und sich vorzüglich über das Wichtigste von dem Bau des menschlichen Körpers erstrecken sollen." (225)*

Bemerkenswert ist dies insofern, als erst gegen Ende des 19.Jahrhunderts allgemeinste medizinische Grundkenntnisse zum obligatorischen Bestandteil von Krankenpflegelehrbüchern wurden. Bedeutsam erscheint dies aber auch noch aus einem anderen Grund. Im Vergleich zu den frühen Krankenpflegelehrbüchern kann eine gewisse theoretische Fundierung des Unterrichts in der Krankenpflege konstatiert werden.
Als Erklärung dieses Unterschiedes von Diakonissenkrankenpflege und Krankenwartung bietet sich die Annahme an, daß man bei der Ausbildung der Diakonissen zur Krankenpflege nicht befürchten mußte, daß diese ihre Kenntnisse zum Zwecke der "medizinischen Quacksalberei" mißbrauchen würden, wie dies von den zeitgenössischen Ärzten den Krankenwärterinnen und Krankenwärtern unterstellt wurde (226). Mit der Vermittlung von medizinischen Grundkenntnissen waren mithin ärztliche Interessen der Professionalisierung nicht potentiell gefährdet, denn die Diakonisse war nicht nur in eine sehr viel restriktivere Organisationsform hineingestellt (227), sie dürfte auch vor dem Eintritt in die Diakonissenanstalt kaum Gelegenheit gehabt haben, "medizinische Quacksalberei" zu betreiben.
Bei dieser Interpretation wird unterstellt, daß aufgrund der Berücksichtigung ärztlicher 'Ratschläge' durch Fliedner auch berufsständische Interesseninhalte in die Konzeption der Diakonissenkrankenpflege Eingang fanden.
Bedeutsam erscheint die im Vergleich zur Ordenspflege festgestellte zunehmende fachspezifische (Aus-)Bildung der Diakonissen schließlich

auch insofern, als die Bildungsanstalt nicht nur "Pflegediakonissen", sondern auch "Schul-" und "Gefangenendiakonissen" heranbildete (228). Der "Diakonissenberuf" war also nicht eingeengt auf die Krankenpflege, er war noch geprägt von traditionellen Formen der Armen- und Krankenpflege. Dennoch ist eine zunehmende fachspezifische Ausrichtung der (Aus-)Bildung für die den "Diakonissenberuf" umfassenden Tätigkeitsfelder zu konstatieren.

Hinsichtlich der Organisation der Krankenpflegeausbildung ist hier schließlich noch ein interessantes Detail festzuhalten. Die von dem Anstaltsarzt vorgenommenen praktischen Unterweisungen wurden allmählich ergänzt durch praktische Anweisungen der "Probemeisterin", und zwar aus dem einfachen Grund, daß dem unterrichtenden Arzt, der ja zugleich Anstaltsarzt war, nur beschränkte Zeit zur Verfügung stand. Hierbei scheint u.a. die Tatsache eine Rolle gespielt zu haben, daß - ähnlich wie in der Ordenspflege - praktische Anleitungen nicht nur in der Krankenpflege, sondern auch in Gegenständen der Hausarbeit gegeben wurden.
Im siebten Jahresbericht ist schließlich von der Anleitung zur Pflegearbeit durch die "Vorsteherin" (229) sowie von der praktischen Anleitung der Probeschwestern durch die "Probemeisterin" die Rede (230). Erstmals setzt sich hier eine später obligatorisch gewordene Arbeitsteilung in der Ausbildung zur Krankenpflege zwischen Arzt und Oberin bzw. Lehrschwester durch, die zugleich eine Form der geschlechtsspezifischen Arbeitsteilung darstellt. Der fachspezifisch-theoretische Unterricht wird dem Kompetenzbereich des Mediziners - also einer Person männlichen Geschlechts - zugeordnet. Der pflegerische und allgemeinpraktische Unterricht gehört dagegen in den Kompetenzbereich der Oberin, der Lehrschwester oder auch der Stationsschwester - d.h. einer Person weiblichen Geschlechts.

Die Diakonissenkrankenpflege ist wie die Ordenspflege religiös fundiert. Es ist daher die Frage zu stellen, wie das Verhältnis der leiblichen Pflege zur Seelenpflege konzipiert ist.

> *"Die Diakonissen dürfen bei ihrer leiblichen und geistlichen Pflege der Kranken, wo die leibliche Pflege stets die Hauptstelle einnehmen und die letztere derselben untergeordnet bleiben muß, nicht vergessen, daß sie (...) nur Dienerinnen sein, nur Handreichung tun sollen und haben sich mit aller Vorsicht zu hüten, weder in das Amt des Arztes noch des Seelsorgers überzugreifen."(231)*

Religiöses und pflegerisches Handeln bleibt auch im Konzept der Diakonissenkrankenpflege miteinander verschränkt (232). Zumindest intentional wird jedoch im Gegensatz zur Ordenspflege der leiblichen vor der geistlichen Pflege der Vorrang eingeräumt (233).
Während das Krankenwartpersonal lediglich der Autorität des Arztes unterstand, bedingte die Dualität der Diakonissenkrankenpflege als leibliche Pflege und als Seelenpflege eine doppelte Unterordnung der Diakonisse, und zwar zum einen unter die Autorität des Arztes und zum anderen unter die Autorität des Geistlichen. Im Vergleich zur Ordenspflege kommt dabei dem Sachverhalt Bedeutung zu, daß der Vorsteher der Diakonissenanstalt, Fliedner, der zugleich der zuständige Pfarrer war, eine patriarchale Stellung innerhalb der Anstalt einnahm.

Die Abgrenzung des Kompetenzbereiches der Diakonisse zu demjenigen des Arztes sowie die arbeitsteilige Kooperation von Krankenpflege und Medi-

zin entsprechen weitgehend den in den frühen Krankenpflegelehrbüchern festgelegten Vorstellungen (234). In therapeutischer Hinsicht sollen die Diakonissen aufgrund ärztlicher Anweisungen handeln. Sie haben den Krankheitsverlauf zu beobachten und hierüber Bericht an den Arzt zu erstatten. Darüber hinaus werden sie auch zu unselbständigen medizinischen Hilfsleistungen herangezogen, wie z.B. der Vorbereitung von Operationen (235). Die Diakonissen haben wie der 'ideale Krankenwärter' das "Zutrauen der Kranken zu dem Arzt (...) zu befördern" (236).
Die an die Diakonissen gestellten Verhaltensforderungen, die die leibliche Pflege sowie die Person des Arztes und seinen Tätigkeitsbereich betreffen, werden nicht so ausführlich beschrieben wie in den frühen Krankenpflegelehrbüchern. Dies wird man nicht nur auf die Dualität der Diakonissenkrankenpflege als leibliche Pflege und Seelenpflege, sondern auch darauf zurückführen dürfen, daß kein dem "quacksalbernden Krankenwärter" vergleichbares Gegenbild zur Diakonisse existierte. Positive Begründungen von "nothwendigen Eigenschaften" konnten daher in diesem Kontext nicht den gleichen Stellenwert haben wie in den frühen Krankenpflegelehrbüchern. Im übrigen wird ohnehin der Diakonisse ein religiöser Impetus unterstellt, der, wenn er nur in rechte Bahnen gelenkt ist, bestimmte, der pflegerischen Tätigkeit adäquate Verhaltensweisen per se zu beinhalten schien.
Im Vergleich zu den zeitgenössischen Beschreibungen der Ordenspflege ist dennoch eine deutlichere Ausrichtung der Diakonissenkrankenpflege auf den medizinischen Arbeitsbereich zu erkennen; d.h. das Konzept der Diakonissenkrankenpflege ist in stärkerem Maße von einer Unterordnung der Krankenpflege unter die Medizin gekennzeichnet. Anerkennung der ärztlichen Autorität beinhaltet hier explizit Loyalität gegenüber dem Arzt als eine anerkannte Norm; dies ist ein Sachverhalt, der nicht ohne weiteres auch für die Ordenspflege festgestellt werden kann.
Dies bedeutet auch, daß in das Konzept der Diakonissenkrankenpflege in stärkerem Maße berufsständische Interessen der Ärzteschaft eingingen. Diese größere Angepaßtheit an die Interessen der Vertreter der modernen Medizin dürfte auf Fliedners bewußte Ratsuche in Ärztekreisen zurückzuführen sein.

Die Abgrenzung der Kompetenzen der Diakonissen in der Seelenpflege zu denjenigen des Geistlichen weist strukturelle Ähnlichkeiten zur leiblichen Pflege auf; denn die Diakonissen handeln diesbezüglich nach der "Anleitung ihres Seelsorgers", andererseits leisten sie ebenso wie für den Arzt vor-, zu- und nachbereitende Aufgaben in der Seelsorge. Die eigentliche Autorität religiöser Fürsorge obliegt jedoch dem Pfarrer (237). Dieser erteilt den Diakonissen auch regelmäßig "christlichen Unterricht". Der Unterricht war sowohl auf die Aufgaben der Seelenpflege als auch auf das Seelenleben der Pflegenden ausgerichtet und wurde als systematisierte "Methode der Seelenpflege" standardisiert und erweitert (238).

Im Gegensatz zur Krankenwartung lag die Diakonissenkrankenpflege also im Schnittfeld zweier übergeordneter Arbeitsbereiche, und zwar desjenigen des Arztes und des Pfarrers. In bezug auf beide war die Diakonisse weisungsgebunden; sie leistete sowohl für den Mediziner als auch für den Geistlichen vor-, zu- und nachbereitende Arbeit.

III. 4.3. DIE DIAKONISSENANSTALT: ORGANISIERUNG EINER ARBEITS-UND LEBENSFORM

Fliedner übernahm von den Orden das Organisationsprinzip des Mutterhaus- bzw. Gestellungsvertrages; d.h. auch in der Diakonissenkrankenpflege stellte dieses Prinzip das grundlegende Instrument zur Integration der religiös geprägten Organisationsform pflegerischer Arbeit in den Arbeitsmarkt für Pflegedienste dar (239). Modifizierungen dieses Organisationsprinzips wurden von Fliedner nur in Details vorgenommen. Diese brauchen hier nicht diskutiert zu werden, da sie ohne Bedeutung für die Einschätzung der Diakonissenkrankenpflege als zweite Organisationsform der Krankenpflege in der ersten Hälfte des 19. Jahrhunderts sind.
Einige bedeutsame Unterschiede zur Ordenspflege sind jedoch hinsichtlich sozialökonomischer Aspekte der Diakonissenanstalt als eine Mutterhausorganisation sowie hinsichtlich der Einheit von Arbeit und Leben innerhalb dieser Organisation festzustellen. Hierauf werde ich im folgenden näher eingehen.

III. 4.3.1. SOZIALOEKONOMISCHE ASPEKTE DER MUTTERHAUSORGANISATION

Lohnhöhe - das "Diakonissengehalt"

In der Regel wird in der Literatur hervorgehoben, daß, während die Ordensschwestern keinen Lohn erhielten, der Diakonisse ein "taschengeldartiger Lohn" ausbezahlt wurde (240). Diese Feststellung - bei der im übrigen zu bedenken ist, daß freie Kost und Logis obligatorisch waren - erscheint vornehmlich zur Beschreibung der Verhältnisse in der zweiten Hälfte des 19.Jahrhunderts angemessen (241). STICKER kommt nicht zuletzt aufgrund von Vergleichen des "Diakonissengehaltes" mit dem Lohn eines "Krankenwärters" an der Berliner Charité sowie dem Lohn der an der Diakonissenanstalt angestellten Mägde zu dem Ergebnis, daß der den Diakonissen gezahlte Lohn als ein "**für die damalige Zeit (..) durchaus annehmbares Frauengehalt**" anzusehen ist (242).
Das "Diakonissengehalt", schreibt die Autorin, war gedacht als eine "mäßige Vergütung, um die übrigen Bedürfnisse", d.h. die über Kost, Unterkunft und Kleidung hinausgehenden Bedürfnisse befriedigen zu können (243). In dem von FLIEDNER geführten "Pflegerinnenbuch" betont er an einer Stelle ausdrücklich: "**Aber Schätze sammeln könnte und sollte die Diakonisse nicht**" (244).
Daß für ihn das einer Diakonisse gezahlte "Gehalt" nicht das leitende Motiv sein sollte, welches sie diesen "Beruf" ergreifen läßt, wird anhand einer anderen Äußerung FLIEDNERs noch deutlicher. In einem Brief an Sieveking, in dem er sie als Vorsteherin für die Anstalt zu gewinnen suchte, schreibt er:

> *"Die Vorsteherin wird alles wie die Pflegerinnen und 30 bis 40 Taler erhalten. Sie sehen schon, glänzend ist das Gehalt nicht, kann es und soll es aber auch nicht sein, da nur die Liebe zum Herrn der Magnet sein darf, der zu diesem Beruf zieht." (245)*

Bezeichnend erscheint in diesem Zusammenhang schließlich auch der Sachverhalt, daß während der halbjährlichen Probezeit die "Probeschwester" "umsonst zu arbeiten" hatte. Fliedner versteht diese Regelung als ein wesentliches Element der Selbstprüfung einer "Probeschwester", bevor sie sich auf fünf Jahre verpflichtet, im Dienst der Anstalt tätig zu sein (246).

Festzuhalten ist, daß ähnlich wie in der Ordenspflege ein für Lohnarbeitsverhältnisse vergleichbarer Zusammenhang zwischen der Arbeitsleistung der Diakonisse und ihrem Gehalt ex definitionem ausgeschlossen wird. Die Diakonissenkrankenpflege ist mithin ebenfalls als "Krankendienst" konzipiert. Die absolute Differenz zwischen dem Amalie Sieveking angebotenem "Gehalt" für den Posten der Vorsteherin und dem "Gehalt" der übrigen Diakonissen war in Konsequenz dieser Sichtweise sehr gering. Der "Probeschwester" wurden sogar unentgeltliche Arbeitsleistungen abverlangt.
Im Vergleich zur Krankenwartung dürfte dennoch - zumindest für den Zeitraum der ersten Hälfte des 19.Jahrhunderts - ein relativ hohes Lohnniveau anzunehmen sein. Gleichwohl beinhaltet auch das Konzept der Diakonissenkrankenpflege als ein "Krankendienst" alle Voraussetzungen für die zukünftige Festschreibung eines insgesamt niedrigen Lohnniveaus.

Persönliche Freiheit - Gehorsam

Hinsichtlich der sozialen Unterordnung der Diakonissen unter die Anstaltsdirektion und der Pflicht zum Gehorsam gegenüber dieser sind vergleichsweise geringfügige Unterschiede zu den katholischen Mutterhausschwestern zu konstatieren. Über den Arbeitseinsatz der einzelnen Schwestern und ihre "Abordnung" zur auswärtigen Pflege bestimmte ausschließlich Fliedner, wobei er allerdings vorher den Rat seiner Frau suchte (247).
Ein Unterschied zu den Kongregationen, in denen sich Herrschaftsansprüche der Mutterhausoberin aus gesatzten Regeln ableiteten, ist in der patriarchalen Stellung des Direktors Fliedner zu sehen, der es verstand - wie oben am Beispiel der Gründungsgeschichte des "Diakonissenvereins" gezeigt wurde (248) - , alle relevanten Entscheidungsbefugnisse auf seine Person zu vereinigen. Daß im übrigen die charismatische und patriarchale Stellung des Direktors Fliedner, der ebenso wie alle späteren Direktoren Theologe war (249), in der zweiten Hälfte des 19. Jahrhunderts zur Stagnation der Diakonissenkrankenpflege führte, deutet STICKER in einem Artikel an (250). In dem gleichen Artikel charakterisiert die Autorin auch auf eindringliche Weise das "Ordnungs- und Gehorsamssystem" der Diakonissenanstalt (251).

> *"Die Schwestern wurden in ein Ordnungs- und Gehorsamssystem eingeübt, das in ihrem ganzen Tagesablauf von der Frühe bis in den späten Abend über sie verfügte und sie von der bösen Welt abschloß. Der Lernvorgang wurde nicht auf Einsicht, sondern auf Befehl und Gehorsam aufgebaut. Zu denken hatte die Lernende nicht. Das galt damals allgemein, vor allem aber für Frauen. Das Ergebnis war eine wachsende Schar williger, fleißiger, allgemein fähiger, freundlicher Arbeiterinnen, gehalten wie die Töchter und Tanten in frommen christlichen Kreisen." (252)*

Aus zeitgenössischer Perspektive wurde dem hier beschriebenen Sachverhalt gleichwohl eine positive Deutung zuteil. So geht aus dem Briefwechsel der auswärtig tätigen Diakonissen mit Fliedner und seiner Frau hervor, daß die Diakonissen den geforderten Gehorsam gegenüber der Anstaltsdirektion und ihren Weisungen als selbstverständlichen und integralen Bestandteil ihres tätigen Glaubenslebens begriffen.

> *"Ich will es Ihnen beiden, Frau und Herrn Pastor, überlassen, ob Sie uns in einer solchen Lage sitzen lassen können, weil Sie es uns doch ganz anders vorgeschrieben haben und weil Sie uns doch hierher geschickt haben. Wenn Sie meinen, daß es geht, nun, dann ist es gut.*

Von uns selbst gehen wir nicht, weil wir nicht von uns selbst gekommen sind." (253)

Aus diesem Briefwechsel wird aber auch ersichtlich, daß das "Ordnungs- und Gehorsamssystem" der Diakonissenanstalt - zumindest für die auswärtig tätigen Diakonissen - nicht in jedem Fall eine entlastende Funktion erfüllte.
Analog zu den obigen Feststellungen zur Ordenspflege (254) kann zwar festgestellt werden, daß aufgrund des Systems der Gestellungsverträge Konflikte grundsätzlicher Art auf die Ebene der Verhandlungen zwischen der Anstaltsdirektion und der Krankenanstalt verlagert wurden. Das bedeutete gleichwohl nicht, daß sich die gestellten Diakonissen auftretenden Konflikten überhaupt entziehen konnten; denn zumindest für die Zeitspanne zwischen dem Auftreten eines Konfliktes und der Rückantwort der Direktion auf einen in einem solchen Fall zu erstattenden Bericht der Betroffenen waren sie auf sich selbst gestellt. Für die Betroffenen stellte dieses Warten auf die Direktionsanweisungen - nach deren eigenen Aussagen - nicht selten eine große psychische Belastung dar (255). Die Erziehung zum Gehorsam und mithin zur Unselbständigkeit wurde hier also für die Betroffenen zu einem besonderen Problem, für dessen Lösung ihnen die entscheidenden Mittel aus der Hand genommen waren (256).

Ausbildungsstand

Hinsichtlich des Ausbildungsniveaus der Diakonissen für die Pflegearbeit sind bereits im vorhergehenden Abschnitt die wesentlichsten Unterschiede zur Ordenspflege angesprochen worden. Zusammenfassend sei daher an dieser Stelle lediglich festgestellt, daß die praktischen Anleitungen zur Pflegearbeit offensichtlich durch eine stärkere Berücksichtigung theoretischer Unterrichtsinhalte ergänzt wurden. Desweiteren ist davon auszugehen, daß der Unterricht in der Krankenpflege vorrangig an der Systematik und den Inhalten der frühen Krankenpflegelehrbücher orientiert war.

Soziale Sicherung und sozialer Status

Hinsichtlich des Systems der sozialen Sicherung der Diakonissenanstalt und hinsichtlich des sozialen Status der Diakonissen sind kaum Unterschiede zur katholischen Mutterhausorganisation festzustellen.
Die Sicherung der materiellen Existenz der Diakonissen übernahm im Rahmen der Verpflichtungszeiten die Diakonissenanstalt (257).
Die Tatsache, daß die Diakonissenanstalt schon nach wenigen Jahren ihres Bestehens nicht in der Lage war, die gestiegene Nachfrage nach Pflegekräften zu decken, spricht für das hohe Ansehen, welches die Diakonissen und ihre Leistungen genossen. Zu betonen ist in diesem Zusammenhang auch, daß der Direktion der Anstalt aufgrund des Systems der Gestellungsverträge hinreichend Mittel zur Verfügung standen, sich gegenüber den Krankenhausleitungen durchzusetzen und Ansehen zu verschaffen (258).

III. 4.3.2. DIE EINHEIT VON ARBEIT UND LEBEN

Von der Vorstellung der Unvereinbarkeit von sozialpflegerischer Arbeit, verstanden als "Liebesarbeit", mit einer lohnarbeitsmäßigen Organisation dieser Arbeit war oben bereits mehrfach die Rede (259), sie war auch zentraler Bestandteil des Konzeptes der Diakonissenkrankenpflege. Anhand der Untersuchung normativer Quellen, handschriftlicher Aufzeichnungen Fliedners und des Briefwechsels seiner Frau mit auswärtig tätigen Diakonissen kann aufgezeigt werden, daß der "Dienst" am Kranken keine Trennung von Arbeit und Leben zuzulassen schien, daß innerhalb der Mutterhausorganisation der Kaiserswerther Diakonissenanstalt Arbeit und Leben umfassend organisiert war.

In § 7 der Hausordnung der Diakonissenanstalt ist folgendes festgelegt:

> *"Bei ihrem Eintritt ins Diakonissenamt unterschreibt sie die Hausordnung und verpflichtet sich, sie getreu zu halten, sich während der fünf Jahre stets eines christlichen und würdevollen Betragens zu befleißigen und, wie die Wichtigkeit ihres Amts es erfordert, sich fernhaltend von allen weltlichen Verbindungen mit ihrem ganzen Herzen und allen ihren Kräften sich diesem Amt ausschließlich hinzugeben." (260)*

Die Verpflichtung der Diakonisse, sich um ein "christliches und würdevolles Betragen" zu bemühen, ist hier bezogen auf die "Wichtigkeit des Amts" der Diakonisse. In dem Begriff des "Amts" deutet sich bereits an, daß Arbeit und Leben als eine Einheit begriffen werden. "Tätiges Glaubensleben" fordert in diesem Sinne die ganze Person und nicht allein deren Arbeitskraft. "Von ganzem Herzen" und mit "allen ihren Kräften" hat sich die Diakonisse "ausschließlich" ihrem Amt "hinzugeben".
In einer Notiz über ein Gespräch mit der Diakonisse Helene Osthoff (1837) macht FLIEDNER deutlich, daß sich für ihn eine Teilhabe an "weltlichen Vergnügungen" auch deshalb mit der geforderten Hingabe an das Amt nicht vereinbaren läßt, weil eine Diakonisse sich jederzeit aussenden lassen müsse.

> *"Ich ermahnte sie, noch wohl zu bedenken, daß sie während dieser fünf Jahre von allen weltlichen Vergnügungen und Gesellschaften und Verbindungen sich müsse entfernt halten, wie freilich jede Christin lebenslang, und sich müsse aussenden lassen, wohin die Direktion es nötig finde." (261)*

Die Ausschließlichkeit der Hingabe an das Amt beinhaltete mithin auch eine totale Verfügbarkeit der Arbeitskraft bzw. der Person der Diakonisse für die Mutterhausorganisation. Von daher dürfte auch die den Diakonissen eingeräumte Möglichkeit, innerhalb der fünf Jahre Verpflichtungszeit aus dem Verband auszutreten, wenn ihr "in dieser Zeit die Ehe angetragen würde und sie Neigung dazu fühle" (262), weniger als eine 'Freiheit' der sich Verpflichtenden zu interpretieren sein. Diese Regelung erscheint vielmehr ebenfalls als Ausdruck des Interesses der Mutterhausorganisation an einer flexiblen Handhabung des Arbeitskräfteeinsatzes der Diakonissen. So fügte FLIEDNER beispielsweise in einer Notiz über ein Gespräch mit Katharine Weintraut (12.04.1838), nachdem er sie über die Austrittsmöglichkeiten in Kenntnis gesetzt hatte, folgenden Satz hinzu.

> *"Nur dürfe keine Liebschaft von hieraus angesponnen und unterhalten werden, dann nur halbes Herz hier und halbes Herz draußen."(263)*

Die Minimierung sozialer Kontakte zur Außenwelt schloß die Reduzierung, wenn nicht gar völlige Aufhebung sozialer Bindungen an die elterliche Familie der Diakonissen ein. Zu bedenken ist dabei zwar, daß allein die Tatsache, daß der Familienhaushalt nicht selten weit entfernt war von der Diakonissenanstalt oder dem Einsatzort der Diakonissen an einer auswärtigen Krankenanstalt, eine vom Familienverband unabhängige bzw. losgelöste Lebensform der Diakonissen erforderlich machte. Eine Möglichkeit zur vorzeitigen Entlassung aus dem Vertrag war lediglich im Falle der Erkrankung der Eltern, Geschwister oder der Diakonisse selbst vorgesehen (264). Die Konstituierung einer eigenständigen Arbeits- und Lebensgemeinschaft ist dennoch nicht nur unter dem Gesichtspunkt organisatorischer Erfordernisse, sondern auch unter einem ideologischen Aspekt zu betrachten; denn die Übernahme des Prinzips der (familialen) Fürsorgeverpflichtung wurde verknüpft mit der Darstellung der Diakonissenanstalt als eine einzige große "Familie". Die Anstalt sollte DAS primäre Bezugssystem der Diakonissen sein und mithin in jeder Hinsicht die elterliche Familie ersetzen.
In § 29 der Hausordnung heißt es:

> *"Sämtliche Diakonissen der Anstalt bilden eine Familie, in der sie als Schwestern durch das Band herzlicher Liebe für den großen Zweck ihres Hierseins vereinigt leben." (265)*

Es lassen sich tatsächlich eine ganze Reihe von Belegen dafür anführen, daß der Begriff der "Familie" hier nicht als Synonym etwa für 'Gemeinschaft' steht. In § 5 der Hausordnung ist von der "väterlichen Sorgfalt der Direktion" die Rede (266), und in § 12 wird die "Vorsteherin" als "mütterliche Freundin und Ratgeberin" der Diakonissen bezeichnet (267).
Hinzuweisen ist hier auch auf die vielen einzeln verfaßten Instruktionen an die ausgesandten Schwestern sowie den Briefwechsel zwischen diesen und der Anstalt (268). Beispielhaft sei aus der Instruktion für die Schwester Helene Osthoff (1839) zitiert.

> *"IV Ihr Verhältnis zu der Direktion der Diakonissenanstalt*
> *§ 12 Auch in der Ferne, liebe Schwester, bleiben Sie mit dem Mutterhaus und der Direktion desselben innigst verbunden. (...) der Vorsteherin schreiben Sie Ihre Bedürfnisse, welche das Gehalt Ihnen monatlich oder vierteljährlich, wie Sie es wünschen, zusenden wird. Aber schreiben Sie ihr auch vertrauensvoll über Ihre andern Verhältnisse, da sie gern ferner Muttertreue an Ihnen üben möchte.*
> *(...)*
> *Mögen Sie auch draußen, liebe Schwester, das Mutterhaus stets als Ihre Heimat ansehen und die Direktion als Ihre Eltern. In dies elterliche Verhältnis zu Ihnen hat der Herr uns gesetzt durch Ihren Aufenthalt und Ihre Bildung in der Anstalt." (269)*

Die Etikettierung der Diakonissenanstalt als "Familie" durch Fliedner entbehrt nun gleichwohl nicht eines realen Kerns, denn in struktureller Hinsicht kann sie tatsächlich als ein familienähnliches Gebilde aufgefaßt werden.
OSTNER/KRUTWA-SCHOTT setzen sich in ihrer Untersuchung mit diesem Aspekt sehr ausführlich auseinander. Die Autorinnen zeigen auf, daß die hier-

archische Gliederung der Anstalt einherging mit einer gegensätzlichen Aufgabenteilung zwischen Mann und Frau einerseits und einer Arbeitsteilung zwischen Administration, Verwaltung, Pfarramt, also kurz der Leitung des "Ganzen", und der Pflegeleitung, Pflege sowie Hauswirtschaft im engeren Sinne andererseits (270).
Die Direktion der Anstalt, d.h. der Direktor Fliedner respektive seine Nachfolger, verkörperten das "Ganze"; sie ist oberste Autorität, ihr kommt in der Hausgemeinschaft eine patriarchale Stellung zu (271).
Die Vorsteherin der Anstalt, dies war zunächst Fliedners erste Frau Friederike und später dann seine zweite Frau Karoline, sollte die "nächste Vorgesetzte" und "Mutter" aller Diakonissen sein. Sie stand an zweiter Stelle der Hierarchie, hatte dem Direktor jedoch wie alle übrigen Anstaltsangehörigen "willigen Gehorsam" (272) zu bezeugen. Im Gegensatz zum Direktor arbeitete die Vorsteherin auch in der Pflege mit, d.h. sie hatte unmittelbare Kenntnis von den konkreten Problemen der Arbeit ihrer Untergebenen (273). Insofern sie darüber hinaus eine Mittlerfunktion zwischen den Diakonissen und der Direktion übernahm, dürfte sich - soweit die Anstalt noch ein kleines überschaubares Gebilde darstellte - die vorgenommene Form der Trennung von Leitung, Organisation und Arbeit kaum negativ auf den Arbeits- und Lebenszusammenhang der einzelnen Anstaltsglieder ausgewirkt haben. Die 'Anstaltsfamilie' wies mithin einen gemeinsamen Arbeits- und Lebenszusammenhang auf, wobei die einzelnen Anstaltsglieder in einem familienähnlichen Bezug zueinander standen.

Mit zunehmender Größe und Komplexität der Diakonissenanstalt traten gleichwohl Verselbständigungsprozesse der einzelnen Arbeits- und Lebensfunktionen hervor. So wurde etwa die soziale Fürsorge für die Diakonissen in gesonderten Organisationsbereichen zusammengefaßt (274). Die Ideologie der Diakonissenanstalt als eine große Familie geriet immer mehr in Widerspruch zur Realität.
Hinzuweisen ist in diesem Zusammenhang auch auf die Fliednersche Konstruktion der Autorität des Vorstehers. Der Vorsteher beanspruchte abgestützt durch das Pfarramt das letzte Entscheidungsrecht in allen Angelegenheiten der Diakonissenanstalt (275). Aufgrund der vorgenommenen Arbeitsteilung besaß er gleichwohl von den alltäglichen Problemen, insbesondere des Pflegebereiches, nur mittelbare Kenntnis. Zumindest im Hinblick auf den Pflegebereich erwies sich damit seine absolute Autorität als tendenziell inhaltsleer (276). Diese Tendenz dürfte sich mit zunehmender Größe der Anstalt verstärkt haben.

Es kann daher auch gesagt werden, daß die von STICKER beschriebene Verselbständigung der Direktion und des von Theologen besetzten Gesamtvorstandes der Kaiserswerther Diakonissenanstalt in der zweiten Hälfte des 19.Jahrhunderts, die zu einer Stagnation der Diakonissenkrankenpflege, d.h. insbesondere zu einer fehlenden Anpassung an die sich wandelnden Aufgaben der Krankenpflege, führte, u.a. Folge der Fliednerschen Konstruktion eines von Theologen besetzten Direktorats war (277).
Schließlich sei darauf hingewiesen, daß das oben beschriebene Verhalten Fliedners beim Aufbau der Diakonissenanstalt (278) und seine Konstruktion des Vorstehers der Anstalt einen gemeinsamen Nenner aufweisen, nämlich ein persönlichkeitsbedingtes Streben nach einer patriarchalen Machtstellung.

Bestrebungen zur Abgrenzung der Anstaltsfamilie als Arbeits- und Lebensgemeinschaft nach außen zeigen sich u.a. in Verhaltensvorschriften für die Diakonissen, die den Umgang mit nicht zur Diakonissenanstalt gehörenden Arbeitskräften in den Krankenanstalten betreffen.

§ 34 der Hausordnung:
"Übrigens haben sie gegen die Mägde ein liebreiches und freundliches Betragen zu beweisen, ohne in Vertrautheit überzugehen noch ihnen über die innern Angelegenheiten der Anstalt Mitteilung zu machen." (279)

Abgrenzung nach außen sollte nicht nur durch die Aufforderung, Distanz zu dem übrigen Hauspersonal zu halten, sondern auch durch die aktive Förderung des Gemeinschaftslebens der an einen Ort ausgesandten Diakonissen - soweit der Krankendienst dies erlaubte - erreicht werden. Im Mittelpunkt sollte dabei die gemeinschaftliche Andacht und Erbauung stehen (280).

"Zu diesem gegenseitigen Bauen in dem Herrn wird besonders förderlich sein, daß Ihr Euch täglich in gemeinschaftlicher Andacht mit Gebet, Lesen der Schrift und, wenn es auch nur zuzeiten angeht, mit Gesang vor dem Herrn vereinigt." (281)

Für Schwestern, die einzeln ausgesandt wurden, etwa zu Privatkranken, und denen daher ein unmittelbarer gemeinschaftlicher Rückhalt fehlte, wurde vorgesehen, daß sie sich "mit den Verwandten, Hausgenossen oder andern Bekannten des Kranken nicht in weltliche Gespräche, auch nicht in Disputieren über geistliche Dinge einzulassen" haben (282). Für solche Situationen wurde unentwegte Geschäftigkeit empfohlen.

"Das Bestreben, ihre Seele möglichst in einer betenden Stimmung zu erhalten und ihre Hände stets mit weiblicher Arbeit zu beschäftigen, wo die Pflege ihnen Muße läßt, wird sie in dieser Lage sehr unterstützen." (283).

Aber auch für die gemeinsam ausgesandten Diakonissen galt, daß Arbeit und Leben nicht voneinander zu trennen sind, daß mit der Beendigung des eigentlichen Krankendienstes nicht auch notwendige oder empfohlene Arbeiten endeten (284).

Mit einer diesen Prinzipien entsprechenden Arbeitshaltung der Schwestern, die zugleich Lebenshaltung war, grenzten sie sich ohnehin von dem übrigen Hauspersonal ab. Aus einem Bericht der an die Berliner Charité ausgesandten Schwestern geht sehr deutlich hervor, daß es diese spezifische Arbeitshaltung war, die ihnen Ansehen und Autorität sowohl bei dem untergebenen Hauspersonal als auch bei den ärztlichen Vorgesetzten verschaffte (285). Während die Situation bei Aufnahme der Arbeit in der Charité zunächst folgendermaßen von den Schwestern beschrieben wurde,

"Wir waren kaum des Lebens noch sicher, da sie alle hinter uns her schimpften und fluchten. Wir gingen aber mitten durch in der Hoffnung, daß es bald vorüberginge, was denn auch geschah." (286)

heißt es etwas später in demselben Bericht:

"Eine Warnung von uns macht öfter mehr Eindruck als eine Bestrafung. Wo Warnung nicht hilft, fruchtet auch Strafe nicht viel." (287)

An diesem Beispiel kann schließlich auch aufgezeigt werden, daß sich hinsichtlich der Abgrenzung der Diakonissen als Gemeinschaft organisatorische Prinzipien und konkrete Arbeitshaltung der Schwestern ergänzten. Im vorhergehenden Kapitel war bereits darauf aufmerksam gemacht worden, daß die an die Charité ausgesandten Schwestern für zwei bestimmte Abteilungen dieses Krankenhauses zuständig waren (288). Die Aussendung der Schwestern als geschlossene Gruppe mit jeweils genau festgelegten Arbeitsbereichen war aber ein allgemeines Prinzip. Dieses mag den Schwestern wohl auch Schutz vor ungerechtfertigten Angriffen von 'außen' geboten haben, es erschöpfte sich jedoch nicht in dieser Schutzfunktion, sondern beinhaltete auch Abgrenzung. Die gemeinschaftliche Aussendung wiederum dürfte es den Schwestern erleichtert haben, sich mit ihrer anderen Einstellung zur Arbeit und mit ihrer spezifischen Arbeitshaltung gegenüber der Umwelt durchzusetzen.

III. 4.4. DER "DIAKONISSENBERUF"(289)

Die katholische Kirche hatte dem weiblichen Geschlecht immer auch eine Stellung in der Hierarchie der Kirche zugewiesen. Frauen blieben zwar von den eigentlichen Kirchenämtern ausgeschlossen, die mit der Kirche assoziierte Institution der katholischen Orden stellte jedoch eine Daseinsform für die der Welt entsagenden Frauen dar, die gleichwohl ihrer prinzipiellen Struktur nach geschlechtsunspezifisch war (290). Die protestantische Kirche hingegen begann erst im Verlaufe der ersten Hälfte des 19.Jahrhunderts das weibliche Geschlecht als eine Kraft, die zum "Aufbau des Reiches Gottes" beitragen konnte zu "entdecken" (291). Bis dahin kannte sie außer der "Verbannung" der Frau ins Heim und ihrer Aufgabe als Mutter und Ehegattin keinen "Auftrag" für das weibliche Geschlecht (292).
Wie ist die "Entdeckung" der Kräfte der Frauen durch "erweckte" Protestanten für die "Erneuerung der Kirche" zu erklären ? In welchem Zusammenhang steht diese "Entdeckung" mit dem "Diakonissenberuf" ?

Es wurde dargelegt, daß die Frauenvereine der Befreiungskriege einen "Durchbruch" zum aktiven Engagement der Frauen in der Öffentlichkeit bewirkt hatten (293). Als reale Möglichkeit eines anerkannten "Wirkens" von Frauen in der Öffentlichkeit übten diese Vereine, wie auch das Vorbild der Barmherzigen Schwestern, Einfluß auf die Konzepte von Neigebaur und Sieveking aus. Diese Konzepte waren aber auch Reaktionen auf das sinnentleerte Dasein alleinstehender Frauen. Während bei Neigebaur primär die Lösung einer 'Versorgungsfrage' im Vordergrund stand, wollte Sieveking dem Leben der alleinstehenden Frau nicht nur einen Sinn geben, sie strebte auch bürgerliche Selbständigkeit der Frau an (294).
In diesem Kontext ist das Aufgreifen der 'Frauenfrage' durch "erweckte" Vertreter der Protestantischen Kirche zu sehen. Darüber hinaus wirkte schließlich die Konkurrenz der beiden großen Konfessionen untereinander und die Auffassung, es gäbe ein 'Defizit' an protestantischen Wohlfahrtseinrichtungen als Impuls für ein zunehmendes Engagement auf dem Gebiet der sozialen Arbeit und der "Entdeckung" der weiblichen Arbeitskraft für dieses Tätigkeitsfeld..

Eine entscheidende Vorleistung zur Eingliederung der Frau in die Kirche bzw. "Gemeinde" hatte bereits 1820 der Pfarrer KLÖNNE geliefert. Er wollte das "Amt" der Diakonisse "wiederaufleben lassen" (295). Bedeutsam wurde der von ihm aufgeworfene, d.h. genau genommen wieder aufgegriffene Begriff der "Diakonisse" (296), in zweierlei Hinsicht. Erstens löste er eine zunehmend lebhafter werdende Diskussion über den zukünftigen Platz der Frau in der Kirche (bzw. Gemeinde) sowie der theologischen Rechtfertigung des "Amtes der Diakonisse" aus (297). Zweitens war mit diesem Begriff ein genuin evangelisches Etikett für eine Institution, die in mehrerlei Hinsicht eine Nachahmung der Ordensinstitution war, gefunden und damit zumindest die äußerliche Abgrenzung der Diakonisse von der Barmherzigen Schwester erleichtert (298).

Der besondere Beitrag Fliedners zur Diskussion um das Diakonissenamt ist in der konzeptuellen Erweiterung um geschlechtsspezifische Momente zu sehen. Hierauf werde ich im folgenden näher eingehen, wobei zunächst der Umstand gewürdigt wird, daß eine Person männlichen Geschlechts als Urheber des Konstruktes Diakonissenberuf in Erscheinung trat.

In einem Brief an den Berliner Pfarrer Goßner schreibt FLIEDNER 1833 folgendes:

> *"Dort in der katholischen Kirche die* **barmherzigen Schwestern**, *in unserer Kirche eine* **Mistreß Fry** *und so manche* **Frauen-Vereine** *und weibliche Gefängniß- und Armen-Vereine. Aber gerade diese* **einzelnen** *Kräfte, die schon so liebliches geleistet, zeigen, wie wenig noch* **im Ganzen** *von den Christen geschehen ist. Doch haben die Männer mehr Schuld als die Frauen. Die ersteren müssen den Letzteren mehr* **Gelegenheit** *zu diesem Werke für die tief Gefallenen* **geben**." *(299)*

FLIEDNER macht also vor allem "die Männer" dafür verantwortlich, daß die Kräfte der Frauen nicht in dem Maße 'genutzt' worden waren, wie es 'eigentlich' hätte sein können. Nachdem nunmehr die Frauen für die Kirche "wiederentdeckt" waren, müssen es seiner Auffassung nach auch "die Männer" sein, die den Frauen einen neuen würdigen Platz in der Kirchengemeinde schaffen. Für diese Aufgabe fühlt er sich - als Mann - "berufen" (300).

In der historisch-theologischen sowie in der Hausgeschichtsschreibung der Kaiserswerther Diakonissenanstalten wird - von Männern - diese Berufung Fliedners, den Frauen "Gelegenheit" zu "lieblichen" Werken zu verschaffen, folgendermaßen stilisiert. Der Theologe UHLHORN schreibt 1895, Gott habe sich "einen Mann ersehen" (Fliedner), denn selbst "eine Frau" wie Amalie Sieveking "wäre der Aufgabe (...) schwerlich gewachsen gewesen" (301). Ohne Bezugnahme auf die göttliche Ausersehung, aber nicht weniger deutlich, formuliert SCHAUER 1960:

> *"Die stillsten Reserven der Kirche, die Frauen, hat er (Fliedner; HPS) gerade im rechten Augenblick mobil gemacht vor ihrem 'Einsatz' in der Wohlfahrtsarbeit, so daß endlich einmal die Kirche nicht hinter der Entwicklung herlief, sondern ihr Bahn brach." (302)*

Erwähnenswert sind diese Charakterisierungen vor allem deshalb, weil hier in der historischen Überlieferung Fliedners Auffassung von der Überlegenheit männlicher Schaffenskraft und dem männlichen Sendungsbewußtsein, etwas für die Frauen zu tun, was diese selbst scheinbar nicht zu vollenden in der Lage sind, auf eindrucksvolle Weise rezipiert wird. Der patriarchale Aufbau der Kaiserswerther Diakonissenanstalt erhält hierdurch seine historische Legitimation und erscheint zugleich als die einzig mögliche Form der Mobilisierung von Frauen für sozialpflegerische Aufgaben. Konsequenz einer solchen Darstellung ist, daß geschichtliche Überlieferung sich zum einen unhinterfragbar macht und daß sie zum anderen Legitimationshilfe für die Beibehaltung bestimmter geschlechtsspezifischer Machtstrukturen liefert. Dieser 'Funktion' einer 'männlichen' Geschichtsschreibung bedient sich auch Fliedner, insofern er nämlich mit seiner - oben zitierten - Bewertung der Barmherzigen Schwestern, der Mistreß Fry und "manchen" Frauenvereinen als etwas "im Ganzen" Unvollkommenes selbst ein Stück Geschichte schreibt.

Vor dem Hintergrund dieser Interpretation wird nunmehr auch verständlich, daß es für Fliedner eine emanzipierte Selbständigkeit der Frau "im christlichen Sinne", wie sie etwa bei Sieveking angelegt war (303), nicht geben kann bzw. daß sich für ihn die Frau nur durch und über den Mann 'emanzipieren' kann. Nicht frauenemanzipatorische Ideen werden von ihm rezipiert und in die Konstruktion des Diakonissenberufs aufgenommen, sondern die sich seit dem Beginn des 19.Jahrhunderts herausbildenden bürgerlichen Weiblichkeitsvorstellungen. Es erhebt sich mithin die Frage nach dem Fliednerschen Verständnis von der "Emanzipation des weiblichen Geschlechts im christlichen Sinne" (304), welches der Konstruktion des Diakonissenberufs zugrunde liegt.

OSTNER/KRUTWA-SCHOTT arbeiten in ihrer Untersuchung (305) heraus, daß in der Fliednerschen Konzeption des Diakonissenberufs die Frau dem Mann gleichgestellt ist. Gleich dem Mann soll sie ihre "innerweltlichen Pflichten" erfüllen. Fortschrittlich und über die neuen bürgerlichen Weiblichkeitsvorstellungen hinausweisend ist, daß der Pflichtenkreis der Frau nicht auf Aufgaben als Ehegattin und Mutter eingeschränkt gesehen wird, sondern vielmehr auf Aufgaben in der Gemeinde, in der Öffentlichkeit erweitert wird.
Die Autorinnen zeigen aber auch auf, daß Gleichstellung der Frau mit dem Mann nicht meint, die Frau solle oder könne dem Mann gleich SEIN. Hier kommt vielmehr die vorgängige Vorstellung einer unabänderlichen, naturbestimmten Ungleichheit der Geschlechter zum Tragen, die dahingehend wirkt, daß der nunmehr auf die Öffentlichkeit erweiterte Pflichtenkreis der Frau inhaltlich als von dem des Mannes verschieden vorgestellt und konzipiert wird.

Wie bestimmt FLIEDNER nun den Pflichtenkreis der Frau? Während es beim Mann die von außen gesetzten gesellschaftlichen Aufgaben sind, denen er sich stellt, werden die Aufgaben der Frau aus ihrer natürlichen Bestimmung, aus ihrer weiblichen Wesenshaftigkeit abgeleitet (306). Weibliche Wesenshaftigkeit impliziert hier wie auch in der bürgerlichen Weiblichkeitsideologie vor allem die Bestimmung der Frau für ein "Sein für andere" (307). Dies wird u.a. in einem "Werbebrief" von 1828 an seine zukünftige Frau Friederike Münster deutlich.

> *"Soll die Pastorin ihren Beruf ausfüllen und ihm (Fliedner; HPS) eine wahre Gehilfin sein, so (...) muß (sie) mehr für andere als für sich leben und sorgen und außer der Erfüllung ihrer hausmütterlichen Pflichten in gewisser Hinsicht Gemeindemutter sein, Arme, und Kranke mit Liebe pflegen helfen und in diesem Seelsorgen ihre Freude finden." (308)*

Diese auf die "Pastorin" bezogene Sichtweise über die Aufgaben und Bestimmung der Frau liegt auch der Fliednerschen Konstruktion des Diakonissenberufs zugrunde (309). "Frau-Sein" und "Sein für andere" werden dabei als identische Sachverhalte begriffen. Insofern jedoch mit dem Diakonissenberuf die weibliche Mutter- und Ehegattenrolle aus der Begrenzung auf die Familie herausgehoben und in eine öffentliche, berufsmäßige Rolle transponiert wird, ist "Frau-Sein" fortan mehr als nur "natürliche Bestimmung", "Frau-Sein" wird zu einer "berufsmäßigen" Leistung (310).
Fliedner begreift mithin "Frau-Sein" als gesellschaftlichen Auftrag, als B e r u f .

Der Charakter einer "berufsmäßigen Leistung" wird dem "Frau-Sein" vor allem dadurch verliehen, daß sich erstens "Frau-Sein" "an jedem Ort, wo dieses Besonders-Sein verlangt wird", vollzieht (311) und nicht mehr nur innerhalb der Familie. Diesem konzeptionellen Element entspricht in organisationsstruktureller Hinsicht das Prinzip der Aussendung und der patriarchale Aufbau der Diakonissenanstalt (312).

Zweitens wird eine "fortwährende 'Bildung' weiblicher Eigenschaften und Fähigkeiten" (313) für erforderlich gehalten, womit gleichwohl noch nicht fachspezifische Ausbildung gemeint ist.

> *"Diese 'Bildung', wie sie in den Diakonissenanstalten den Frauen vermittelt wurde, darf eben nicht mit einer fachspezifischen (Berufs-)Ausbildung für Frauen verwechselt werden. Sie war Anleitung zu den als spezifisch weiblich geltenden Arbeiten, wozu eben auch die leibliche Versorgung von Kranken gehörte, und zugleich alltägliche Seel-Sorge. 'Bildung', das bedeutete vor allem Formung des weiblichen Charakters; daß den weiblichen Pflichten im Haus, in der Gemeinde, in der Anstalt usw. liebevoll, gewissenhaft, reinlich, rasch und ohne Eitelkeit, vielmehr mit der nötigen Zucht und Scham nachgegangen werde." (314)*

"Bildung" als "Formung des weiblichen Charakters" wird bei FLIEDNER ausschließlich bezogen auf den innerweltlichen Pflichtenkreis der Frau. Von "gemeinschaftlicher Erziehung", die auch das Ziel persönlicher Selbständigkeit beinhaltet, ist bei FLIEDNER nicht mehr die Rede. Ein wesentliches Element des Sievekingschen Emanzipationsverständnisses taucht hier also nicht mehr auf. Die Mündigkeit der Frau zu öffentlicher Tätigkeit entsteht hier nicht zuletzt deshalb als eine neue Form der Unmündigkeit, weil 'Bildung' trotz der im Vergleich zu den Orden fortgeschrittenen fachtheoretischen (Aus-)Bildung der Diakonissen weder primär auf den Erwerb fachspezifischer Kompetenzen noch auf die Erziehung zum selbständigen Handeln ausgerichtet ist. Die Diakonissen waren ohnehin von selbständigen Entscheidungen weitgehend entlastet. Erforderlich waren diese nur insoweit und insofern sie zur Ausübung gesetzter Aufgaben erforderlich waren und die patriarchalen Machtstrukturen nicht berührten (315).

Zusammenfassend läßt sich hier festhalten, daß der Diakonissenberuf von Fliedner als "Verwirklichung der besonderen weiblichen Bestimmung" (316) begriffen wird. "Beruf" im Sinne von Berufung meint dabei "Selbstverwirklichung der Frau durch Liebes-Arbeit, wo immer diese nottut" (317), also auch außerhalb der Familie, gleichwohl in einer ebenfalls patriarchalisch strukturierten Welt.

III. 5. ERGAENZENDE UEBERLEGUNGEN ZUR ORDENS- UND DIAKONISSENKRANKENPFLEGE

In der Untersuchung der Krankenpflegeorganisationen sind einige Aspekte außeracht gelassen worden, auf die im Kapitel II eingegangen wurde, nämlich Fragen nach der sozialen Herkunft der Pflegekräfte, ihres Verhältnisses zu den Kranken und der Bewertung ihrer Tätigkeit durch Ärzte. Dies begründet sich hauptsächlich durch die Quellenlage, die für eine ausführliche Behandlung dieser Aspekte kaum Material bietet. Zur Ergänzung der bisherigen Ausführungen scheint mir dennoch eine Auswertung dieses lückenhaften Materials sinnvoll.

Der Aussage BRENTANOs zufolge ist davon auszugehen, daß die katholischen Mutterhausorganisationen keine Probleme bei der Rekrutierung von "Probeschwestern" hatten (318). Die insbesondere in den 3o-er Jahren des 19.Jahrhunderts zunehmende Ausbreitung der Barmherzigen Schwestern weist auf einen Zusammenhang mit der katholischen Romantik hin und spricht außerdem für die Behauptung des o.g. Zeitgenossen. Weitgehend offen bleibt gleichwohl, wie sich die Barmherzigen Schwestern ihrer sozialen Herkunft nach zusammensetzten. Während HERDER-DORNREICH/KÖTZ annehmen, daß auch "einfache Mädchen vom Lande" in die Kongregationen aufgenommen wurden (319), sprechen die Aufnahmebedingungen der Vereinigungen, und zwar vor allem die Forderungen betreffs einer Mitgift sowie eines "fleckenlosen Rufs" der Kandidatinnen und der bürgerlichen Herkunft ihrer Eltern für das Vorhandensein von sozialen Selektionsmechanismen (320).

Unterstellt man, daß die katholischen Mutterhausorganisationen zumindest keine großen Rekrutierungsprobleme kannten, so kann danach gefragt werden, ob es eine Funktion der Fliednerschen Konzeption sozialer Arbeit als eines spezifisch weiblichen Tätigkeitsfeldes war, ein anderes Potential weiblicher Arbeitskräfte für die Pflegearbeit zu mobilisieren als das, welches von den katholischen Krankenpflegeorganisationen angesprochen wurde.
Den Konzepten von Neigebaur und Sieveking ist zu entnehmen, daß es sich hierbei um mehr als eine bloße Rezeption zeitgenössischer Ideenströmungen handelte. Die konzeptionelle Verknüpfung weiblicher Eigenschaften mit einem spezifischen Arbeitsbereich ist vielmehr auch als eine Reaktion auf eine Veränderung der sozialen Stellung der Frau in der Gesellschaft, und hier insbesondere der alleinstehenden Frau bürgerlicher Herkunft, anzusehen. So war es erklärtes Ziel der beiden genannten Zeitgenossen, den Frauen einen "öffentlich anerkannten Beruf" zu verschaffen (321).
Berücksichtigt man desweiteren, daß in den unteren sozialen Schichten der Bevölkerung weibliche Erwerbsarbeit zur 'Normalität' des Alltages gehörte, so ließe sich vermuten, daß es Funktion des Diakonissenberufs war, die 'brachliegende' Arbeitskraft der alleinstehenden Frauen bürgerlicher Herkunft für soziale Aufgaben zu mobilisieren; denn nur die Rekrutierung eines nicht ausgeschöpften Arbeitskräftereservoirs verleiht der konzeptionellen Erweiterung, die der Diakonissenberuf gegenüber der Institution der Barmherzigen Schwestern darstellt, Sinn.
SCHAUER hätte dann möglicherweise mit seiner Behauptung recht, Fliedner sei es gelungen, "gerade im rechten Augenblick" die "stillsten Reserven der Kirche, die Frauen (...) mobil gemacht" zu haben (322). Auch zeitgenössische Berichte über die Kaiserswerther Diakonissenanstalt legen diese Schlußfolgerung nahe.

"Es ist wohl keine Frage, daß die Krankenpflege von weiblichen Herzen und Händen am geschicktesten geübt und gerade durch diesen Beruf die Lücken in dem Leben vieler edler Frauen und Jungfrauen, denen das Schicksal nicht vergönnt hat, die Liebe im eignen Kreis der Familie zu üben, auf eine für sie selbst höchst befriedigende Weise ausgefüllt wird." (322)

In der Tat zeigt das von Fliedner geführte "Pflegerinnenbuch", daß unter den ersten 27 Bewerberinnen nicht wenige bürgerlicher Herkunft waren (323). An seinen Eintragungen wird aber auch deutlich, daß es mit diesen Kandidatinnen besondere Probleme im Hinblick auf deren Einfügung in das Mutterhaussystem und der Gewöhnung an den Pflegealltag gab. Nicht selten führten diese Probleme zum baldigen Austritt aus der Anstalt. Über Beata Roth schreibt FLIEDNER beispielsweise, daß ihre Einbildung, "Vorsteherin zu werden", ihr " den Kopf noch mehr verdreht" hatte (324). Bezeichnend ist auch seine Einschätzung von Anna Katharina Stammel:

"Will die Dame spielen, affektiert, schwächlich und zärtlich für ihre eigene Gesundheit besorgt, gleich im Bett liegend, immer Fleischbrühe des Morgens haben wollend, sagend, sie habe sich bei der Wäsche verdorben, worauf meine Frau fragte, was sie denn sonst getan habe." (325)

Desweiteren geht aus dem "Pflegerinnenbuch" hervor, daß nicht nur viele Bewerberinnen aus unteren Sozialschichten stammten, es wurden auch einfache Bauerntöchter, ehemalige Dienstmädchen und die Tochter eines Tagelöhners in die Anstalt aufgenommen (326). Mit anderen Worten rekrutierten sich die Diakonissen auch aus solchen Bereichen der Bevölkerung, in denen Frauen ohnehin zur Erwerbsarbeit gezwungen waren.
Wie aus einem Brief FLIEDNERs an den Kreisphysikus Ebermeier ersichtlich wird, entsprachen die "Aspirantinnen" selten seinen Ansprüchen an deren Vorbildung und "Haushaltskenntnis".

"Seit dritthalb = 2 1/2 Jahren sind 18 Aspirantinnen in die Diakonissenanstalt eingetreten, von denen fünf wieder entlassen wurden; vier, weil nicht geeignet zur Krankenpflege, eine, weil lieber Kleinkinderlehrerin werdend.
Von den 13 Übriggebliebenen sind 7 engagiert, 6 noch in der Probezeit. Die Mehrzahl dieser sieben, **nämlich vier**, *gebrauchte länger als ein halbes Jahr zur Vorbildung. Die Mehrzahl konnte nur wenig und fehlerhaft schreiben, wenig rechnen, konnte nicht gut vorlesen, hatte wenig Schriftkenntnis, wenig Haushaltskenntnis und Bildung, da sie fast alle Mägde gewesen waren und zum Teil nur ganz grobe Arbeit gewohnt waren.*
(...) Das vorgerückte Alter mehrerer machte große Fortschritte unmöglich. Der Mägdesinn verliert sich sehr schwer." (327)

Aber wahrscheinlich hatten sie "das Herz auf dem rechten Fleck", so zumindest kommentiert STICKER das Bewerbungsschreiben der Tagelöhnertochter Christine Klett (328).

Über die soziale Herkunft der Diakonissen nach 1842 können hier zwar keine Angaben gemacht werden, die Annahme erscheint gleichwohl berechtigt, daß es keinen Mangel an Bewerberinnen aus den unteren Sozialschichten gab. Hiefür spricht insbesondere, daß für unverheiratete Frauen 'einfacher Herkunft' eine Aufnahme in die Anstalt sozialen Aufstieg bedeutete.
Aufzeigen läßt sich dies beispielsweise an der "Dienstkleidung".

> *"Diese Dienstkleidung entsprach - nach zeitgenössischen Bildern zu urteilen - der Kleidung der gutgestellten rheinischen Bürgersfrau der Biedermeierzeit, die auch den Mittelscheitel einführte. (...) Das bis auf die Füße gehende Kleid und die weiße Rüschenhaube stellten die Kaiserswerther Pflegerin an Würde wie an Neutralität der verheirateten Frau gleich. Das gab für den Umgang mit den Vorständen und dem männlichen Personal wie für ihren Dienst an männlichen Kranken den klaren Abstand. Der bei Ausgängen über der Haube getragene Kapothut kennzeichnete sie als Dame von gehobenem Stand." (329)*

Der Status der Diakonisse kam mithin dem der verheiraten Bürgersfrau, der "Frau unter der Haube"(330), gleich.

So sehr man auch die Äußerung Frau Fliedners, die Kleidung sei "von Anfang an berechnet zum Heruntersteigen der gebildeten Mägde des Herrn, nicht zum Hinaufsteigen" (331), als geistliches Zeugnis ernst zu nehmen hat, für die "Pflegerinnen" 'einfacher Herkunft' bedeutete dies sozialen Aufstieg (332).

Hinsichtlich der Attraktivität des Krankenpflege"berufes" für Frauen 'einfacher' Herkunft sind zwischen der Diakonissenkrankenpflege und der Ordenspflege keine großen Unterschiede anzunehmen, wenn man unterstellt, daß die Tracht und das öffentliche Ansehen der katholischen Orden kraft Tradition sowie die "exzeptionelle" soziale Sicherung der Barmherzigen Schwestern besondere Anziehungskraft auf diese Sozialschichten ausübten.

Als Besonderheit des Diakonissenberufes wurde angenommen, daß es dessen Funktion gewesen sei, die Arbeitskraft der alleinstehenden Frau bürgerlicher Herkunft zu mobilisieren und ihr ein sinnerfülltes Leben zu bieten.
Auf den ersten Blick scheinen die hier vorgetragenen Befunde dieser Annahme zu widersprechen; dennoch kann sie nicht vollends als widerlegt gelten.
Für die Aufrechterhaltung dieser Annahme spricht erstens, daß die Konzeption des Diakonissenberufs auf die Lebensbedingungen von Frauen der mittleren und gehobenen Sozialschichten zugeschnitten war. Aufgrund des Aufbaus der Mutterhausorganisation als einer familialen Lebens- und Arbeitsgemeinschaft sowie der Konzeption der Krankenpflege als DIENST, war der Krankenpflege der Charakter 'bloßer' Erwerbsarbeit genommen, die für Frauen dieser Sozialschichten als nicht standesgemäß galt.
Der Diakonissenberuf war, insofern in der Mutterhausorganisation alle wesentlichen Funktionen der sozialen Fürsorge und des Schutzes ihrer Mitglieder aufgehoben waren, also nicht nur familiale Ersatzinstitution für die einzelnen Diakonissen, sondern auch Ersatzinstitution für den 'natürlichen' Aufgabenbereich der (bürgerlichen) Frau als Mutter und Ehegattin; denn auch als Diakonissen konnten bzw. sollten sie nach Fliedners Auffassung ihrer 'natürlichen' Bestimmung gemäß tätig werden und in diesem "Beruf" aufgehen.

Zweitens zeichneten sich bereits in den Anfängen der Kaiserswerther Diakonissenanstalt Tendenzen der Hierarchisierung der Diakonissenarbeit ab. So versuchte Fliedner für die leitende Position der Vorsteherin, die er schließlich mit seiner Frau besetzte, ausschließlich Frauen einer gehobenen bürgerlichen Herkunft zu gewinnen (333). Wurden mehrere Diakonissen an einen Ort ausgesandt, so wurde einer von ihnen besondere Verantwortung in der Anleitung und Beaufsichtigung der anderen übertragen.

Die Anzahl solcher 'mittlerer Führungspositionen' dürfte mit der zunehmenden Expansion der Kaiserswerther Diakonissenanstalt erheblich zugenommen haben. Wenn auch bei der Besetzung dieser Positionen allein die persönlichen Qualitäten berücksichtigt werden sollten, so ist doch anzunehmen, daß hierbei die soziale Herkunft eine wesentliche Rolle spielte. Das bedeutet zugleich, daß auch innerhalb des Diakonissenberufs Tendenzen der Trennung der Organisation sozialer Arbeit von der eigentlichen handanlegenden Arbeit bestanden.
Diese Trennung von Arbeitsorganisation und Arbeit unterschied sich gleichwohl erheblich von derjenigen in den Frauenvereinen zur Zeit der Befreiungskriege; denn mit Ausnahme der Vorsteherin hatte jede Diakonisse sich zunächst in der konkreten Pflegearbeit zu bewähren, bevor sie leitende Funktionen übertragen bekam, und zumindest in den Anfängen der Diakonissenkrankenpflege schloß dies die Mitarbeit in der Pflege ein (334).

Drittens kann im Hinblick auf die Herausbildung der Krankenpflege zu einem Frauenberuf in der zweiten Hälfte des 19.Jahrhunderts darauf verwiesen werden, daß der Diakonissenberuf dessen direkter Vorgänger war. Insbesondere war mit dem Konzept des Diakonissenberufs auch die ideologische Ausformung der Krankenpflege als eines Berufes der 'gebildeten Frau' vorbereitet. Dabei ist anzumerken, daß auch in der zweiten Hälfte des 19.Jahrhunderts die tatsächliche soziale Zusammensetzung der 'Krankenschwestern' keineswegs diesem ideologischen 'Aushängeschild' entsprach.

Ein weiterer Gesichtspunkt, der einiger ergänzender Anmerkungen bedarf, betrifft das Verhältnis der 'Schwestern' zu den Kranken. Grundsätzlich wird davon auszugehen sein, daß - wie auch immer sich die 'Schwestern' ihrer sozialen Herkunft nach zusammensetzten - im Vergleich zu den Krankenwärtern(-innen) zwischen ihnen und den Kranken eine erhebliche soziale Distanz bestand.
Allein schon vom äußeren Erscheinungsbild unterschieden sie sich vom Krankenwartpersonal durch ihre uniformen Trachten, die nur äußerliches Symbol der Zugehörigkeit zu einer abgegrenzten Arbeits- und Lebensgemeinschaft waren.
Bemerkenswert erscheint in diesem Zusammenhang auch, daß zwar - ähnlich wie das Krankenwartpersonal - zumindest ein Teil der Schwestern in den Krankenzimmern schlafen sollte, was durch die Forderung des 'Dienstes rund um die Uhr' begründet wurde, ihnen stand jedoch zumeist auch ein eigenes Zimmer zur Verfügung, in das sie sich zeitweilig zurückziehen konnten, um sich ungestört besinnen zu können (335).

Anhand eines Berichtes über die Tätigkeit zweier Diakonissen im Versorgungshaus zu Frankfurt von 1841 kann aufgezeigt werden, wie sich die andersartige Einstellung zur "Ordnung" in der Anstalt im Verhalten gegenüber den Kranken niederschlug und wie die Kranken hierauf reagierten.

> *"Welche Unordnung herrschte hier im allgemeinen, indem schon die früheren Wärterinnen allerlei unordentliches Wesen getrieben mit den Kranken, mit Verkaufen des Brots und dergl. Alle unzeitigen Besuche, Käufer und Verkäufer kamen in die Krankenstuben. Bis denn nur die Hauptsachen beseitigt waren, hatten wir so manchen Kampf, der in anderen Hospitälern nicht ist. Wie die Kranken sahen, daß wir Unordnung wegschaffen wollten und Ordnung haben wollten, an die sie*

nicht gewöhnt waren, wurden sie auf uns so mißtrauisch und böse, daß es eine geraume Zeit anstand, bis sie es reimen konnten, daß es gut sei. Wir konnten sie daher durch nichts reizen und überzeugen als durch liebevolle Behandlung, daß alles zu ihrem Besten geschehe und wir auch in allen Stücken für sie sorgten als treue Mütter, wie es denn bis jetzt schon viele eingesehen und uns mit Tränen dafür danken und nicht wollen, daß wir wieder fortgehen sollen." (336)

Die Diakonissen waren eine andere "Ordnung" gewohnt bzw. war ihnen im Rahmen der (Aus-)Bildung in der Diakonissenanstalt eine bestimmte Ordnung anerzogen worden (337). Im Gegensatz zu dem Krankenwartpersonal setzten sie ihre Ordnungsvorstellungen gegen den Widerstand der Kranken durch. Eine tiefere innere Überzeugung von der Richtigkeit ihres Handelns und das verinnerlichte Bedürfnis der "mütterlichen" Fürsorge (338) gab ihnen Kraft in dem "Kampf" gegen die Kranken (339).
Überzeugungskraft besaß, folgt man den Aussagen des zitierten Berichtes, vor allem die "liebevolle Behandlung" der Kranken. Krankenpflege verwirklichte sich hier in der Sicht der Pflegenden als 'Liebesdienst', der auch Handeln und Denken zum Besten des Kranken wider dessen 'Unvernunft' beinhaltete.
Mit "liebevoller Behandlung" ernteten die Diakonissen nicht immer und bei allen Kranken Dank und Anerkennung, was gleichwohl ihre Hingabe an die Arbeit nicht zu stören schien, zumal Geduld und Nachsichtigkeit mit den Launen der Kranken - Eigenschaften, die man von dem Krankenwartpersonal vergeblich gefordert hatte (340) - in ihrer Selbsteinschätzung zum selbstverständlichen Bestandteil der Pflegearbeit gehörte.

"Hospitaliten haben wir jetzt 26, worunter einige recht Undankbare sind, die uns manchmal recht betrüben (...) aber (...) ob Dank oder Undank, das darf die Liebe nicht stören. Diese Leute sind zum Teil altersschwach, blind, leiden an Epilepsie, schwachsinnig oder sonst kränklich, so daß sie ihr Brot nicht mehr selbst verdienen können." (341)

Hieraus sowie aus anderen Berichten geht hervor, daß den Pflegenden von seiten der Kranken nicht mit der gleichen Selbstverständlichkeit Achtung entgegen gebracht wurde wie in der Öffentlichkeit (342). Dies dürfte u.a. darauf zurückzuführen sein, daß die Kranken unmittelbar von den Pflegenden abhängig und von deren Verhalten betroffen waren, sowie darauf, daß hinsichtlich gruppenspezifischen Sozialverhaltens zwischen ihnen und den Kranken eine größere 'Kluft' bestand als zu Personen außerhalb der Anstalt.

Soziale Distanz kann, wie am Beispiel des Verhältnisses der Krankenwärter(-innen) zu den Kranken deutlich geworden sein dürfte, als eine wesentliche Voraussetzung moderner Krankenpflege im Krankenhaus verstanden werden. Im hier betrachteten Kontext, d.h. in einer Situation, in der sich neue Formen der Krankenpflege durchzusetzten begannen, gilt dies um so mehr, als es darum ging, überhaupt erst einmal neue Ordnungsvorstellungen gegen den Widerstand der Kranken zu realisieren und den Anstaltsinsassen die Annahme einer Patientenrolle aufzudrängen. Daß solche Prozesse sich nicht bruchlos vollzogen bzw. daß die Anpassung des Sozial- und Krankheitsverhaltens der Kranken an die neuen Maßstäbe zunächst nur teilweise gelangen, wird an der folgenden Bemerkung deutlich.

> *"Es sind wohl einige, woran sich ihr Leichtsinn offenbart; aber hingegen in unserer Gegenwart wieder Stille und Ruhe herrscht." (343)*

Bemerkenswert an den hier untersuchten Berichten der Diakonissen an die Anstaltsdirektion erscheint die Tatsache, daß sie in erster Linie Ordnungsaspekte, d.h. allgemeine Aspekte eines anstaltsgerechten Verhaltens der Kranken ansprechen. Nicht berührt werden dagegen Aspekte des Krankheitsverhaltens im engeren Sinne, wie etwa die Befolgung medizinischer Anordnungen oder die Einnahme der Arzneien. Es muß mithin offen bleiben, ob es bei der Ausübung medizinisch-pflegerischer Arbeiten zu Konflikten mit den Kranken kam oder nicht.
Aufgrund der vergleichsweise geringen Bedeutung der Institution Medizin in den Krankenanstalten, in denen die Diakonissen tätig waren, ist desweiteren anzunehmen, daß die von den 'Schwestern' vertretenen Ordnungsvorstellungen stark von einer religiösen Moral geprägt und noch nicht primär auf Anforderungen der modernen Medizin ausgerichtet waren. Die von den Diakonissen geleistete Erziehungsarbeit ist gleichwohl als ein vorbereitender Schritt zur endgültigen Sozialisierung des Kranken auf seine Patientenrolle hin zu werten.

Desweiteren kann nicht geklärt werden, ob die hier am Beispiel der Diakonissenkrankenpflege vorgetragenen Ergebnisse ohne weiteres auch Gültigkeit für die Ordenspflege beanspruchen können.

Bevor ich näher auf die zeitgenössische Beurteilung der Ordens- und Diakonissenkrankenpflege eingehe, sei hier zunächst ein Zitat von SCHMIDT angeführt, welches allgemein den Stand der öffentlichen Diskussion über die Vor- und Nachteile der Institutionen der Barmherzigen Schwestern und der Diakonissen spiegelt.

> *"Zwei Parallelinstitute, die Genossenschaften der Barmherzigen Schwestern und die Vereine der evangelischen Diakonissen, haben außer großer innerer Ähnlichkeit ein äußeres Schicksal zu teilen, nämlich dies, daß sie für einen Teil des gebildeten Publikums der Gegenstand großen Lobes ohne Ende, für einen andern das Objekt maßloser Besorgnisse geworden sind. Süddeutsche Ständekammern und westdeutsche Provinziallandtage haben für und wider sie parlamentiert. Lobredner haben die Schattenseiten verschwiegen, und Widersacher haben die stärkeren Lichtseiten nicht sehen wollen, und jenes ist für die Sache der Wahrheit so schädlich wie dieses." (344)*

Dreh- und Angelpunkt der einander widersprechenden Beurteilungen war implizit oder explizit die Verschränkung der Pflegearbeit mit konfessionell bedingten Besonderheiten beider Institutionen. Je nach konfessioneller Zugehörigkeit der Kritiker fielen daher Kritiken entweder zu gunsten der katholischen oder der protestantischen Vereinigungen oder aber auch gegen beide Pflegeformen aus.
Im Vergleich hierzu leisteten ärztliche Kritiker, und zwar insbesondere diejenigen, die praktische Erfahrungen in der Zusammenarbeit mit den 'Schwestern' machen konnten, eine weniger von Vorurteilen und Konfessionszugehörigkeit beeinflußte, mithin eine differenziertere Kritik.
Unter drei Aspekten läßt sich diese Kritik zusammenfassend diskutieren: 1. Anerkennung der Leistungen der Barmherzigen Schwestern und der Diakonissen im allgemeinen, 2. (pflegerische) Leistungen der 'Schwestern' und 3. Kooperation mit dem Arzt.

ad 1:
Von den hier untersuchten Autoren wendet sich nur BRAUN explizit gegen den "Katholizismus", d.h. gegen eine Verschränkung von Krankenpflege und Religion; dennoch scheint auch bei ihm eine gewisse Anerkennung der Leistungen der Barmherzigen Schwestern durch.

> *"Ich würde alle zu Unterrichtende (Krankenwärter(-innen); HPS) in die Institute der Barmherzigen Schwestern und Brüder auf ein Jahr Lehrzeit verweisen, müsste man nicht befürchten, dass sie in diesem, den Katholizismus verherrlichenden Anstalten nur zu sehr sich angewöhnten, s e l b s t ä n d i g a n z u o r d n e n und so den Arzt entweder zu hintergehen, oder unnöthig zu machen ..." (345)*

Im totalen Kontrast zu dieser ablehnenden Haltung BRAUNs steht die folgende idealisierende Beschreibung DIEFFENBACHs.

> *"Es ergreift Einen ein Gefühl von Feierlichkeit, wie beim Eintritt in einen ehrwürdigen Dom, wenn man die Schwelle eines der Hauptsäle des Hotel-Dieu (Paris,HPS) betritt (...) und man hier gleich Erscheinungen aus der Vorwelt, die Nonnen, zwischen der langen Reihe der Krankenbetten einherwandeln sieht. (...)*
> *Dem Fremden ist dieser Anblick der frommen Schwestern etwas ganz Ungewöhnliches, der bis dahin nur gewohnt war, Krankenwärterinnen und Wärter gewöhnlichen Schlages in den Hospitälern zu sehen. (...) Diese frommen Schwestern, welche mit unermüdeter Sorgfalt der Krankenwartung obliegen, haben kaum anderen Lohn als das Gefühl, die Leiden der Unglücklichen zu erleichtern." (346)*

Beide zitierten Zeitgenossen hatten KEINE praktischen Erfahrungen mit der Arbeit der Barmherzigen Schwestern gemacht, was wohl auch ihre extremen Positionen begründet. Daß Einschätzungen der Arbeit der "frommen Schwestern" je nach der Intensität des Kontaktes mit ihnen sehr unterschiedlich ausfallen können, wird u.a. an der folgenden Schilderung DIEFFEBACHs deutlich.

> *"Ein berühmter Arzt sagte mir in dem Augenblick als ich ihm meine Bewunderung über die Vortrefflichkeit der Nonnenpflege eben ausdrücken wollte:* **'wie sehr seid Ihr zu beneiden, dass Ihr keine Schwestern bei Euch habt'**. *Mir wollte das aber nicht einleuchten. Was ich von den Nonnen gesehen und gehört habe, hat nur zur Erhöhung meiner Hochachtung gegen sie gedient." (347)*

ad 2:
Wie Dieffenbach in dem oben angeführten Zitat, so vergleichen auch die übrigen untersuchten Autoren die pflegerischen Leistungen der 'Schwestern' mit denjenigen des Krankenwartpersonals und kommen zu einem insgesamt positiven Urteil (348).
Auf sehr anschauliche Weise gibt SCHMIDT wieder, was die Ersetzung der "gewöhnlichen Lohnwärterinnen" durch Barmherzige Schwestern im Krankenhaus Paderborn (1831) für den Ruf der Anstalt und - ironisierend - für die Stellung des Arztes bedeutete.

"Sieben Betten waren durchschnittlich täglich besetzt, die übrigen sieben standen leer. Nur derjenige, den die äußerste Not trieb, wandte sich an diese Anstalt; jeder weinte bei der Aufnahme, frohlockte bei der Entlassung. Mit dem Eintritt der Schwestern ging's umgekehrt. Die leer stehenden Betten hatten ein Ende, und Tränen flossen bei der Entlassung. Der Arzt, obgleich persönlich derselbe wie früher (nämlich der Schreiber dieser Zeilen), hörte auf, der sogenannte beste Mensch im Haus zu sein. Der Barmherzigkeit gegenüber erschien er als das verkörperte Prinzip der Grausamkeit, weil er zehn Kranke abweisen mußte, wenn er einen aufnahm." (349)

Die Tatsache, daß bei der Übernahme der Pflegearbeit an einer Krankenanstalt durch die 'Schwestern' nicht selten zuerst die Krankenzimmer geschrubbt und 'Ordnung' geschaffen werden mußte, d.h daß die Herstellung und Erhaltung hygienischer Bedingungen mit zu den ersten Aufgaben der Schwestern gehörte, wird ausdrücklich nur von ULRICH betont und gelobt.

"Seitdem jene Pflegerinnen walteten, gestaltete sich in dem gedachten Spital die grösste Ordnung und Reinlichkeit, sowohl im innern Hauswesen, als auch bei der Pflege der Kranken und Gebrechlichen..." (350)

Hingewiesen wird dagegen von ESSE, ULRICH und VEZIN darauf, daß die 'Schwestern' erfolgreich einen sittlichen Einfluß auf die Kranken ausübten (351).

Diese positiven Beurteilungen der pflegerischen (und moralischen) Leistungen der 'Schwestern' werden - wenn auch zumeist mehr implizit als explizit - in Beziehung gesehen zur besonderen Arbeitshaltung der 'Schwestern'. So schreibt ULRICH: "Alles dies war ein Werk der Sanftmuth und Milde" (352).
Hierin kommt zum Ausdruck, daß für die zeitgenössischen ärztlichen Kritiker - ähnlich wie in dem oben vorstellten Konzept der Krankenwartung, wie auch in den religiös fundierten Krankenpflegekonzepten - der Begriff einer 'guten' Krankenpflege eng geknüpft war an die Auffassung von der Krankenpflege als KrankenDIENST, der bei den Pflegenden innere Berufung und selbstlose Hingabe voraussetzte. In den 'Schwestern' erschien dieses Konzept von Krankenpflege verwirklicht.

Bemerkenswert an den untersuchten zeitgenössischen Äußerungen erscheint schließlich, daß Fragen der Qualifikation der 'Schwestern' überhaupt nicht berührt wurden. Es ist daher anzunehmen, daß die (Aus-)Bildung der "Pflegerinnen" für die Pflege der Kranken als hinreichend angesehen wurde; wobei hier die sektorale Begrenzung der Pflegearbeit auf kleine und mittelgroße Krankenanstalten zu berücksichtigen ist.
Diese Annahme wird auch durch die Beurteilung der Kooperationsbereitschaft der 'Schwestern' mit den Ärzten unterstützt.

ad 3:
VEZIN bemerkt hierzu:

"... ja es ist mir selbst sehr angenehm gewesen, zu bemerken, wie dieselben sich angelegen sein lassen, nur stets im Einverständnisse mit mir, und wo es erforderlich ist, mit dem Hospitalarzt usw. zu handeln, weil sie wohl erkennen, daß hierdurch ihre eigene Wirksamkeit am zuträglichsten unterstützt wird." (353)

Proselytenmacherei oder gar das von BRAUN unterstellte bewußte Hintergehen der Ärzte scheint in den Augen der Zeitgenossen eher eine Ausnahme gewesen zu sein. Im Vergleich zu den "quacksalbernden" und 'unordentlichen' Krankenwärtern(-innen) erschienen auf jeden Fall gewisse religiös bedingte Verhaltensweisen der 'Schwestern' als das geringere Übel. *"Laß sie beten, was sie wollen, wenn sie nur tun, was sie sollen"(354),* bemerkt SCHMIDT in diesem Zusammenhang mit einem bissigen Unterton.

Nicht zu vernachlässigen ist, daß neben der insgesamt positiv beurteilten Kooperation zwischen Arzt und 'Schwestern' z.T. auch schon ein grundsätzliches Problem, nämlich das des "doppelten Regimentes", gesehen wurde (355), welches die Grundlage für die in der zweiten Hälfte des 19.Jahrhunderts hervortretende Forderung nach Verweltlichung der Krankenpflege darstellte.

> *"In einem Krankenhaus, das Barmherzigen Schwestern oder evangelischen Diakonissen übergeben ist, herrschen zwei Mittelpunkte, der Hospitaldirektor und der geistliche Superior der religiösen Genossenschaft. Theoretiker glauben, die Ressorts beider durch eine papierne Vorkehrung, Instruktion genannt, begrenzen zu können. Eitle Hoffnung, wenn die Wahl der richtigen Person verfehlt ist." (356)*

SCHMIDT kann sich noch eine einfache Lösung des Problems der "Zweiherrigkeit" vorstellen, nämlich den "klugen" Hospitaldirektor (357).

Zusammenfassend kann festgehalten werden, daß von den hier untersuchten Autoren die Pflege der Barmherzigen Schwestern und der Diakonissen als eine 'echte' Alternative zur Krankenwartung angesehen und daß deren Pflegearbeit sowohl in pflegerischer Hinsicht als auch hinsichtlich der Kooperation mit dem Arzt insgesamt positiv beurteilt wurde.

III. 6. ZUSAMMENFASSUNG

Es wurde gezeigt, daß die Entstehung von Krankenpflegeorganisationen in der ersten Hälfte des 19.Jahrhunderts nicht als Antwort auf die durch den Wandel vom Hospital zum Krankenhaus veränderten Anforderungen der Medizin an die Krankenpflege verstanden werden kann. Die beiden diskutierten Krankenpflegeorganisationen waren ihrem Ursprung nach nicht primär bzw. nicht allein auf die Organisierung der Pflegearbeit ausgerichtet. Entsprechendes gilt auch für die der Diakonissenkrankenpflege vorausgehenden Krankenpflegekonzepte von Neigebaur und Sieveking. Es ist vielmehr von einer multiplen Zielstruktur der Organisationen auszugehen, wobei die Pflege kranker Menschen nicht Selbstzweck, sondern in gewisser Weise Mittel der Verwirklichung anderer, nicht-medizinisch-pflegerischer Zwecksetzungen war.

Als eine wesentliche Bedingung der Ausbreitung der Ordenspflege wurde deren "Nutzbarkeit", d.h. die Leistung gesellschaftlich notwendiger Arbeit im Bereich der Armen- und Krankenversorgung, herausgestellt. Die Ordensorganisationen betätigten sich in einem Bereich, in dem ein Bedürfnis nach sozialpflegerischer Arbeit bestand, bzw. in dem sich durch das Anwachsen sozialen Elends zu Beginn des 19.Jahrhunderts ein solches Bedürfnis vergrößerte. Dies war gerade in Zeiten einer restriktiven Politik gegenüber den katholischen Orden auch ein wesentliches Moment dafür, daß die Pflegeorden ihren Charakter als religiöse Institution bewahren konnten.

Auch in den Konzepten Neigebaurs und Sievekings sowie in der sich in Konkurrenz zur Ordenspflege herausbildenden Diakonissenkrankenpflege spielte die "Nutzbarkeit" sozialpflegerischer Arbeit eine zentrale Rolle; denn hier wurde sie bewußt als ein Mittel der Verwirklichung umfassenderer Zwecksetzungen gesehen.

Ein Vergleich der Entstehungsbedingungen der Frauenvereine in den Befreiungskriegen mit den Krankenpflegeorganisationen unterstreicht das bisher Gesagte.
In den Befreiungskriegen trat ein Bedürfnis nach Versorgungsleistungen u.a. auf dem Gebiet der Kranken- und Verwundetenfürsorge plötzlich hervor. Dieses Bedürfnis drängte, nachdem es einmal öffentlich bewußt wurde, quasi nach einer (kurzfristigen) Lösung; wobei man sich verständlicherweise herkömmlicher Formen der Krankenwartung bediente. Im Unterschied dazu ist im Hinblick auf die Entstehung der Krankenpflegeorganisationen eher davon auszugehen, daß hier die Befriedigung eines bestehenden gesellschaftlichen Bedürfnisses für die Ausbreitung bzw. den Aufbau religiöser Institutionen genutzt wurde.
Eine nicht unwesentliche Differenzierung ist dabei zwischen der Ausbreitung der Ordenspflege und dem Aufbau der Diakonissenkrankenpflege vorzunehmen. Die Ordenspflege war ihrem Kern nach eine traditionelle Form der Armen- und Krankenpflege, die vor dem Hintergrund eines wachsenden sozialen Elends günstige Bedingungen der Wiederbelebung vorfand. Traditionelle Formen der Pflegearbeit und insbesondere deren religiöse Fundierung waren zwar auch Grundlage der Diakonissenkrankenpflege, sie erfuhren hier jedoch Modifizierungen, die über die Anpassung der Ordensform an protestantische Vorstellungen hinausgingen. Im Konzept der Diakonissenkrankenpflege fanden sowohl neuere Ansprüche der Medizin an die Krankenpflege sowie auch geschlechtsspezifische Vorstellungen über die öffentliche Tätigkeit von Frauen stärkere Berücksichtigung. Das Neue an diesem Konzept einerseits und die fehlende Tradition institutionalisierter Formen der Armen- und Krankenpflege im Protestantismus andererseits

begründen aber auch den besonderen Stellenwert der "Nutzbarkeit" der Pflegearbeit als Voraussetzung für die Realisierung zeitgenössischer Vorstellungen über die Krankenpflege. Dieser Zusammenhang war den Urhebern der Krankenpflegekonzepte bewußt gewesen.

Die Feststellung, daß die Pflegearbeit der Krankenpflegeorganisationen von gesellschaftlichem Nutzen war, stellt zunächst lediglich darauf ab, daß durch sie anstehende Aufgaben der Sozialpflege überhaupt angegangen wurden. Die Frage, ob diese Form der Pflege auch modernen medizinischen Anforderungen entsprach oder nicht, war zweitrangig und konnte dies auch sein, denn die Krankenpflegeorganisationen waren sektoral begrenzt auf kleinere und mittelgroße Krankenanstalten, die sich erst allmählich zum Krankenhaus wandelten.

In diesen Krankenpflegekonzepten finden sich dennoch inhaltliche Bestimmungen, die dem modernen arbeitsteiligen Verhältnis von Medizin und Krankenpflege Rechnung trugen bzw. diesem entsprachen, so etwa die prinzipielle Unterordnung der Pflege unter die Medizin oder die assistierende Funktion der Krankenpflege. Während die Vorstellungen zur arbeitsteiligen Kooperation von Medizin und Krankenpflege im Konzept der Ordenspflege eher allgemein gehalten, d.h. wenig differenziert waren, ist für das Konzept der Diakonissenkrankenpflege eine bewußte Rezeption zeitgenössischer ärztlicher Vorstellungen zu konstatieren. Die Anpassung dieses Konzeptes an moderne Vorstellungen war nicht nur hinsichtlich der Aufgaben- und Kompetenzverteilung von Arzt und Schwester, sondern vor allem auch hinsichtlich der fachlichen Qualifizierung der Pflegenden für Aufgaben der leiblichen Pflege und medizinischen Versorgung weiter fortgeschritten.
Diese fachliche Qualifizierung der Diakonissen ist dennoch nicht gleichzusetzen mit einer fachspezifischen Ausbildung zur Krankenpflege, denn 'Bildung' zielte primär auf die Formung weiblicher Charaktereigenschaften sowie auf die religiöse Erziehung.

Es kann aber festgehalten werden, daß in den Krankenpflegekonzepten beider Organisationen Voraussetzungen der Kooperation von moderner Medizin und religiös motivierter Krankenpflege angelegt waren, wobei entsprechende Inhalte im Konzept der Diakonissenkrankenpflege relativ entwickelter waren als im traditionellen Konzept der Ordenspflege.

In den Konzepten waren aber auch Konflikte zwischen Arzt und Pflegenden angelegt. Im Hinblick auf die Ordenspflege ist hier insbesondere das Primat der geistlichen vor der leiblichen Pflege zu nennen. Darüber hinaus war für beide Formen der Krankenpflege typisch, daß die Pflegenden nicht allein der ärztlichen Autorität, sondern auch der Autorität des Mutterhauses bzw. hinsichtlich der Seelenpflege der Autorität eines Geistlichen unterstellt waren. Konflikte, die sich aus dieser doppelseitigen Autoritätsbindung ergaben, scheinen gleichwohl in der ersten Hälfte des 19.Jahrhunderts selten gewesen zu sein.
Diese Einschätzung findet sich auch durch die Untersuchung zeitgenössischer ärztlicher Urteile über die Tätigkeit der Barmherzigen Schwestern und der Diakonissen bestätigt. Erst mit zunehmender Festigung der ärztlichen Professionalisierung in der zweiten Hälfte des 19.Jahrhunderts wurden verstärkt Forderungen nach einer totalen Verweltlichung der Krankenpflege vorgetragen.

Während die Krankenwartung lohnarbeitsmäßig organisiert war, organisierten die Krankenpflegeorganisationen ihre Arbeitskräfte auf der Grundlage religiöser Prinzipien in gemeinschaftlichen Arbeits- und Lebensformen.
Für die Pflegenden bedeutete die Fürsorgeverpflichtung, die das Mutterhaus ihnen gegenüber einnahm, Entlastung von der Sorge um die eigene materielle Existenz, in einem gewissen Rahmen soziale Sicherheit im Falle von Krankheit und im Alter sowie soziales Ansehen. Anders als von dem Krankenwartpersonal wurden der strenge Gehorsam gegenüber dem Mutterhaus sowie das niedrige Lohnniveau als erstrebenswerte Zustände gedeutet.

Aus der Perspektive des Arbeitsmarktes für Pflegedienste bedeutete die Organisierung der Pflegearbeit in kleineren und mittelgroßen Krankenanstalten durch die Krankenpflegeorganisationen die Integration einer neuen, sich von dem Prinzip der Lohnarbeit bewußt abgrenzenden Form der Arbeitsorganisation. Das zentrale Instrument dieser Integration war der Gestellungsvertrag, der im Unterschied zum System der Krankenwartung den 'Schwestern' auch einen gewissen Schutz vor Anfechtungen von außen bot.

Für die Pflegenden beinhaltete das Mutterhaussystem die Einfügung in eine bestimmte Arbeits- und Lebensform. Institutionalisierte Erziehungsprozesse sowie die hierarchische, auf willige Unterordnung aufbauende Struktur der Mutterhausorganisation sollten nicht nur die Einfügung der 'Aspirantinnen' in dieses System gewährleisten, sie sollten auch sicherstellen, daß die Ausübung der Krankenpflege als religiöse Pflichterfüllung begriffen wurde und daß die 'Schwestern' sich für diese Aufgabe berufen fühlten.

Es kann daher gesagt werden, daß die Ausübung der Krankenpflege auf dieser Grundlage bei den Pflegenden einen ganz anderen Sozialcharakter voraussetzte als die lohnarbeitsmäßig organisierte Krankenwartung. Selbstlose Hingabe an die Arbeit stand hier nicht im Widerspruch zum Prinzip der Organisation von Arbeit. Selbstlosigkeit und Selbstverleugnung des Arbeitenden wurden als integrale Bestandteile von Arbeit und Leben begriffen.

Die Tatsache, daß Frauen das Arbeitskräftepotential der Krankenpflegeorganisationen stellten, ließ danach fragen, ob und inwieweit die Organisation weiblicher Arbeitskräfte mit ideologischen Vorstellungen der besonderen Eignung der Frau für die Krankenpflege verknüpft wurden.
Während für die Ordenspflege festgestellt wurde, daß die Ordensinstitution ihrer prinzipiellen Struktur nach geschlechtsunspezifisch war und daß lediglich bei dem katholischen Sozialtheoretiker BUSS Ansätze zu entsprechenden ideologischen Begründungen vorhanden waren, stellt der Fliednersche Diakonissenberuf eine geschlechtsspezifische Konstruktion dar. Krankenpflege wurde hier als ein Arbeitsfeld aufgebaut, in dem die Frau analog zur (bürgerlichen) Ehegatten- und Mutterrolle ihre besonderen Qualitäten voll entfalten sollte. Das für die erste Hälfte des 19.Jahrhunderts zentrale Konzept der Krankenpflege als KrankenDIENST wurde hier um geschlechtsspezifische Faktoren erweitert, indem "Frau-Sein" und "für-andere-da-Sein" als identische Sachverhalte begriffen und zur Basis des Diakonissenberufs gemacht wurden.
Mit dem "Diakonissenberuf" ist der Grundstein für die Herausbildung der Krankenpflege zu einem Frauenberuf gelegt worden.

IV. SCHLUSS

Das Krankenhaus, die Medizin und die Krankenpflege haben sich seit der Mitte des 19.Jahrhunderts fortentwickelt und z.T. erheblich gewandelt. So ist etwa unser heutiges Krankenhaus nicht mehr der Ort der Behandlung unterer Sozialschichten, sondern vielmehr Behandlungsort für Kranke aller Sozialschichten. Die Medizin unterlag etwa seit den 80-er Jahren des 19.Jahrhunderts ständigen Spezialisierungsprozessen, bis hin zur heftig umstrittenen 'Apparatemedizin'. Die Pflegearbeit ist heutzutage lohnarbeitsmäßig organisiert. Arbeitszeit, Arbeitsentgelt und Arbeitsbedingungen sind zumeist tariflich geregelt oder zumindest an bestehenden Tarifvertragsregelungen orientiert.

Anknüpfend an diese zweifellos sehr allgemeinen Feststellungen kann die Frage gestellt werden, ob überhaupt und wenn ja, welche Bedeutung die in der vorliegenden Arbeit aufgezeigten Entwicklungen innerhalb der Krankenpflege in der ersten Hälfte des 19.Jahrhunderts für das Verstehen gegenwärtiger Strukturen und Phänomene der beruflichen Pflegearbeit haben.

Bis heute hat die Pflegearbeit nicht ihre entlastende und kompensatorische Funktion, die sie für medizinisches Handeln erfüllt (These 1 der Einleitung), verloren.

> Tendenzen der Technisierung und der Spezialisierung haben zwar auch in der Krankenpflege Platz gegriffen; desweiteren führten Rationalisierungsmaßnahmen einerseits sowie steigende Anforderungen an die behandlungspflegerischen Qualifikationen des Pflegepersonals andererseits zu einer Versachlichung des Verhältnisses Patient - Pflegekraft; und schließlich ist seit längerem eine ständige Zunahme an rein verwaltungstechnischen Aufgaben auf der Ebene der Stationsarbeit zu verzeichnen, was einem tendenziellen Abzug von Pflegekräften aus der praktischen Pflegearbeit gleichkommt; dennoch steht definitionsgemäß immer noch der Mensch im Mittelpunkt der Krankenpflege (Grundpflege). Die Pflegeperson gilt weiterhin als Mittler zwischen Arzt und Patient. Zweifel daran, ob die Pflegenden diesen Forderungen im Krankenhausalltag auch tatsächlich nachkommen bzw. nachkommen können, ändern nichts daran, daß es Funktion der Krankenpflege ist, medizinisches Handeln vom Störfaktor Mensch zu entlasten und die Folgen der Konzentration der Schulmedizin auf die Krankheit an sich zu kompensieren.
> Daß dies so ist, kann auch durch folgenden Sachverhalt einsichtig gemacht werden. Seit dem 19.Jahrhundert hat eine zunehmende Delegierung von medizinisch-pflegerischen und medizinisch-technischen Aufgaben ausschließlich in einer Richtung, nämlich von der Medizin zur Krankenpflege, stattgefunden.
> Auch der Hinweis auf die in jüngster Zeit verstärkt hervortretenden Bestrebungen, den Behandlungs-Pflege-Komplex ganzheitlich und kooperativ zu gestalten, können, insoweit an der traditionellen Funktionsverteilung Medizin - Krankenpflege festgehalten wird, nicht als Einwand gegen die obige Aussage gelten.
>
> Mit den in der ersten Hälfte des 19.Jahrhunderts von Ärzten verfaßten Reformkonzepten zur Krankenwartung wurden also - im Kontext der Durchsetzung einer naturwissenschaftlich orientierten Medizin - erstmals

Prinzipien eines arbeitsteiligen Verhältnisses von Medizin und Krankenpflege formuliert, die heute noch den Krankenhausalltag strukturieren.

Eng verknüpft mit dieser spezifischen Funktionsverteilung zwischen moderner Medizin und Krankenpflege ist die Unterordnung der Krankenpflege unter die Medizin (These 2 der Einleitung).

Historisch begründet ist diese Unterordnung durch eine Stagnation der Entwicklung traditioneller Pflegeformen vor und zu Beginn des 19.Jahrhunderts sowie durch die damalige gesellschaftliche Geringschätzung der Krankenwartung einerseits und durch den erfolgreichen Kampf der naturwissenschaftlich orientierten Medizin um das Behandlungsmonopol sowie um gesellschaftliches Ansehen andererseits. Mit der Verankerung des sogenannten ärztlichen Einheitsstandes in der Mitte des 19.Jahrhunderts wurde die Unterordnung der unteren Heilpersonen unter die akademisch gebildete Ärzteschaft staatlich sanktioniert und einklagbar.
Da vor diesem Zeitpunkt noch keine eindeutigen und vereinheitlichten Regelungen der Ausübung der ärztlichen Kunst bestanden, mußten sich ärztliche Professionalisierungsbestrebungen auch auf die Formulierung von Verhaltensnormen für Pflegepersonen richten, und zwar erstens, um die Kompetenzgrenzen zu den Nichtmedizinern abzustecken, und zweitens, weil eine "vernünftige Pflege in der Krankheit" als Voraussetzung für medizinisches Handeln erkannt wurde. Nicht zuletzt aufgrund des Fehlens einer organisierten Krankenwartung sowie auch der nicht-medizinischen Orientierung der konfessionell gebundenen Krankenpflegeorganisationen besaßen die ärztlichen Reformer hinsichtlich der Festlegung pflegerischer Aufgaben und Verhaltensweisen sowie der Konzipierung der Krankenpflege als weisungsgebundene Tätigkeit Definitionsmacht.
Die Mitte des 19.Jahrhunderts staatlich geregelte Vereinheitlichung des Ärztesstandes und damit die offizielle Unterordnung der Krankenpflege unter die Medizin ist als wesentliche Grundlage dafür anzusehen, daß die ärztliche Definitionsmacht von den in der zweiten Hälfte des 19.Jahrhunderts zunehmend an Einfluß gewinnenden Krankenpflegeorganisationen als Tatbestand akzeptiert und nicht hinterfragt wurde.

Die moderne Krankenpflege ist mithin hinsichtlich ihres Aufgabenfeldes und z.T. auch des Berufsbildes ein Produkt ärztlicher Professionalisierung.
Eine Kritik an der Hierarchisierung von Medizin und Krankenpflege ist erst in den letzten Jahren mit dem Aufkommen von Professionalisierungsbestrebungen innerhalb der Krankenpflege, die sich an amerikanischen Verhältnissen orientieren und eine universitäre Ausbildung des Pflegepersonals fordern, sowie der Formulierung von Konzepten einer sogenannten patientenorientierten Krankenpflege, die eine Besinnung auf den besonderen Stellenwert der Grundpflege, d.h. hier insbesondere der Orientierung der Pflege auf den Menschen, fordern, zu verzeichnen. Eine Durchsetzung dieser Vorstellungen und damit eine Veränderung des Berufsbildes der Krankenschwester scheint jedoch derzeit - nicht zuletzt aufgrund des anhaltenden Widerstandes ärztlicher Interessensvertretungsorgane gegen diese Bestrebungen - nicht in Sicht.

Die konfessionell gebundene Krankenpflege spielt heute im Vergleich zum 19.Jahrhundert eine untergeordnete Rolle. Dies ist u.a. im Zusammenhang mit dem zurückgegangenen Einfluß der Kirchen auf die private Lebensgestaltung zu sehen. Bedeutsam erscheint desweiteren, daß die soziale Schutzfunktion der Mutterhausorganisation durch tarifvertragliche sowie übergeordnete sozialgesetzliche Regelungen weitgehend an Bedeutung verloren hat. Es gibt zwar noch eine Vielzahl an Sonderregelungen für die Angehörigen der konfessionellen und der Rot-Kreuz Mutterhäuser, diese Regelungen erscheinen gleichwohl als Relikte einer vergangenen Zeit. So hat etwa das Instrument des Gestellungsvertrages seine Funktionen, die Interessen der Mutterhausorganisationen gegenüber der Krankenhausträgern zu wahren und den Schwestern sozialen Schutz zu bieten, verloren.

Hinsichtlich des Verberuflichungsprozesses der Krankenpflege ist jedoch die Entstehung konfessioneller Krankenpflegeorganisationen in der ersten Hälfte des 19.Jahrhunderts als ein zentraler Entwicklungsschritt zu werten. Erstens bereiteten sie die Durchsetzung eines modernen Konzeptes der Krankenpflege vor (These 3 der Einleitung). Zweitens mobilisierten sie die weibliche Arbeitskraft für sozialpflegerische Aufgaben, und sie schufen die Grundlagen für die Herausbildung der Krankenpflege zu einem Frauenberuf (These 4 der Einleitung).

Während beim Krankenwartpersonal das Motiv der Sicherung der eigenen materiellen Existenz vorherrschte und es keinen ideellen Bezug zur Pflegearbeit entwickelte, bildeten die Krankenpflegeorganisationen Sozialcharaktere heran, die den Vorstellungen des von Ärzten konstruierten Typs des "rechtschaffenen Krankenwärters" in vielem entsprachen. Das zentrale Bindeglied zwischen den ärztlichen Reformkonzepten und den religiös fundierten Krankenpflegekonzepten war die Auffassung der Krankenpflege als KrankenDIENST. Darüberhinaus wurden in die Krankenpflegekonzepte ärztliche Vorstellungen über die arbeitsteilige Kooperation von Medizin und Krankenpflege sowie über die Pflichten der Unterordnung unter die ärztliche Autorität und der Loyalität gegenüber dem Arzt übernommen.
In den 'Schwestern' schien die Idee des "rechtschaffenen Krankenwärters" verwirklicht.

Mit dem Aufkommen sogenannter weltlicher Krankenpflegeorganisationen in der zweiten Hälfte des 19.Jahrhunderts wurde die religiöse Fundierung des Dienens als Ausgangspunkt jeglicher Krankenpflege durch eine säkularisierte, sich auf Humanität berufende Vorstellung abgelöst.

"Mitmenschlichkeit als Beruf" (OSTNER/BECK-GERNSHEIM) kennzeichnet auch heute noch den Beruf der Krankenschwester.
Im Hinblick auf die Tatsache, daß der Krankenpflegeberuf immer noch vor allem von Frauen ausgeübt wird, d.h. als einer der typischen Frauenberufe gelten kann, erscheint es bedeutsam, daß Dienen als zentrales Element beruflicher Arbeit verknüpft ist mit einer Unterordnung unter eine von Männern beherrschte Profession.

Die Grundlagen für die Herausbildung der Krankenpflege zu einem Frauenberuf und damit für eine geschlechtsspezifische Arbeitsteilung zwischen der 'männlichen' Medizin und der "weiblichen Krankenpflege" sind - vor dem Hintergrund einer veränderten Stellung der bürgerlichen Frauen in der Gesellschaft des 19.Jahrhunderts - durch das Fliednersche Konzept des "Diakonissenberufs" geschaffen worden.
Während die Mobilisierung von Frauen für sozialkaritative Arbeit in der Ordenspflege primär religiös begründet wurde, entstand mit dem

"Diakonissenberuf" ein geschlechtsspezifisches Konzept sozialpflegerischer Arbeit. "Frau-Sein" wurde mit "Für-andere-da-Sein" gleichgesetzt. In der Pflegearbeit sollten die Diakonissen - außerhalb der Institution der Ehe, aber in einem öffentlich anerkannten "Beruf" - ihr "Frau-Sein" entfalten können.

In der zweiten Hälfte des 19.Jahrhunderts wurde dieses geschlechtsspezifische Konzept sozialpflegerischer Arbeit von Ärzten aufgegriffen. Die Idee religiöser Pflichterfüllung wurde durch die Idee der Pflicht zur Humanität ersetzt. Damit entfiel zugleich die Unterordnung der 'Schwestern' unter einen Geistlichen. Die konzeptionelle Ausgestaltung des Verhältnisses von Arzt und Krankenschwester orientierte sich an der bürgerlichen Familienideologie. Die 'Schwester' hatte zu ihrem Patriarchen, dem Arzt, aufzuschauen und nach seinen Anweisungen zu handeln. Sie hatte für ihn vor-, zu- und nachbereitende Arbeit zu leisten und das banale Alltägliche von ihm fernzuhalten.
Der Patient nahm in dieser 'Familie' die Rolle des unselbständigen 'Kindes' ein. Die strukturell bedingte Entmündigung oder auch "Infantilisierung" (ROHDE) des Patienten erfuhr damit ihre ideologische Rechtfertigung.

Diese Verknüpfung von Inhalts- und Beziehungsaspekt, d.h. von sachlich durch die arbeitsteilige Kooperation von Medizin und Krankenpflege begründeten und hinsichtlich des Beziehungsverhältnisses von Arzt - Krankenschwester - Patient ideologisch bestimmten Strukturelementen des Berufsbildes der Krankenschwester, ist nicht obsolet geworden. Wie Probleme bei der Durchsetzung der bereits erwähnten Konzepte einer patientenorientierten Krankenpflege zeigen, stehen der Emanzipation der Krankenpflege zu einem selbständigen Beruf nicht nur strukturell bedingte Hindernisse entgegen, sondern auch die impliziten, d.h. die nicht offen geäußerten, Verhaltenserwartungen, die von Ärzten und von Patienten an die Krankenschwestern gestellt werden.

ANMERKUNGEN ZUR EINLEITUNG

(1): Vgl.: Labisch, Sozialgeschichte, 1980
(2): Vgl.: Zettel, 1983
(3): Vgl.: Bauer, 1965
(4): Vgl.: Katscher, o.J.
(5): Vgl.: Seidler, Geschichte, 1977
(6): Vgl.: Geschichte der Krankenpflege, 1984
(7): Vgl.: Sticker, Entstehung, 1960
(8): Vgl.: Anonym, Geschichte, 1962; Bartholomeyczik, 1983; Grois, Krankenpflegeberuf, 1967; Juchli, 1983; Schroeder, 1969; Seidler, Entwicklung, 1972; Seidler, Krankenpflege, 1968; Steinberg, 1948; Stübler, 1957; Stürzbecher, Geschichte, 1974
(9): Vgl.: Baas, Geschichte, 1922; Baas, Uranfänge, 1915; Föderl, 1914; Fossel, 1900; Haeser, 1966 (1857); Jaesrich, 1898; Niese, 1870
(10): Vgl.: König, 1904; Küster, 1895;
(11): Vgl.: Anonym, Geschichte, 1962; Anonym, Liebe, 1966; Bauer, 1965; Grois, Krankenpflegeberuf, 1967; Katscher, o.J.; Schroeder, 1969; Stürzbecher, Geschichte, 1974
(14): Vgl. z.B.: Brand/Glass, 1975; Clemons, 1971; Christy, 1972; Christy, 1975; Notter, 1972; Zefron, 1975
(15): Vgl.: Bullough/Bullough, 1969; Frank, 1953; Goodnow, 1945; Jamieson/Sewall/Suhrie, 1966; Robinson, 1946;
Eine Reihe weiterer Titel konnte nicht eingesehen werden, da sie nicht über die Fernausleihe verfügbar waren. Siehe auch die englische Bibliographie zur Geschichte der Krankenpflege von THOMSON (Vgl.:Thomson, 1968)
(16): Vgl.: Bullough/Bullough, 1969; Jamieson/Sewall/Suhrie, 1966
(17): Vgl.: Nutting/Dock, 1910 - 1913
(18): Vgl.: Ostner/Krutwa-Schott, 1981;
Hingewiesen sei hier auch auf das erste Kapitel "Zum Verhältnis von weiblicher Krankenpflege und naturwissenschaftlich-technischer Medizin, Ein berufstheoretischer Ansatz" der empirischen Studie von Ostner/Beck-Gernsheim, 1979
(19): Vgl.: Beck-Gernsheim, 1981; Ostner, 1982
(20): Vgl.: Bischoff, 1981

ANMERKUNGEN ZU I.1.1.

(1): Siehe dazu den umfassenden Forschungsbericht von Labisch, Sozialgeschichte, 1980

(2): Damit ist eine Form der Medizin gemeint, deren Vertretern im historischen Rückblick das Attribut der Wissenschaftlichkeit zugesprochen wird.

(3): Vgl.: Hampp/Zettel, 1983, S.16

(4): Vgl.: ebenda, S.22

(5): Siehe dazu beispielsweise die hervorragende Untersuchung von Fischer-Homberger, Hebammen und Hymen, 1979

(6): Unschuld, Professionalisierung, 1978

(7): Abgesehen von der Geschichte der altertümlichen und z.T. auch der mittelalterlichen Medizin, für die auch Philologen als kompetente Experten anerkannt werden, wird die etablierte Medizingeschichte ausschließlich von Medizinern betrieben.

(8): Vgl.: Shryock, 1947

(9): Daß nicht nur aus dem angeführten Grund sondern auch aufgrund der recht umfänglichen Forschung zur Medizingeschichte in diesem Überblick nur vereinfachend und thesenhaft globale Entwicklungstendenzen festgehalten werden können, versteht sich letztlich von selbst.

(10): Vgl. zum Begriff der "scholastischen Medizin": Diepgen, Geschichte, Bd.I, 1949, S.254 ff; Fischer-Homberger, Geschichte, 1975, S.46 f; Seidler, Geschichte, 1977, S.72, S.86 und S.104

(11): Siehe dagegen das apologetische Plädoyer von FISCHER im ersten Band seiner "Geschichte des deutschen Gesundheitswesens", Abschnitt: "Die gegen das Christentum wegen seiner angeblichen Verstöße auf gesundheitlichem Gebiet erhobenen Vorwürfe" (A.Fischer, Geschichte, Bd.I,1933, S.26-33).

(12): "Chirurg" stammt aus dem Griechischen und meint: "der mit der Hand arbeitende / Wundarzt" (Duden, Wörterbuch medizinischer Fachausdrücke, 1968, S.107).

(13): Vgl.: Ackerknecht, 1977, S.81; Diepgen, Geschichte, Bd.I, 1949, S.226 f; Hartmann, 1977, S.43 f; Koch-Zimmer, 1975, S.69; Seidler, Geschichte, 1977, S.90 f

(14): Vgl.: Ackerknecht, Geschichte, 1977, S.77, S.80 f und S.128; Fischer-Homberger, Geschichte, 1975, S.43 f; Mette/Winter, 1968, S.155

(15): Vgl.: Ackerknecht, 1977, S.83; Seidler, Geschichte, 1977, S.99

(16): Vgl.: A.Fischer, Geschichte, Bd.I, 1933, S.241 f; Seidler, Geschichte, 1977, S.92 und S.98 f

(17): Seidler, Geschichte, 1977, S.98

(18): Diepgen, Volksmedizin, 1967(1937), S.206

(19): Vgl.: Hampp/Zettel, 1983, S.22 f

(20): Vgl.: Ackerknecht, 1977, S.84; Diepgen, Geschichte, Bd.I, 1949, S.252 und S.273; Fischer-Homberger, Geschichte, 1975, S.46; Seidler, Geschichte, 1977, S.75 und S.97

(21): Vgl.: Diepgen, Geschichte, Bd.I, 1949, S.252; Diepgen, Volksmedizin, 1967(1937), S.201, S.206 und S.210; Fischer-Homberger, Geschichte, 1975, S.46; Siehe auch die bemerkenswerte Kritik SIGERISTs an der idealistischen Interpretation zur Rolle der Diätetik in der Geschichte der Medizin (Sigerist, Heilkunst, 1954, S.46 ff).

(22): Vgl.: Diepgen, Geschichte, Bd.I, 1949, S.252; Diepgen, Volksmedizin, 1967(1937), S.201, S.206 und S.210; Fischer-Homberger, Geschichte, 1975, S.46

(23): UNSCHULD setzt an die Stelle des Terminus "Professionalisierung" denjenigen der "Verselbständigung". Diese Vorgehensweise erlaubt es, die mit dem Professionalisierungsbegriff verknüpfte sozialwissenschaftliche Betrachtungsweise für historische Analysen fruchtbar zu machen, die u.a. auch die frühe Medizin und die Medizin anderer Kulturen zum Gegenstand haben, ohne historische Untersuchungen mit den dem Professionalisierungsbegriff anhaftenden Konnotationen zu belasten (Vgl.: Unschuld, Professionalisierung, 1978). Soweit in der vorliegenden Arbeit die Medizin des Mittelalters Gegenstand der Betrachtung ist, werde ich daher von "Verselbständigung" sprechen.

(24): Vgl.: A.Fischer, Geschichte, Bd.I, 1933, S.122; Diepgen, Frau, 1963, S.56; Diepgen, Geschichte, Bd.I, 1949, S.229; Siehe auch: Schönfeld, 1947, S.75

(25): Vgl.: Becker/u.a., 1980, S.83 ff; Siehe auch: ebenda, S.79 ff und S.96 ff

(26): Dieser Sachverhalt wird zumeist auf den spätmittelalterlichen Frauenüberschuß zurückgeführt, und im übrigen wird von einer durchgehenden Geschlechterpolarisierung bezüglich spezifischer Tätigkeitsbereiche innerhalb der Heilkunde ausgegangen (Vgl.etwa: Schönfeld, 1947). Auf diese Problematik kann hier nicht im einzelnen eingegangen werden. Es wird jedoch unterstellt, daß diese Erklärungsansätze insgesamt unzureichend sind und zu kurz greifen.

(27): Vgl.: Becker/u.a., 1980, S.81 ff

(28): Vgl.: ebenda, S.106; Siehe auch: Seidler, Geschichte, 1977, S.77; Shulamith, 1981, S.174

(29): Vgl.: A.Fischer, Geschichte, Bd.I, 1933, S.92 ff

(30): Mann, 1967, S.108; Vgl.hierzu auch: Ackerknecht, 1977, S.84; Diepgen, Geschichte, Bd.I, 1949, S.274; A.Fischer, Geschichte, Bd.I, 1933, S.167 ff; Fischer-Homberger, Geschichte, 1975, S.46; Siehe hierzu auch: Schönfeld, 1947, S.11, der diesen Sachverhalt aus einer rein 'männlich'-medizinprofessionellen Perspektive wiedergibt.

(31): Vgl.: Becker/u.a., 1980, S.109 ff; Birkelbach/Eifert/Lueken, 1981

(32): Siehe hierzu die Fragen bei Becker/u.a., 1980, S.83; Vgl.auch: Diepgen, Frau, 1963, S.16; Diepgen, Geschichte, Bd.I, 1949, S.230; A.Fischer, Geschichte, Bd.I, 1933, S.84 ff; Fischer-Homberger, Hebammen, 1979; Als exponierter Vertreter der Heroisierung 'männlich'-naturwissenschaftlicher Dominanz in der Geburtshilfe ist Fasbender zu nennen (Vgl.: Fasbender, 1964(1906), S.114, S.146 ff und S.247 ff).

(33): Hingewiesen sei in diesem Zusammenhang nur auf die Schrift von EHRENREICH/ENGLISH, die, obwohl die Autorinnen ausdrücklich auf den 'tendenziösen' Charakter ihrer Studien hinweisen und ihre Veröffentlichung eher als eine Streitschrift für feministische Positionen verstehen, immer noch als eine sachliche Quelle zitierbar gehalten wird (Vgl.: Ehrenreich/English, 1974, z.B. S.7).

(34): Seidler, Geschichte, 1977, S.109; Vgl.auch: ebenda, S.107 ff

(35): Vgl.: Ackerknecht, 1977, S.83 und S.92 f

(36): Regus, 1975, S.31

(37): Vgl.: ebenda, S.31; Ackerknecht, 1977, S.93 ff; Fischer-Homberger, Geschichte, 1975, S.48; Seidler, Geschichte, 1977, S.105 ff; Sigerist, Krankheit, 1952, S.163

(38): Vgl.: Ackerknecht, 1977, S.94; Fischer-Homberger, Geschichte, 1975, S.57; Hartmann, 1977, S.176 f; Regus, 1975, S.31; Shryock, 1947, S.4; Sigerist, Krankheit, 1952, S.163;

(39): Shryock, 1947, S.11
(40): Vgl.: Ostner/Beck-Gernsheim, 1979, S.67;
Eine auf die Gegenwart sich beziehende Feststellung ROHDEs, die den gemeinten Sachverhalt eindrucksvoll wiedergibt, spricht in diesem Zusammenhang für sich selbst:
"Die ironische Bemerkung eines Verwaltungsdirektors: 'Wie gut könnte doch so ein Krankenhaus funktionieren, wenn es keine Patienten gäbe', faßt überzeichnend zusammen, was dem aufmerksamen Beobachter immer wieder sich zeigt: Die Störungsqualität des Patienten, der nicht dem Ideal des guten Patienten entspricht." (Rohde, Der Patient im sozialen System des Krankenhauses, in: Ritter-Röhr (Hrsg.), Der Arzt, sein Patient und die Gesellschaft, Frankfurt 1975, S.196, zitiert nach: ebenda, S.17)
(41): Vgl.: ebenda, S.64 ff
(42): Vgl.: ebenda, S.30
(43): Vgl.: Shryock, 1947; Hingewiesen sei an dieser Stelle auch auf die "Geschichte der Medizin", welche von METTE/WINTER herausgegeben wurde. Hier findet sich ein über das 'Übliche' hinausgehender, am historischen Materialismus orientierter Versuch der Einordnung der Entwicklung der Medizin in gesamtgesellschaftliche Zusammenhänge (Vgl.: Mette/Winter, 1968, siehe insbesondere die Abschnitte: "Medizin zu Beginn des Festigung der kapitalistischen Produktionsweise", S. 173 ff und "Zur Entwicklung der medizinischen Auffassungen im Kapitalismus", S.217 ff).
(44): Shryock, 1947, S.30
(45): Vgl.: ebenda, S.30 ff; Diepgen, Geschichte, Bd.II.1, 1951, S.84
(46): Siehe hierzu auch die These der vier Entwicklungsstadien jeder Wissenschaft bei Shryock, 1947, S.121 f.
(47): Vgl.: Hartmann, 1977, S.47; Huerkamp, 1980, S.350 ff
(48): Vgl.: Imhof, 1977, S.220
(49): Vgl.: ebenda
(50): Vgl.: Döhner, 1975
(51): Vgl.: Imhof, 1977, S.219 f
(52): Vgl.: Siehe unten, Abschnitt I.2. dieser Arbeit
(53): Piechoki, 1965, S.45;
Es kann hier vernachlässigt werden, daß in diesem Zitat Verhältnisse in den Franckeschen Stiftungen um die Mitte des 18.Jahrhunderts beschrieben werden; denn die angedeutete Problematik war zweifellos auch noch zu Beginn des 19.Jahrhunderts relevant (siehe dazu auch das Kapitel II dieser Arbeit).
(54): Siehe unten, Abschnitt II.4.2. dieser Arbeit
(55): Vgl.: Sigerist, Krankheit, 1952, S.178; Diepgen, Geschichte, Bd.II.1, 1951, S.29 und S.163
(56): Vgl.: McKeown, Medicine, 1965; Zur Orientierung dient auch sein Aufsatz: McKeown, Approach, 1971, S.6 f
(57): McKeown, Medicine, 1965, S.58; Vgl.auch: Shryock, 1947, S.177 f
(58): Vgl.: Unschuld, Professionalisierung, 1978;
Ich sehe hier davon ab, auf die Verschränkung von Verselbständigungs- bzw. Professionalisierungsprozessen innerhalb der wissenschaftlichen Medizin mit komplementären Prozessen in anderen Bereichen näher einzugehen. Es mag der Hinweis genügen, daß hinter der mit der Neuzeit einsetzenden "gesellschaftlichen Rationalisierung" eine "bestimmte Art des Wirtschaftens, Arbeitens, Lebens, Denkens, Fühlens usw." steht (Ostner/Beck-Gernsheim, 1979, S.30), die traditionelle Arbeits- und Lebensformen - folglich auch traditionelle Formen der Auseinandersetzung mit dem 'Problem' Krankheit - auflöste. Die Entstehung kapitalistischer Wirtschafts- und Gesellschaftsstrukturen

brachte neue Formen gesellschaftlicher Arbeitsteilung hervor, für die u.a. die Bearbeitung von gesellschaftlichen Bedürfnissen im Rahmen "formeller Organisationen von Experten" (Unschuld, Professionalisierung, 1978, S.530) ebenso typisch wurde wie der Verlust an Kontrolle über die Arbeit der Experten durch die Allgemeinheit (Vgl.: ebenda).

(59): ebenda, S.531

(60): Vgl.: ebenda, S.531 ff

(61): Standesvereinigungen bleiben hier außer Betracht, da sich solche im wesentlichen erst im Verlaufe des 19.Jahrhunderts herausbildeten (Vgl.hierzu: Hampp/Zettel, 1983, S.48 ff).

(62): Unschuld, Professionalisierung, 1978, S.531

(63): Shryock, 1947, S.90

(64): Vgl.: Fischer-Homberger, Geschichte, 1975, S.65 ff

(65): Unschuld, Professionalisierung, 1978, S.536

(66): ebenda, S.537

(67): Vgl.: Diepgen, Geschichte, Bd.I, 1949, S.274

(68): Huerkamp, 1980, S.355; Vgl.auch:Diepgen, Geschichte, Bd.II.1, 1949, S.70; Hampp/Zettel, 1983, S.24

(69): Vgl.: Huerkamp, 1980, S.360

(70): ebenda; Vgl.auch: Diepgen, Geschichte, Bd.II.1, 1951, S.210 und S.223

(71): "Modern" bezeichnet hier insbesondere den Sachverhalt, daß die damals offiziell verankerte Norm noch in der Gegenwart Gültigkeit beansprucht.

ANMERKUNGEN ZU I.1.2.

(72): Vgl.: Labisch, Sozialgeschichte, 1980, S.441 f

(73): Rohde, 1974

(74): Gegen eine solche traditionelle und idealistische Sichtweise, die offensichtlich weiter verbreitet ist, als man dies zunächst annehmen möchte, wandte sich z.B. JETTER in seiner 1967 gehaltenen Heidelberger Antrittsvorlesung.
"Es gibt keinerlei Hinweise, daß jemals ein Krankenhaus existiert hat, in dem der Patient allein und ausschließlich um seiner selbst willen behandelt wurde. Immer ließen sich die Hospitalgründer von ihren eigenen Zielsetzungen leiten. Waren einst die römischen Latifundienbesitzer an der Arbeitskraft ihrer Sklaven interessiert, so sind es später der 'bien commun' und die 'Staatsraison' gewesen, während heute die Wiederherstellung der Sozialversicherten im Vordergrund steht. Die klerikalen Pflegegemeinschaften wirkten vielfach mit dem unbewußten Motiv, die Seelen ihrer Mitglieder, der Kranken und der Stifter zu retten. Gelehrten Ärzten ging es um die Mehrung und Überprüfung medizinischen Wissens, und die Studenten gedachten des Hospitals zu ihrer fachlichen Ausbildung zu benützen." (Jetter in seiner Heidelberger Antrittsvorlesung 1967, zitiert nach: Schadewaldt, Krankenhauspolitik, 1976, S.10)

(75): Labisch, Krankenhauspolitik, 1979/80, S.220

(76): Seidler, Grundmotive, 1967, S.365

(77): Seidler, Geschichte, 1977, S.97

(78): Rohde, 1974, S.68

(79): Der Einfachheit halber soll im folgenden von den Hospitalinsassen als den Armen und Kranken die Rede sein.

(80): Vgl.: Reicke, Bd.I, 1932, S.281; Rohde, 1974, S.68;
Am weitesten fortgeschritten waren diese Versuche bei der Isolierung von Kranken mit ansteckenden Krankheiten. Jedoch ist zu

bedenken, daß sich in den Pesthäusern und Leprosien kaum je Ärzte aufhielten und zudem der Begriff der Ansteckung "weniger eine medizinisch begründete Abwehr als den Ausdruck sozial störenden physischen Elends" darstellte (Seidler, Geschichte, 1977, S.98).

(81): Vgl.: A.Fischer, Geschichte, Bd.I, 1933, S.79 f; Seidler, Geschichte, 1977, S.97

(82): Rohde, 1974, S.68

(83): Vgl.: Sachße/Tennstedt, 1980, S.28 f; Siehe auch: Reicke, Bd.I, 1932, S.279 f; Rohde, 1974, S.68

(84): Vgl.: Schadewaldt, Krankenhauspolitik, 1976, S.11

(85): Rohde, 1974, S.67

(86): Vgl.: Hartmann, 1977, S.43

(87): Vgl.: Probst, Hospitalwesen, 1966, S.252

(88): Probst, Hospital, 1968, S.543

(89): Vgl.: Seidler, Grundmotive, 1967, S.365

(90): Probst, Hospital, 1968, S.543; Vgl.auch: Reicke, Bd.II, 1932, S.189 ff und S.224 f

(91): Vgl.: Probst, Hospital, 1968, S.544; Rohde, 1974, S.73

(92): Vgl.: Rohde, 1974, S.70 f

(93): Vgl.: ebenda, S.70 f und S.73

(94): Vgl.: Reicke, Bd.I, 1932, S.196

(95): Vgl.: Rohde, 1974, S.74

(96): Sachße/Tennstedt, 1980, S.23

(97): Vgl.: A.Fischer, Geschichte, Bd.I, 1933, S.76; Jetter, Geschichte, 1966, S.24 ff; Kießling, 1971, S.159 ff; Reicke, Bd.I, 1932, S.198-277; Steinhilber, 1956, S.154; Uhlhorn, 1959(1895), S.366 f; Siehe auch: Brunner, 1922, S.122, der von den geistlichen Stiften in den Städten als einem "Staat im Staate" spricht.

(98): Siehe dazu beispielsweise die exemplarische Untersuchung dreier Hospitaltypen bei STEYNITZ, in denen sich das Spektrum unterschiedlich erfolgreicher Einflußnahme widerspiegelt (Vgl.: Steynitz, 1970, S.139 f).

(99): Vgl.: Uhlhorn, 1959(1895), S.365 ff; Siehe auch die stadtgeschichtlichen Arbeiten von: Kießling, 1971, S.131 ff und S.159 ff; Trüdinger, 1968, S.109 f und S.145 f

(100): Vgl.: Reicke, Bd.I, 1932, S.196 ff

(101): Siehe unten, Abschnitt I.1.3. dieser Arbeit

(102): Vgl.: Reicke, Bd.I, 1932, S.198 f und S.282 ff; Trüdinger, 1968, S.86 ff; Uhlhorn, 1959(1895), S.369

(103): Vgl.: Rohde, 1974, S.76

(104): A.Fischer, Geschichte, Bd.I, 1933, S.289

(105): Vgl.: Seidler, Geschichte, 1977, S.121

(106): Vgl.: Rohde, 1974, S.76

(107): Vgl.: ebenda; Seidler, Geschichte, 1977, S.121

(108): Für die offene Armenpflege siehe Sachße/Tennstedt, 1980, die gleichwohl das Hospitalwesen ausdrücklich von Ihrer Untersuchung ausnehmen.

(109): Murken, bauliche Entwicklung, 1979, S.338

ANMERKUNGEN ZU I.1.3.

(110): Vgl.: Seidler, Geschichte, 1977

(111): Zum Begriff der "vorfamilialen Sozialform" siehe Bollinger, 1980. "Mit dem Begriff der Sozialform soll jede inhaltliche Festlegung auf einer derartigen Abstraktionsebene vermieden werden, wie sie mit dem Familien-, Kleingruppen-, Institutionen- oder Primärgruppenbegriff immer schon einhergehen würde." (Bollinger, 1980, S.16)

(112): Seidler, Geschichte, 1977, S.75 (Hervorhebung im Original)
(113): ebenda, S.95
(114): Vgl.zu diesem Abschnitt: ebenda, S.92 ff; sowie: Uhlhorn, 1959(1895), S.295 ff und S.305-359; Zur Entwicklung des Laienelements siehe insbesondere: ebenda, S.293, S.297 und S.314
(115): Vgl.: ebenda, S.314; Reicke, Bd.I, 1932, S.203; Seidler, Geschichte, 1977, S.95
(116): Vgl.: Seidler, Geschichte, 1977, S.95
(117): ebenda, S.97
(118): In Anbetracht der im Abschnitt I.1.1. getroffenen Unterscheidung der gelehrten Mediziner einerseits und den "Volksärzten" andererseits muß es sich als problematisch erweisen, an dieser Stelle von 'DER Medizin' zu reden; denn obwohl davon ausgegangen wurde, daß die Grundlagen des praktischen Handelns beider Kategorien von Heilkundigen sich nur wenig unterschieden (siehe oben, Abschnitt I.1.1.), bezieht SEIDLER seine Aussagen - wie anhand der nachfolgend skizzierten Begründung seiner These von der Trennung der "äußeren Wege von Medizin und Krankenpflege" deutlich wird - nur auf einen bestimmten Bereich der Medizin - nämlich der gelehrten Medizin. Ein Vorgehen, welches im übrigen der gesamten Konzeption seines Unterrichtswerkes zugrunde liegt. So unbefriedigend die Übernahme dieses Konzeptes von Medizin an dieser Stelle erscheint, angesichts der vorliegenden Forschungen zum Verhältnis von Medizin und Krankenpflege muß die undifferenzierte Verwendungsweise des Begriffes "Medizin" in dieser Arbeit hingenommen werden.
Im übrigen sei hier nochmals auf die hervorragende Kritik SIGERISTs an der idealistischen medizingeschichtlichen Interpretation der Diätetik hingewiesen (Vgl.: Sigerist, Heilkunst, 1954, S.46 ff).
(119): Seidler, Geschichte, 1977, S.97
(120): Vgl.: ebenda, S.97 und S.102;
"Im Ganzen gesehen müssen wir jedoch schon hier den Anfang jener verhängnisvollen Trennung der beiden Bereiche erkennen, die in der späteren Entwicklung zu einem der Grundprobleme der pflegerischen Tätigkeit am kranken Menschen werden sollte." (ebenda, S.97)
(121): Vgl.: ebenda
(122): Vgl.: ebenda, S.77 und S.97
(123): Siehe oben, Abschnitt I.1.2. dieser Arbeit
(124): Brunner, 1922, S.124
(125): Nach STÜBLER hat es "Hilfsbereitschaft" zu allen Zeiten und bei allen Völkern" gegeben, "wenn eine persönliche Bindung zu dem Kranken bestand"; jedoch eine "berufsmäßige Ausübung der Krankenpflege, die sich auf alle Mitmenschen, auf alle Schichten der Bevölkerung und auf alle Lebensbereiche ausdehnte, kannten, so meint der genannte Autor, selbst die "kulturell hochstehenden Völkern" der Griechen und Römer nicht (Stübler, 1957, S.20).
Vgl.auch: Jaesrich, 1898, S.184; Dietrich, 1898, S.17; Haeser, 1966(1857); Goodnow, 1945, S.23
(126): Rohde, 1974, S.69
(127): Probst, Hospital, 1968, S.544: Vgl.auch: Sigerist, Heilkunst, 1954, S.62
(128): Vgl.: Seidler, Geschichte, 1977, S.97;
Den Spitalorden galt "monastische Askese als zusätzliches und eigentlich gleichberechtigtes gutes Werk" (Probst, Hospitalwesen, 1966, S.251).

(129): Vgl.: Grauhan/Grauhan, 1969
(130): Vgl.: ebenda, S.253 f
(131): Zur Herausbildung der ärztlichen Hierarchie siehe unten, Abschnitt I.2. dieser Arbeit
(132): Genau genommen müßte hier nicht nur zwischen den unterschiedlichen Formen organisierter Pflege differenziert werden, es wäre darüber hinaus der Nachweis zu führen, daß diese Annahme, mit der sehr komplexe Zusammenhänge stark vereinfacht werden, berechtigt ist. Dies gilt ebenfalls für die Annahme der Entstehung einer "Verwaltungshierarchie". Es ist daher ausdrücklich auf den Modellcharakter des Erklärungsansatzes von Grauhan/Grauhan hinzuweisen.
(133): Vgl.: Uhlhorn, 1959(1895), S.365 f; Reicke, Bd.I, 1932, S.213 und Bd.II, 1932, S.27
(134): Siehe oben, Abschnitt I.1.2. dieser Arbeit
(135): Grauhan/Grauhan, 1969, S.253
(136): Vgl.: Reicke, Bd.I, 1932, S.198
(137): Siehe oben, Abschnitt I.1.2. dieser Arbeit
(138): Siehe oben, Abschnitt I.1.2. dieser Arbeit
(139): Vgl.: Steinhilber, 1956, S.215-224; Uhlhorn, 1959(1895), S.369
(140): Vgl.: Herder-Dornreich/Kötz, 1972, S.71
(141): Siehe oben, Abschnitt I.1.2. dieser Arbeit
(142): Vgl.: Seidler, Geschichte, 1977, S.127

ANMERKUNGEN ZU I.1.3.1.

(143): Vgl.: Schaper, 1981/82
(144): Vgl.: Bischoff, 1981, S.84 ff
(145): Vgl.: Goodnow, 1945, S.23; Nutting/Dock, Bd.I, 1910, S.99; Seidler, Geschichte, 1977, S.95 f; Shulamith, 1981, S.56
(146): Vgl.: Nutting/Dock, Bd.I, 1910
(147): Vgl.: Becker/u.a., 1980, S.67 ff
(148): Siehe unten, Abschnitt II.4.4. dieser Arbeit
(149): Siehe oben, Abschnitt I.1.1. dieser Arbeit

ANMERKUNGEN ZU I.2.

(150): SCHADEWALDT spricht abweichend von der "Entwicklung vom Pflegehospital zur Behandlungsklinik" (Schadewaldt, Idee, 1971, S.288).
(151): Vgl.: Foucault, 1976, S.70; Seidler, Geschichte, 1977, S.126
(152): Vgl.: Rohde, 1974, S.79
(153): Vgl.: Foucault, 1976, S.75 f
(154): ebenda, S.76
(155): Vgl.:ebenda, S. 159
(156): ebenda, S.158
(157): Vgl.: ebenda, S. 136
(158): Ostner/Beck-Gernsheim, 1979, S.67
(159): Uexküll, Einleitung, 1973, S.XIV
(160): Das Vermächtnis dieser historischen Ausklammerung des Todes kommt deutlich in einer Kritik von UEXKÜLL zum Ausdruck:
"Die Medizin hat Sterben und Tod aus dem weit gespannten Themenkreisen ihrer Forschung ausgeklammert..."
"Welche Konsequenzen dies für den ärztlichen Beruf und die Ausbildung zum Arzt hat, ist für jeden, der die Verhältnisse kennt, offensichtlich. Der Medizinstudent erfährt über den Tod nur das, was ihm in den Präpariersälen der Anatomie über Leichen und in Demonstrationskursen der Pathologie über zerstörte Organe mitgeteilt wird. Der Umgang mit Sterbenden und ihren Angehörigen

steht nicht auf dem Programm der Studiengänge, ..." (ebenda, S.XII)

(161): Vgl.: Shryock, 1947, S.37 f

(162): Vgl.: Rohde, 1974, S.78

(163): Vgl.: Diepgen, Geschichte, Bd.I, 1949, S.272; Foucault, 1976, S.73; Jetter, Geschichte, 1966, S.138

(164): Vgl.: Jetter, Geschichte, 1966, S.138 f

(165): Shryock, 1947, S.35; Vgl.auch: Ackerknecht, 1977, S.128

(166): Siehe dazu die Übersicht bei Murken, bauliche Entwicklung, 1979, S.338 f

(167): JETTER unterscheidet zwei Typen von Krankenhäusern, das akademische Krankenhaus und das Allgemeine Krankenhaus (Vgl.: Jetter, Geschichte, 1966, S.137 ff und S.181 ff). Die Entstehung des letzten Typs geht auf die durch die napoleonische Besatzungszeit hervorgerufenen Kontinuitätsbrüche der Stiftungshospitäler zurück.
"Uralte Stiftungen erloschen überall und gingen in zentralen Wohlfahrtskassen auf. Der Rationalisierung der Kapitalverwaltung entsprach eine eingreifende Neuordnung auf institutioneller Ebene. (...) Es sei betont, daß medizinische Anliegen meist durchaus sekundären Charakter trugen. Erst die Konzentration heilbarer Patienten stellte die Kommunalverwaltungen vor die Aufgabe, sich nun mit größerem Nachdruck als bisher der ärztlichen Versorgung zu widmen. Auf der Suche nach Einrichtungen, an die man anknüpfen konnte, bot sich in erster Linie das im akademischen Bereich entwickelte Krankenspital an, denn hier war wie in keinem zeitgenössischen Institut der Kranke zum Objekt ärztlicher Bemühungen gemacht worden." (ebenda, S.183)

(168): Siehe weiter unten in diesem Abschnitt

(169): Vgl.: Shryock, 1947, S.35 f; Siehe auch: Rohde, 1974, S.79 f

(170): Vgl.: Rosen, Kameralismus, 1977(1953), S.98 ff; Siehe auch: Jetter, Geschichte, 1966, S.139 f

(171): Rosen, Kameralismus, 1977(1953), S.111; Vgl.auch: Schwartz, 1973, S.293

(172): Vgl.: Rosen, Kameralismus, 1977(1953), S.112

(173): Rosen, Wirtschaftspolitik, 1977(1953), S.35

(174): Vgl.: ebenda

(175): Vgl.: Jetter, Geschichte, 1966, S.139 f

(176): Vgl.: Rosen, Kameralismus, 1977(1953), S.115 f, S.118 und S.122 f
"Wir definieren die Medizinische Polizei als das System, das sich auf theoretischen, politischen und praktischen Verfahrensweisen bezieht, die aus der politischen und sozialen Grundlage des absolutistischen, merkantilistischen deutschen Staates des 17. und 18.Jahrhunderts hervorgingen. Diese Verfahrensweisen verlangten das Eingreifen des Staates auf den Gebieten der Gesundheit und der Wohlfahrt, um dem Herrscher und dem Staat einen Macht- und Reichtumszuwachs zu sichern." (ebenda, S.122)
Am Rande sei hier darauf aufmerksam gemacht, daß ROSEN keine konsequente begriffliche Unterscheidung zwischen Merkantilismus und Kameralismus macht.

(177): Siehe oben, Abschnitt I.1.1. dieser Arbeit

(178): Schwartz, 1973, S.272 f

(179): Fischer-Homberger, Geschichte, 1975, S.67; Siehe auch Abschnitt I.1.1. dieser Arbeit

(180): Vgl.: Schadewaldt, Idee, 1971, S.289; Siehe hierzu auch die zeitgenössischen Schriften von Bernt, 1817 und Matschke, 1816.

(181): Siehe oben, Abschnitt I.1.1. dieser Arbeit

(182): Vgl.: Grauhan/Grauhan, 1969, S.254; Nagel, 1972, S.9 ff
(183): Nagel, 1972, S.15
(184): Murken, Entwicklung des Krankenhausbaues, 1970, S.406; Vgl.auch: Jetter, Geschichte, 1966, S.30
(185): Vgl.: Jetter, Gemeinschaft, 1969
(186): Vgl.: ebenda, S. 126; Siehe auch: Jetter, Geschichte, 1966, S.24 und S.27; JETTER spricht hier von dem "Gedanken der Krankenhalle" und der "uralten optisch-akustischen Verbindung von Bett und Altar".
(187): Vgl.: Jetter, Gemeinschaft, 1969, S.133
(188): Siehe weiter unten in diesem Abschnitt
(189): Vgl.: Jetter, Gemeinschaft, 1969, S.136
(190): Vgl.: Haeberl, 1820, S.395 ff (die Abschnitte 2 bis 4 des zweiten Teiles seiner Schrift); Siehe auch: Jetter, Geschichte, 1966, S.184 ff
(191): KUHN, Stichwort "Krankenhäuser", in: Handbuch der Architektur, 4.Teil, 5.Halbband, 1.Heft, Stuttgart 1897, Anm.4, S.76, zitiert nach: Leistikow, 1976, S.16
(192): Vgl.: Murken, Entwicklung des Krankenhausbaues, 1970, S.408; Siehe auch: Jetter, Geschichte 1966, S.195; sowie die zeitgenössischen Schriften von Bülau, 1830, S.54 und Haeberl, 1820, S.232 ff
(193): Vgl.: Leistikow, 1976, S.27 ff; Siehe auch: Jetter, Geschichte, 1966, S. 190 f
(194): Siehe weiter unten in diesem Abschnitt
(195): Jetter, Geschichte, 1966, S.189 f
(196): Vgl. beispielsweise Rodegra, 1977
(197): Beispielsweise Soldaten und Dienstboten, für die gleichwohl Krankheit zumeist auch Erwerbsunfähigkeit und somit Armut bedeutete (Vgl.: Imhof, 1977, S.277)
(198): "Bis 1850 dürfte sich kaum jemand darüber beklagt haben, daß ihm die Krankenhäuser verschlossen seien; denn man war nur zu froh darüber, ihnen fernbleiben zu können. Schließlich hatte die Medizin wirklich durchschlagende und die Öffentlichkeit überzeugende Heilerfolge kaum zu bieten; ..." (Rohde, 1974, S.80; Vgl. hierzu auch: Murken, bauliche Entwicklung, 1979, S.19)
(199): Hampp/Zettel, 1983, S.32
(200): Schadewaldt, Idee, 1971, S.288; Siehe z.B. auch: Haeberl, 1820, S.553
(201): Diese Formulierung mag insofern als überspitzt gelten, als nicht davon ausgegangen werden kann, daß das Krankenhaus einen von Moral und ethischen Pflichten freien Raum darstellte. So schreibt FOUCAULT beispielsweise:
Der "Spitalbereich" ist ein Bereich "voller moralischer Pflichten und Schranken, da ein stummer aber unabweislicher Vertrag den Menschen als solchen an das Elend in seiner universalen Form bindet" (Foucault, 1976, S.99).
Insofern sich jedoch auch in der Gegenwart immer noch idealistische Vorstellungen vom Krankenhaus als eine ausschließliche Veranstaltung der Menschenliebe hartnäckig erhalten (Vgl.etwa: Hochheimer, 1978), erscheint eine solche Formulierung durchaus gerechtfertigt. Und schließlich kann aus organisationssoziologischer Perspektive mit ROHDE folgendes konstatiert werden:
Das Krankenhaus "erkennt nur die Patientenprobleme an, die es selber definiert; und es hält nur die Bedürfnisse des Patienten für legitim, die es selber ihm zubilligt." (Rohde, Der Patient im sozialen System des Krankenhauses, in: Ritter-Röhr (Hrsg.),

Der Arzt, sein Patient und die Gesellschaft, Frankfurt 1975, S.196, zitiert nach: Ostner/Beck-Gernsheim, 1979, S.17)

(202): Shryock, 1947, S.36 f; Vgl.auch: ebenda, S.153

(203): Foucault, 1976, S.75;
HARTMANN spricht von dem Kranken als einem "Forschungsgegenstand" und einem "Versuchsobjekt" (Hartmann, 1977, S.53 f).

(204): Siehe oben, Abschnitt I.1.1. dieser Arbeit sowie oben in diesem Abschnitt

(205): J.Th.Eller, Nützliche und auserlesene Medizinische und Chirurgische Anmerckungen So wohl Von innerlichen als auch äusserlichen Kranckheiten, und bey selbigen zum theil errichteten Operationen, Welche bishero in den von Sr. Königl. Majestät in Preussen gestiffteten grossen Charite zu Berlin vorgefallen, Berlin 1730, S.17, zitiert nach: Stürzbecher, Beiträge, 1966, Anm.172, S.126; Siehe zum Aufnahmeverfahren auch Rodegra, 1977, S.69.
Erinnert sei hier auch darn, daß noch bis vor kurzem das Tragen von Anstaltskleidung in den Krankenhäusern durchaus üblich war.

(206): Rohde, 1974, S.79

(207): Imhof, 1977, S.222

ANMERKUNGEN ZU I.3.1.

(208): Nutting/Dock, Bd.I, 1910, S.526 ff
Die "Dunkle Periode der Krankenpflege" bei NUTTING/DOCK bezieht sich insbesondere auf die deutschen und die englischen Verhältnisse; in Österreich und Italien soll diese Phase bis über das Ende des 19.Jahrhunderts hinaus gewährt haben (Vgl.: ebenda, S.541 ff). Zu Österreich siehe auch den Aufsatz von Grois, Krankenpflegeberuf, 1967.

(209): Anonym, Geschichte, 1962, S.16; Goodnow, 1945, S.56 ff; Katscher, o.J., S.53 ff; Seymer, 1936, S.67; Sticker, Entstehung, 1960, S.16 ff; Siehe auch die Umschreibungen bei anderen Autoren, die diesen Ausdruck nicht verwenden: Bullough/Bullough, 1969, S.8o f und S.93 f; Dietrich, Geschichtliche Entwicklung, 1899, S.49; Und vergleiche auch die Andeutungen in den folgenden Aufsätzen: M.Fischer, 1924, S.30; Fossel, 1900, S.64; Grois, Krankenpflegeberuf, 1967, S.128; König, 1904, S.7; Schroeder, 1969, S.159; Steinberg, 1948, Heft 3, S.7; Stübler, 1940, S.25

(210): Aus der Perspektive der traditionellen Krankenpflegegeschichtsschreibung wird allein die Reformation als Ursache dieser Entwicklung angesehen. Siehe dagegen, Abschnitt I.1.3. dieser Arbeit.

(211): Siehe oben, Abschnitt I.1.3. dieser Arbeit

(212): J.R.Tenon, zitiert nach: Grois, Krankenpflegeberuf, 1967, S.128 (GROIS gibt leider keine Fundstelle für dieses Zitat an); Tenon beabsichtigte die Zustände im Pariser Hotel Dieu zu charakterisieren.

(213): John Howard, "Lazarettos and Hospitals", 1789; William Nolan, "An Essay on Humanity: or A View of Abuses in Hospitals with a Plan of Correcting them", 1789; Ernst Horn, "Oeffentliche Rechenschaft über meine zwölfjährige Dienstführung als zweiter Arzt des Königl. Charite-Krankenhauses zu Berlin, nebst Erfahrungen über Krankenhäuser und Irrenanstalten", 1818; Charles Dickens, "Martin Chuzzlewit", 1852 (= deutsche Übersetzung)

(214): Vgl.: Seidler, Geschichte, 1977, S.128;
"It is not unusual for reformers to overstate the evils they are hoping to correct" schreibt ABEL-SMITH, wenn auch mit Bezug auf Florence Nightingale (Abel-Smith, 1961, S.5).

(215): Vgl.: Seidler, Geschichte, 1977, S.121 f; Sticker, Entstehung, 1960, S.17 f
(216): Seidler: Geschichte, 1977, S.121
(217): Vgl.: Schröder/Barck, 1971, S.147 ff
(218): Vgl.: Seidler, Geschichte, 1977, S. 121
(219): Hampp/Zettel, 1983, S.32

ANMERKUNGEN ZU I.3.2.

(220): Seidler, Geschichte, 1977, S. 128 (Hervorhebung im Original)
(221): ebenda
(222): ebenda
(223): Siehe oben, Abschnitt I.2. dieser Arbeit
(224): Seidler, Geschichte, 1977, S.128
(225): ebenda
(226): ebenda
(227): "Tatsache ist, daß bis in die Mitte des 19.Jahrhunderts hinein, das, was wir heute im allgemeinen als Priavtabteilung bezeichnen, in den Krankenhäusern nicht existierte." (Schadewaldt, Idee, 1971, S.287; Hervorhebungen im Original; Siehe auch: ebenda, S.288)
(228): Siehe oben, Abschnitt I.2. dieser Arbeit
(229): Seidler, Geschichte, 1977, S.128
(230): ebenda, S. 127
(231): Vgl.: ebenda, S. 129
(232): ebenda
(233): ebenda, S.128 f

ANMERKUNGEN ZU I.3.3.

(234): Siehe oben, Abschnitt I.3.2. dieser Arbeit; Einige Gründe hierfür werde ich im folgenden Kapitel aufzeigen.
(235): Vgl.: Herder-Dornreich/Kötz, 1972
(236): Siehe oben in diesem Abschnitt
(237): Vgl.: Seidler, Geschichte, 1977; Seidler, Krankenpflegeschulen, 1963

ANMERKUNGEN ZU II

(1): Die in die folgende Untersuchung einbezogene KRÜNITZsche Enzyklopädie stellt nur bedingt eine Ausnahme dar, denn als enzyklopädische Sammlung zeitgenössischen Wissens stützt sie sich hinsichtlich des unter dem Stichwort "Kranken-Wärter" aufgeführten Artikels inhaltlich auf schriftliche Äußerungen von Medizinern (Vgl.: Krünitz, Kranken-Wärter, 1798, S.627 f).

(2): Vgl.: Stürzbecher, Nachwort, 1979, o.S.; Siehe auch: Seidler, Krankenpflegeschulen, 1963, S.224 f; A.Fischer, Lehrbücher, 1932

(3): Vgl.: Stürzbecher, Nachwort, 1979, o.S.;
Es erscheint offensichtlich, daß eine Vervollständigung des Überblicks über praktische Reformversuche zur Krankenwartung nur auf dem Wege der Durchforstung archivalischer Quellen möglich sein wird.

ANMERKUNGEN ZU II.1.

(4): 'Einzig möglich' bezieht sich hier auf die in dieser Arbeit gewählte Vorgehensweise und Materialbasis; siehe dazu auch die Einleitung zu dieser Arbeit.

(5): Vgl. zu dieser Überlegung: Abel-Smith, 1961, S.5

(6): Soweit diese über die Fernausleihe erreichbar waren, was für die meisten der bibliographierten Titel zutraf.

(7): Eine ausführliche Begründung der vorgenommenen Auswahl findet sich in Abschnitt II.3.2. dieser Arbeit

(8): ABEL-SMITH ist wohl die Pionierleistung zuzusprechen, eine hervorragende sozialgeschichtlich orientierte Studie über die Verhältnisse in der Krankenwartung an englischen Hospitälern vorgelegt zu haben. Aufgrund der Verschiedenheit der Strukturen der Krankenwartung in Deutschland und in England bietet seine Untersuchung für die hier behandelten Fragen jedoch keine Orientierungs- und Interpretationshilfe (Vgl.: Abel-Smith, 1961).

ANMERKUNGEN ZU II.1.1.

(9): Es wurde hier die zweite Auflage von 1798 zugrunde gelegt, die jedoch in den relevanten Textteilen mit der ersten Auflage von 1789 identisch ist.

(10): Krünitz, Kranken-Wärter, 1798, S.597

(11): Anonym, Ueber Krankenwartung, 18o8, S.661

(12): Dieffenbach, Anleitung, 1832, § 1,S.5

(13): ebenda, § 3, S.6 f

(14): Siehe dazu auch die Einschätzung in der traditionellen Krankenpflegegeschichtsschreibung von der sogenannten Dunklen Periode der Krankenpflege, mit der ich mich in Abschnitt I.3.1. dieser Arbeit auseinandergesetzt habe.

(15): Siehe oben, Abschnitt I.3. dieser Arbeit

(16): Falk, 1799, o.S.(siehe unter "A")

(17): ebenda, S.36

(18): Vgl.: Horn, 1818, S.83 f; Mai, Unterricht, 1784, § 7, S.15; KRÜGELSTEIN berichtet im Hinblick auf die private Anstellung von Wärterinnen und Wärtern, daß häufiger versucht wurde, deren Lohn und Kost zu kürzen (Vgl.: Krügelstein, 1807, S.15 f)

(19): Vgl.: Horn, 1818, S.83 ff

(20): Siehe oben, Abschnitt I.3. dieser Arbeit
(21): Vgl.: Krünitz, Kranken-Haus, 1798, S.461 f
(22): Siehe oben, Abschnitt I.2. dieser Arbeit
(23): Vgl.: Horn, 1818, S.84 ff
(24): Dieffenbach, Anleitung, 1832, § 6, S.10 f
(25): ebenda, S.86
(26): Vgl.z.B.: Dieffenbach, Anleitung, 1832, S.5 ff; Horn, 1818, S.81; Krünitz, Kranken-Wärter, 1798, S.611 ff; Mai, Unterricht, 1784, § 3, S.12 f; Wolff, 1811, S.222 ff
(27): Dieffenbach, Anleitung, 1832, § 6, S.10
(28): ebenda, § 6, S.11
(29): ebenda, § 3, S.7

ANMERKUNGEN ZU II.1.2.

(30): Vgl.: Buelau, 1830, S.23; Wendehorst, 1976, S.148
(31): Vgl.: Krünitz, Kranken-Haus, 1798, S.545; Siehe dazu auch: Instructionen für die Krankenwärter im Siptal vom 14.May 1806 (Heilbronn), in: Steinhilber, 1956, S.385
(32): Vgl.: Grois, Krankenhaus, 1965, S.82; Instructionen für die Krankenwärter, 1825, S.5; Instruction für die Oberwärter, 1838, Pkt.4, S.4, Pkt.14, S.8, Pkt.20, S.10 f, Pkt.32, S.15; Instruction für die Krankenwärter im Spital vom 14.May 1806 (Heilbronn), in: Steinhilber, 1956, S.385; Jungnitz, 1981, S.260; Vorschriften für die in der Charite befindlichen Kranken, Nr.13 und 14, in: Sticker, Entstehung, 1960, S.92
(33): Horn, 1818, S.34 f
(34): Vgl.: Nagel, 1972, S.12
(35): Vgl.: Instructionen für die Krankenwärter, 1825, Nr.6, S.5; Vorschriften für die in der Charite befindlichen Kranken, Nr.11, in: Sticker, Entstehung, 1960, S.93
(36): Vgl.: Instructionen für die Krankenwärter, 1825, Nr.8, S.6, Nr.10, S.7, und insbesondere Nr.21, S.11
(37): Buelau, 1830, S.11
(38): Siehe unten, Abschnitt II.4.3. dieser Arbeit
(39): Buelau, 1830, S.23
(40): Vorschrift des Verhaltens der Kranken im Lazareth (Städtisches Krankenhaus Stralsund), zitiert nach: Krünitz, Kranken-Haus, 1798, S.547
(41): Vgl.: Vorschrift des Verhaltens der Kranken im Lazareth (Städtisches Krankenhaus Stralsund), in: ebenda, S.548; Vorschriften für die in der Charite befindlichen Kranken, in: Sticker, Entstehung, 1960, S.92 f;
Zum Tagesablauf siehe auch: Buelau, 1830, S.82
Nach BUELAU hingen in den Sälen Hausordnungen aus, in denen ausdrücklich auf die Gehorsamspflicht der Kranken gegenüber dem Wartpersonal hingewiesen wurde (Vgl.: ebenda, S.83).
(42): Instructionen für die Krankenwärter, 1825, S.10; Vgl.auch: Jungnitz, 1981, S.259 f; Vorschriften für die in der Charite befindlichen Kranken, Nrn.7,8,10,12,15, in: Sticker, Entstehung, 1960, S.92 f
(43): Siehe oben, Abschnitt I.1.1. dieser Arbeit
(44): Siehe oben, Abschnitte I.1.2. und I.1.3. dieser Arbeit
(45): Vgl.: Instructionen für die Krankenwärter, 1825, Nr.9, S.6; Instruction für die Krankenwärter im Spital vom 14.May 1806 (Heilbronn), Nr.2, in: Steinhilber, 1956, S. 384; Vorschrift des Verhaltens der Kranken im Lazareth (Städtisches Krankenhaus Stralsund), Nr.21, in: Krünitz, Kranken-Haus, 1798, S. 545; Jungnitz, 1981, S.258 f und S.261

(46): Vgl.: Vorschrift des Verhaltens der Kranken im Lazareth (Städtisches Krankenhaus Stralsund), in: Krünitz, Kranken-Haus, 1798, S. 547
(47): Instructionen für die Krankenwärter, 1825, Nr.7, S.5; Vgl.auch: Vorschrift des Verhaltens der Kranken im Lazareth (Städtisches Krankenhaus Stralsund), Nr.23, in: Krünitz, Kranken-Haus, 1798, S.545; Jungnitz, 1981, S.258
(48): Siehe dazu auch das nachfolgende Zitat
(49): Vorschrift des Verhaltens der Kranken im Lazareth (Städtisches krankenhaus Stralsund), zitiert nach: Krünitz, Kranken-Haus, 1798, S.545

ANMERKUNGEN ZU II.2.

(50): Vgl.: Karll, staatliche Prüfung, 1906, Nr.7, S.2
(51): Siehe unten, Abschnitt II.2.1.2. dieser Arbeit

ANMERKUNGEN ZU II.2.1.

(52): Vgl.: Akten des Badischen Generallandesarchiv zu Karlsruhe (Mannheim Stadt, Medizinalanstalten, 1957), zitiert nach: A.Fischer, Geschichte, Bd.II, 1933, S.90
(53): Vgl.: A.Fischer, Geschichte, Bd.II, 1933, S.90;
FISCHER macht leider keine genaueren Angaben über die Inhalte der Aufnahmebedingungen
(54): Vgl.: Hoffmann, 1983, S.256
(55): Vgl.: Mai, Unterricht, 1784; hier wurde die zweite Auflage dieser Schrift zugrunde gelegt; die erste Auflage erschien 1782.
(56): Vgl.: Mai, Entwurf, 1786, S.374
(57): Mai, Unterricht, 1784, S.6

ANMERKUNGEN ZU II.2.1.1.

(58): Mai, zitiert nach: Seidler, Krankenpflegeschulen, 1963, S.223;
Seidler gibt leider keine genaue Fundstelle des Zitates an. Das Zitat konnte jedoch bei Mai, Entwurf, 1786, S. 384 f gefunden werden.
(59): Seidler, Krankenpflegeschulen, 1963, S. 223
(60): Mai, Entwurf, 1786, S.374 f
(61): Um Mißverständnissen vorzubeugen, sei angemerkt, daß hiermit nicht objektive Therapieerfolge gemeint sind, sondern vielmehr was zeitgenössisch - von Ärzten und Patienten - darunter verstanden wurde.
(62): Siehe dazu das obige Zitat Mais
(63): Siehe oben, Abschnitt II.1.1. dieser Arbeit
(64): Vgl.: WOLFF, 1811, S.217 ff;
Diese Schrift ist insofern bemerkenswert, als der Autor aus dem angesprochenen Sachverhalt die Konsequenz zieht, daß auch der Kranke erst zum Patienten erzogen werden muß und daß auch das in Traditionen befangene Verhalten der Patienten (Siehe oben, Abschnitt I.1.1. dieser Arbeit) sich nach Ansicht des Autors ungünstig auf die Behandlung auswirkt. Der hauptsächliche Gegenstand dieser Schrift stellt die Erörterung der PFLICHTEN DES PATIENTEN gegenüber dem Arzt dar.
(65): Mai, zitiert nach: Seidler, Krankenpflegeschulen, 1963, S.244;
Seidler macht leider keine Angabe über die Fundstelle dieses Zitates.

(66): Siehe dazu oben, Abschnitte II.1.2. und II.4.3. dieser Arbeit
(67): Siehe oben, Abschnitt I.1.1. dieser Arbeit
(68): Unschuld, Professionalisierung, 1978, S.351
(69): Auf die Erörterung dieses Aspektes wurde an dieser Stelle deshalb so viel Gewicht gelegt, weil SEIDLER in seinem oben genannten Artikel zu einer anderen Schlußfolgerung kommt, welche meines Erachtens bei einer vordergründigen - aus der Sicht eines Mediziners vielleicht verständlichen - Betrachtung stehen bleibt. SEIDLER zitiert Mai, der die "Krankenwärter-Lehre wissenschaftlich, als Zweig der Heilkunde" begründen will und Kritik daran übt, daß die Krankenwärter(-innen) eigenmächtig in die ärztliche Behandlung "eingreifen" und stellt in diesem Zusammenhang fest: "Diese Erkenntnis, in der die ganze Problematik noch unserer Tage zu finden ist, trägt als Kern die entscheidende Formulierung, daß die Krankenpflege als integrierender Bestandteil der Heilkunde zu begreifen sei; damit ist nicht etwas grundsätzlich Neues ausgesagt, sondern es wird aus den Traditionen heraus die ideelle und praktische Einheit derer, die am kranken Menschen tätig sind, als selbstverständlich wieder hervorgehoben." (Seidler, Krankenpflegeschulen, 1963, S.224)
Zutreffend ist zweifellos, daß Mai hier auf eine noch heute aktuelle Problematik hinweist.
Die "Einheit derer, die am kranken Mitmenschen tätig sind" mag man als eine ideelle ansehen; als praktische und praktizierte Einheit dürfte sie jedoch allenfalls unter IDEALEN Bedingungen im 19.Jahrhundert existiert haben bzw. heutezutage existieren.
Wichtiger noch erscheint mir der Hinweis darauf, daß die Herstellung einer solchen "Einheit" - wie dies im übrigen oben gezeigt wurde - von ärztlicher Seite aus betrieben wurde. Damit wurde auch der Charakter dieser "Einheit" - nämlich die Unterordnung der Krankenwartung (Krankenpflege) unter die ärztliche Tätigkeit und die Definition der Krankenwartung (Krankenpflege) als therapeutisches HILFSmittel in der Hand des Arztes - durch die (bedingungslose) Anerkennung der ärztlichen Autorität geprägt. Für einen Mediziner stellt dies offenbar als eine fraglose Selbstverständlichkeit dar.
(70): Vgl.: Mai, Unterricht, 1784, S.5
(71): Siehe dazu unten, Abschnitt II.2.1.3. dieser Arbeit
(72): Mai,. Entwurf, 1786, S.375
(73): ebenda, S.377
(74): ebenda;
Das erhoffte Verhalten einer Krankenwärterin setzt freilich voraus, daß sie bereits von der Bedeutung einer guten Durchlüftung des Krankenzimmers überzeugt wurde.
(75): Mai, Nachricht, 1786, S.308
(76): Vgl.: Mai, Entwurf, 1786, S.381
(77): Der Ausdruck "Wundärzte" steht im zeitgenössischen Sprachgebrauch teilweise als Synonym für "Krankenwärter" (Vgl.dazu: J.H.Schmidt, 1846, S.22).
(78): Vgl.: Mai, Entwurf, 1786, S.376
(79): Mai, Nachricht, 1786, S.308; Vgl.auch: Mai, Entwurf, 1786, S.381
(80): NUTTING/DOCK kritisieren, daß deutsche Geschichtsschreiber "etwas enthusiastisch" von "Schule" sprechen, was der Form nach - Vortrag ohne Versuche der Vermittlung praktischer Arbeitsmethoden - eher als "Lehrkurse" zu bezeichnen wäre (Nutting/Dock, Bd.I, (1910), S.565 f).
Wenn auch dieser Kritik - insbesondere im Hinblick auf den "Enthusiasmus" deutscher Geschichtsschreiber - nicht ihre Berechti-

gung abgesprochen werden soll, so ist doch den Autorinnen entgegenzuhalten, daß über die Form der Vermittlung der "Krankenwärter-Lehre" keine gesicherten Angaben vorliegen und daß sie selbst hierzu keine detaillierten Angaben machen.

(81): Seidler, Krankenpflegeschulen, 1963, S.224

ANMERKUNGEN ZU II.2.1.2.

(82): Vgl.: A.Fischer, Geschichte, Bd.II, 1933, S.90 f

(83): Siehe dazu unten, Abschnitt II.3. dieser Arbeit

(84): Diese Forschungslücke wird erst durch entsprechende Archiv- und Quellenstudien zu schließen sein. Die nachfolgende Aufstellung ist das Ergebnis einer Durchsicht der themenbezogenen relevanten Sekundärliteratur sowie zeitgenössischer Schriften. Nicht gesichtet habe ich allerdings Fachzeitschriften aus dieser Zeit.

(85): Vgl.: Krünitz, Kranken-Wärter, 1798, S.619-625; Benutzt wurde in dieser Arbeit die zweite Auflage des 47.Bandes der Enzyklopädie, in der sich jedoch hinsichtlich des hier relevanten Abschnittes keine Veränderungen gegenüber der ersten Auflage von 1798 finden.

(86): Schweickhard, Medicinischer Briefwechsel, St.1, Halle 1785, S.78 f, zitiert nach: ebenda, S. 606
Eine genauere Quellenangabe findet sich bei A.Fischer, Geschichte, Bd.II, 1933, Anm.3, S.91 : Medicinischer Briefwechsel von einer Gesellschaft Ärzte herausgegeben, Stück 1, Halle 1785, S.78 f

(87): Nutting/Dock, Bd.I, 1910, S.566

(88): NUTTING/DOCK sprechen ausdrücklich von "männlichen" Teilnehmern (Vgl.: ebenda, S.567).

(89): Vgl.: A.Fischer, Geschichte, Bd.II, S.403; Stürzbecher, Nachwort, 1979, o.S.

(90): Vgl.: A.Fischer, Geschichte, Bd.II, S.403

(91): ebenda

(92): Vgl.: M.F.Schmidt, 1831, S.VII und S.IX; A.Fischer, Geschichte, Bd.II, 1933, S.403; Grois, Krankenpflegeberuf, 1967, S.129
NUTTING/DOCK sprechen mit Bezugnahme auf Salzwedel fälschlicherweise von einem "Institut zur Ausbildung von Hospitalwartepersonal". Im übrigen erwähnen die Autorinnen auch noch einen "ähnlichen Versuch 1814 in Straßburg" (Vgl.: Nutting/Dock, Geschichte, Bd.II, 1910, S.567).

(93): Siehe dazu: Gedike, Handbuch, 1979(1854), § 13, S.7 f; GEDIKE spricht hier u.a. von einer "Wiener Krankenwartschule" unter der Leitung von M.F.Schmidt.

ANMERKUNGEN ZU II.2.1.3.

(94): Vgl.: Mai, Entwurf, 1786, S.379

(95): Vgl.: Mai, Nachricht, 1786, S.300

(96): In der Tat eine moderne Vorstellung, die erst im 20.Jahrhundert - wenn auch nicht als obligatorische Einrichtung - realisiert wurde.

(97): Vgl.: Seidler, Krankenpflegeschulen, 1963, S.226

(98): Vgl.: Hoffmann, 1983, S.256

(99): Vgl.: Seidler, Krankenpflegeschulen, 1963, S.226

(100): Mai, Entwurf, 1786, S.379

(101): ebenda, S.380

(102): Mai, Nachricht, 1786, S.300 f

(103): Siehe auch: ebenda, S.300
(104): Hampp/Zettel, 1983, S.31

ANMERKUNGEN ZU II.2.1.4.

(105): Sticker, Entstehung, 1960, S.20;
STICKER sieht hierin "das Geburtsjahr der akademischen Vorlesungen über Krankenpflege in der neueren Geschichte der Universitäten" (ebenda).
Dies scheint mir eine eher enthusiastische Überschätzung; denn eine akademische Ausbildung zur Krankenpflege hat es meines Wissens in Deutschland nie gegeben. Und mit der von MENDELSOHN gegen Ende des 19.Jahrhunderts vertretenen "wissenschaftliche Krankenpflege" (Hypurgie) war primär eine "therapeutische Disziplin" gemeint, aus der die alltägliche Pflege als solche ausdrücklich ausgeklammert blieb (Vgl.: Mendelsohn, Krankenpflege, 1899; Mendelsohn, Stellung, 1898).
(106): Vgl.: Sticker, Entstehung, 1960, S.20
(107): Seidler, Krankenpflegeschulen, 1963, S.226
(108): ebenda
(109): Vgl.: ebenda; Sticker, Entstehung, 1960, S.20
(110): Seidler, Krankenpflegeschulen, 1963, S.226; Vgl.auch: Mai, Kunst, 1820, (Vorrede), S.III f
(111): Vgl.: Seidler, Krankenpflegeschulen, 1963, S.227

ANMERKUNGEN ZU II.2.2.1.

(112): Siehe oben, Abschnitt II.1.1.2 dieser Arbeit
(113): Vgl.: Horn, 1818, S.82
(114): Vgl.: Stürzbecher, Nachwort, 1979, o.S.; Siehe auch unten in diesem Abschnitt den Hinweis auf das Planungs- und Genehmigungsverfahren.
(115): Vgl.: Gedike, Anleitung, 1837, S.IX
Nach Stürzbecher wurden später auch "Wärter, die nicht lesen konnten" zur Krankenwartschule zugelassen (Vgl.: Stürzbecher, Nachwort, 1979, o.S.).
(116): Vgl.: Gedike, Anleitung, 1837, S.X; A.Fischer, Geschichte, Bd.II, 1933, S.403
(117): Dieffenbach, Anleitung, 1832
(118): Vgl.: Gedike, Anleitung, 1837, S.XV f; Sticker, Entstehung, 1960, S21
(119): STÜRZBECHER weist auf die unklare Forschungslage zu den Beweggründen, welche zur Überarbeitung der "Anleitung zur Krankenwartung" von Dieffenbach durch Gedike führten, hin (Vgl.: Stürzbecher, Nachwort, 1979, o.S.)
(120): Vgl.: Gedike, Anleitung, 1837;
Das preußische Ministerium für Medizinalangelegenheiten "forderte am 31. Juli 1837 die Regierungen aller Provinzen auf, nach Möglichkeit dahin zu wirken, daß dies Büchlein in sämtlichen geeigneten Krankenanstalten benutzt werde" (A.Fischer, Geschichte, Bd.II, 1933, S.405).
(121): Vgl.: Gedike, Anleitung, 1837, S.IX;
Ursprünglich hatten sich 115 männliche und 185 weibliche Personen zur Aufnahme in die Schule beworben (Vgl.: ebenda, S.VIII).
(122): Zusammengestellt aus: Gedike, Anleitung, 1837, S.IX; Gedike, Handbuch, 1979(1854), § 14, S.9
(123): Vgl.: Gedike, Anleitung, 1837, S.IX f

(124): Nutting/Dock, Geschichte, Bd.I, 1910, S.569

(125): "Kein Landeseingeborener, welcher eine oeffentliche Schule besucht hat, soll ohne ein von den Lehrern und Schulaufsehern unterschriebenes Zeugniß ueber die Beschaffenheit der erworbenen Kenntnisse und seines sittlichen Verhaltens von der Schule entlassen werden." (§ 64, II, 12 des Preußischen Allgemeinen Landrechtes von 1784, zitiert nach: Preußisches Allgemeines Landrecht, 1972, S.118)

ANMERKUNGEN ZU *II.2.2.2.*

(126): Vgl.: Stürzbecher, Nachwort, 1979, o.S.

(127): Vgl.: Murken, Charite, 1980, S.20 f

(128): Vgl.: ebenda, S.22

(129): Vgl.: Horn, 1818, S.34 ff

(130): Vgl.: Murken, Charite, 1980, S.34 ff

(131): Die einleitenden Worte GEDIKEs zu seiner "Anleitung zur Krankenwartung" legen zwar den Schluß nahe, daß wesentlicher Anlaß zur Gründung der Krankenwartschule sowie auch zur Herausgabe des DIEFFENBACHschen Lehrbuches die Cholera von 1831 in Berlin war. Nach STÜRZBECHER geht beides aber auf das Jahr 1830 zurück. Die Cholera scheint vielmehr die Realisierung der Pläne kurzfristig verzögert zu haben. Im übrigen sei darauf hingewiesen, daß DIEFFENBACH selbst nur beiläufig auf die Cholera eingeht, was insofern verständlich erscheint, als sein Vorwort kurz nach dem Ausbruch der Cholera in Berlin datiert ist. (Vgl.hierzu: Dieffenbach, Anleitung, 1832, S.4 und S.11; Gedike, Anleitung, 1837, S.VII; Stürzbecher, Nachwort, 1979, o.S.; Zur Cholera in Berlin: Diepgen, Geschichte, Bd.II.1., 1951, S.189)

(132): Siehe oben, Abschnitt I.3. dieser Arbeit

(133): Siehe oben, Abschnitte II.2.1.1. und II.2.1.3. dieser Arbeit

(134): Karl Emil Gedike, Anleitung zur Krankenwartung, 1.Aufl., Berlin 1837; 2.Aufl., Berlin 1846; Karl Emil Gedicke(Gedike), Handbuch der Krankenwartung, 3.Aufl., Berlin 1854; 4.verb.Aufl, neubearb. von Ravoth, Berlin 1868; Salzwedel, Leitfaden der Krankenwartung, 7.Aufl., Berlin 1896; Salzwedel, Handbuch der Krankenpflege, 8.Aufl., Berlin 1904

ANMERKUNGEN ZU *II.2.3.*

(135): Worauf sich diese Annahme stützt, bleibt bei JACOBSOHN unklar. Auch macht er keine Aussage darüber, woran ein Mehr oder Weniger an "Aspiranten" gemessen werden könne.

(136): Jacobsohn, 1902, S.283; Vgl.auch: Sticker, Entstehung, 1960, S.21, die diese Einschätzung Jacobsohns übernimmt.

(137): Vgl.: Esse, 1857, insbesondere den Abschnitt "Die Krankenwartung", S.172 ff

(138): Vgl.: ebenda, S.174 f und S.177

(139): Es handelte sich hier um Schwestern der Kaiserswerther Diakonissenanstalt. Am 15. Juni 1843 nahmen zunächst 5 Diakonissen ihre Arbeit an der Charite auf. 1850 waren schließlich 15 Diakonissen an bestimmten Abteilungen der Charite beschäftigt (vgl.: Sticker, Entstehung, 1960, S.41).

(140): Vgl.: Esse, 1857, S.177 f

(141): Vgl.: ebenda, S.173 f

(142): Vgl.: ebenda, S.174

(143): ebenda

(144): Vgl.: Ravoth, 1875, S.250

(145): Einer Anmerkung NEUMANNs von 1893 zufolge brachte die Krankenwartschule an der Berliner Charite "nicht einmal für die Charite selbst hinreichend und brauchbares Personal" hervor (Vgl.: Neumann, 1893, S.236).

(146): Einer anläßlich einer "Reform des Wartepersonals" durch die Hamburger Krankenhausverwaltung verfaßten Pressenotiz in der "Deutschen Gemeindezeitung" von 1894 ist folgendes zu entnehmen: "Die Bezahlung der Lohnwärter ist im Verhältniß gering. Es nehmen Wärterstellen zum Theil nur solche Personen des dienenden Standes an, die zur Zeit nicht anderswo Beschäftigung finden. Sie verlassen das Krankenhaus, sobald sich ihnen bessere Aussichten auf Erwerb außerhalb dieses aufthun." (Reform des Wartepersonals, 1894, S.228; Siehe auch oben, Abschnitt II.1.1. dieser Arbeit)

ANMERKUNGEN ZU II.3.

(147): Karl Emil Gedike, Anleitung zur Krankenwartung, Zum Gebrauch für die Krankenwartschule der Berliner Charite-Heilanstalt SOWIE ZUM SELBSTUNTERRICHT, Berlin 1837, (Hervorhebung von HPS)

(148): "... Hussty verlangte, daß jeder Amtsarzt nach dem Vorbilde M a i s die Krankenwärterinnen seines Bezirkes wöchentlich unterrichtete, und daß jeder Pfarrer von der Kanzel herab seiner Gemeinde M a i s Buch bekannt gebe und empfehle." (A.Fischer, Lehrbücher, 1932, S.54)

ANMERKUNGEN ZU II.3.1.

(149): Vgl.: A.Fischer, Lehrbücher, 1932;
Der Inhalt dieses Artikels wurde von FISCHER eingearbeitet in sein zweibändiges Werk "Geschichte des deutschen Gesundheitswesens" (Vgl.:A.Fischer, Geschichte, Bd.I und Bd.II, 1933) und hier z.T. etwas ausführlicher - wenn auch nicht zusammenhängend - dargestellt. Ich werde daher im folgenden gegebenenfalls beide Quellen angeben.

(150): Mit dem Begriff "Krankenpflege im engeren Sinne" grenzt der Autor sich von einem Krankenpflegebegriff ab, der insbesondere von der Mendelsohnschen 'Schule' um die Wende zum 20.Jahrhundert vertreten wurde und sowohl bestimmte Bereiche der wissenschaftlichen Therapie als auch der Gesundheitshygiene und Gesundheitsversorgung einschloß (Vgl.: Mendelsohn, Krankenpflege, 1899; Mendelsohn, Stellung, 1898).

(151): Vgl.:A.Fischer, Lehrbücher, 1932, S.43

(152): "Ein nuzliche materi von der versehunge, leyb, sel, ere und gut" (1.Aufl. 1489); siehe dazu: ebenda, S.44; A.Fischer Geschichte, Bd.I, 1933, S.197.

(153): A.Fischer, Geschichte, Bd.I, 1933, Anm.2, S.145; A.Fischer, Lehrbücher, 1932, S.44; Siehe auch: Seidler, Geschichte, 1977, S.118, der diese Feststellung Fischers übernimmt.

(154): Oetheaus, 1599, Vorrede; Mir stand für diese Arbeit nur die überarbeitete Fassung von Johann Oswald zur Verfügung.

(155): "Kranckenwärter" bei Oetheaus synonym zu "Kranckenpfleger".

(156): Vgl.: Oetheaus, 1599, S.234 ff;
Einige kurze inhaltliche Wiedergaben finden sich bei: A.Fischer, Lehrbücher, 1932, S.44; A.Fischer, Geschichte, Bd.I, 1933, S.145 f

(157): Vgl.: A.Fischer, Geschichte, Bd.I, 1933, S.196

(158): Zu berücksichtigen ist zudem, daß FISCHER sich nur auf den dritten Teil des Werkes von Oetheaus bezieht. Die Inhalte des ersten und zweiten Teiles gehen weit über die "Krankenpflege im engeren Sinne" hinaus (Vgl.hierzu auch: Seidler, Geschichte, 1977, S.118 f).
Desweiteren ist anzumerken, daß, insofern FISCHER in seinem Artikel nicht nur alle greifbaren Hinweise auf Schriften über "Krankenpflege" sondern auch auf einige öffentliche Reglemente seit dem frühen Mittealter, welche etwas über die Ausübung "der" Krankenpflege enthalten, aneinander reiht, ihm ein unkritischer Umgang mit den Quellen zu bescheinigen ist. Diese Art der Aufzählung bleibt weitgehend beliebig und daher auch nicht ganz unproblematisch.

(159): Vgl.: Brockhaus, Bd.II, 1970, S.277

(160): Siehe oben, Abschnitt I.1.3. dieser Arbeit

(161): Siehe oben, Abschnitt I.1.1. dieser Arbeit

(162): Vgl.: Storch, 1746; Siehe auch: A.Fischer, Lehrbücher, 1932, S.44 f; A.Fischer, Geschichte, Bd.II, 1933, S.89
An dieser Stelle weist FISCHER auch auf "DETHARDING, Der unterwiesene Kranken-Wärter, Kiel 1679" hin. Diese sowie auch eine andere, 1769 unter dem Titel "Von der Wartung der Kranken" erschienene Schrift standen mir leider nicht zur Verfügung, da sie über die Fernausleihe der Deutschen Bibliotheken nicht entliehen werden konnten.

(163): STORCH selbst bezeichnet sein "Tractat als für Wart-Weiber zu weitläufig", er will offenbar eine breitere Leserschaft ansprechen (Vgl.: Storch, 1746, S.4 und S.15). Während sich hierin bereits andeutet, daß er nicht beabsichtigte ein "Lehrbuch" zu schreiben, so wird dies außerdem daran deutlich, daß diese Schrift als Teil eines umfassenderen Werkes konzipiert wurde. SEIDLER spricht daher nicht zu unrecht von einer "Belehrungsschrift" (Vgl.: Seidler, Geschichte, 1977, S.127).

ANMERKUNGEN ZU II.3.2.

(164): Siehe unten, Abschnitt II.3.3. dieser Arbeit

(165): Dies gilt beispielsweise für die Schrift "Anleitung zum Unterrichte in der Krankenwartung, Amtliche Ausgabe, Karlsruhe 1845", die allein wegen des Zusatzes "Amtliche Ausgabe" besondere Aufmerksamkeit verdient hätte. Wegen des in der ersten Hälfte des 19.Jahrhunderts weniger geläufigen Begriffes "Krankenpflege" im Sinne von Krankenwartung bzw. "Krankenpflege im engeren Sinne" wäre wohl auch die Schrift "Anweisung zur allgemeinen Krankenpflege, Für Krankenwärter, nebst Anhang: Anweisung zur Wartung der Kranken, Eisenberg 1803" der Beachtung würdig.

(166): Aus den genannten Gründen habe ich weitgehend auf eine Durchsicht von solchen Titeln verzichtet, auf die ich erst nach Abschluß der im folgenden Abschnitt (II.4.) dargelegten Untersuchung aufmerksam wurde.

(167): Mai, Unterricht, 1784 (Dieser Arbeit wurde die 2.verb.Aufl. zugrunde gelegt. Die 1.Aufl. erschien 1782); Dieffenbach, Anleitung 1832; Gedike, Anleitung, 1837; Gedicke (Gedike), Handbuch, 1979(1854) (Es wurde sowohl die 1.Aufl. der "Anleitung zur Krankenwartung" von Gedike als auch die 3.Aufl. (1854) mit dem veränderten Titel "Handbuch der Krankenwartung" berücksichtigt, da sich in der letzteren einige untersuchungsrelevante Veränderungen gegenüber der 1.Aufl. finden.)

(168): Vgl.: M.F.Schmidt, 1831
(169): Siehe oben, Abschnitt II.2.1.2. dieser Arbeit
(170): Vgl.: Heyfelder, 1837
(171): Dieser Untersuchung habe ich die Veröffentlichung im "Jahrbuch der gesammten Staatsarzneikunde" (1837) zugrunde gelegt. HEYFELDERs "Anweisung zur Krankenwartung" ist aber auch als Broschüre veröffentlicht worden (Zürich 1837).
(172): Vgl.: Pfähler, 1783; Reyher, Anweisung, 1801; Krügelstein, 1807
(173): Siehe jedoch die 1784 von REYHER herausgegebene Schrift "Über die Einrichtung kleiner Hospitäler in mittlern und kleinern Städten", in der er für die Einrichtung von Krankenhäusern in kleineren Städten plädiert und diese ausdrücklich als eine Ausbildungsstätte für angehende Ärzte eingerichtet wissen will (Vgl.: Reyher, Einrichtung, 1784).
(174): Vgl.: Pfähler, 1783, S.3; Reyher, Anweisung, S.VII f; Krügelstein, 1807, S.5
(175): Vgl.: Pfähler, 1783, S.11; Reyher, Anweisung, 1801, S.III
(176): Vgl.: Krügelstein, 1807, S.2 und S.5
(177): Vgl.: Mai, Unterricht, 1784, S.5; Gedike, Anleitung, 1837, S.XVI
(178): Siehe oben, Abschnitt I.2. dieser Arbeit
(179): Vgl.: Mai, Unterricht, 1874, S.144 ff

ANMERKUNGEN ZU II.3.3.

(180): Vgl.: Gedike, Anleitung, 1837, S.2o1 ff
(181): Siehe oben, Abschnitt I.3. dieser Arbeit
(182): Siehe oben, Abschnitt II.3.1. dieser Arbeit
(183): Mir ist nur eine Ausnahme bekannt. MANGOLD war Kaplan in der Würzburger Pfarrei Haug. Offensichtlich ist, daß er in seinem "Katechismus" lediglich den Stoff anderer, früher erschienener Schriften aufbereitet hat (Vgl.: Erhard Mangold, Katechismus für Krankenwärterinnen, Bamberg und Würzburg 1806).
(184): Siehe oben, Abschnitt I.3. dieser Arbeit

ANMERKUNGEN ZU II.4.

(185): Dieffenbach, Anleitung, 1832, S.13
(186): Insbesondere im Abschnitt II.4.1. werde ich auch auf die "Vorreden" und Einleitungen einiger der untersuchten Lehrbücher Bezug nehmen.
(187): Mai, Unterricht, 1784, S.11
(188): Siehe oben, Abschnitt II.3.3. dieser Arbeit
(189): Siehe oben, Abschnitt I.3.3. dieser Arbeit
(190): Gedike, Anleitung, 1837, S.1

ANMERKUNGEN ZU II.4.1.

(191): Gedike, Anleitung, 1837, S.2
(192): Siehe oben, Abschnitt II.1.1. dieser Arbeit
(193): Mai, Unterricht, 1784, § 2, S.12
(194): Krügelstein, 1807, S.15; Vgl.auch: Dieffenbach, Anleitung, 1832, § 15, S.5; Gedike, Handbuch, 1979(1854), § 16, S.11; M.F.Schmidt, 1831, S.3
(195): Vgl.: Dieffenbach, Anleitung, 1832, § 8,S12; Mai, Unterricht, 1784, § 2, S.12
(196): Dieffenbach, Anleitung, § 7, S.12; Vgl.auch: Mai, Untericht, 1784, S.5; Gedike, Anleitung, 1837, S.1;

(197): Dieffenbach, Anleitung, 1832, § 20, S.19
(198): ebenda, § 8, S.12 f
(199): Siehe oben, Abschnitt II.1.1. dieser Arbeit
(200): Siehe oben in diesem Abschnitt
(201): Siehe oben, Abschnitt II.1.1. dieser Arbeit
(202): Dieffenbach, Anleitung, 1832, § 8, S.13

ANMERKUNGEN ZU II.4.2.1.

(203): Mai, Instruktion, 1786, S.386
Da MAI in seiner "Instruktion für gelernte Krankenwärter und Wärterinnen" z.T. die in seinem Lehrbuch lediglich skizzierten "wesentlichen Eigenschaften eines rechtschaffenen Krankenwärters" (Mai, Unterricht, 1784) ausführlicher bespricht, erscheint es mir sinnvoll, stellenweise auch auf diese "Instruktionen" Bezug zu nehmen.
(204): Dieffenbach, Anleitung, 1832, S.13; Gedike, Anleitung, 1837, S.2 f; Krügelstein, 1807, S.6 ff; Reyher, Anweisung, 1801, S.3 ff
(205): Siehe dazu die Kritik bei BERKING zum Begriff der "pflegerischen Hilfeleistung", welcher auf der Gleichsetzung von Kranksein und Hilflosigkeit basiert (Vgl.: Berking, 1978, S.78 f)
(206): Mai, Unterricht, 1784, § 100, S.86
(207): Mai, Instruktion, 1786, S.386
(208): Vgl.: Krügelstein, 1807, S.8; M.F.Schmidt, 1831, S.3
(209): Vgl.: ebenda
(210): Vgl.: Krügelstein, 1807, S.8; Reyher, Anweisung, 1801, S.8
(211): Krügelstein, 1807, S.17; Vgl.auch die ähnliche Formulierung bei: Mai, Unterricht, 1784, § 108, S.94
(212): Vgl.: Krügelstein, 1807, S.18
(213): Mai, Instruktion, 1786, S.386
(214): Gedike, Anleitung, 1837, S.5
(215): Dieffenbach, Anleitung, 1832, § 2, S.5
(216): Für REYHER eignet sich insbesondere das weibliche Geschlecht zur Krankenwartung, daher richtet sich seine "Anweisung" auch ausschließlich an die "Krankenwärterin"! Siehe dazu, Abschnitt II.4.4. dieser Arbeit.
(217): Reyher, Anweisung, 1801, S.11 (Hervorhebung i.O.)
(218): Dieffenbach, Anleitung, 1832, § 22, S.20
(219): Gedike, Anleitung, 1837, S.7
(220): Dieffenbach, Anleitung, 1832, § 11, S.15
(221): Vgl.: ebenda, §§ 11, 13, 17, S. 14 ff; Gedike, Anleitung, 1837, S.4; Gedike, Handbuch, 1979(1854), § 19, S.12; M.F.Schmidt, 1831, S.1 f
REYHER unternimmt den Versuch zu einer scheinbar sachlichen Rechtfertigung. Zu starker Eigengeruch einer Wärterin, meint er, hindere sie beispielsweise patholische Ausdünstungen zu registrieren (Vgl.: Reyher, Anweisung, S.1 f)
(222): Siehe oben, Abschnitt II.2.1. dieser Arbeit
(223): Siehe unten, Abschnitt II.3.2. dieser Arbeit

ANMERKUNGEN ZU II.4.2.2.

(224): Mai Unterricht, 1784, § 5, S.14; Vgl.auch: M.F.Schmidt, 1831, S.5
(225): Krünitz, Kranken-Wärter, 1798, S.613; Vgl.auch: Dieffenbach, Anleitung, 1832, § 32, S.27; Reyher, Anweisung, 1801, S.9; M.F.Schmidt, 1831, S.4 und S.10 f;
(226): Siehe unten, Abschnitt II.3.3. dieser Arbeit

ANMERKUNGEN ZU II.4.2.3.

(227): Siehe oben, Abschnitt I.2. dieser Arbeit
(228): Siehe auch, Abschnitt I.1.1. dieser Arbeit
(229): Siehe oben, Abschnitt I.3.3. dieser Arbeit
(230): Siehe oben, Abschnitt I.3.3. dieser Arbeit
(231): Siehe oben, Abschnitt II.3.3. dieser Arbeit
(232): Siehe unten, Abschnitt II.4.3. dieser Arbeit

ANMERKUNGEN ZU II.4.3.1.

(233): Siehe oben, Abschnitt II.3.3. dieser Arbeit
(234): Siehe oben, Abschnitt I.1.1. dieser Arbeit
(235): Siehe oben, Abschnitt II.2.1.1. dieser Arbeit
(236): Mai, Unterricht, 1784, §§ 97-102, S.83 ff
(237): Vgl.: ebenda, § 97, S.93
(238): Vgl.: ebenda, § 101, S.87; sowie: Mai, Instruktion, 1786, S.390 f
(239): Siehe oben, Abschnitt I.1.1. dieser Arbeit
(240): Gemeint ist hier selbstredend der akademisch gebildete Arzt
(241): Zur therapeutischen Ineffizienz der modernen Medizin im 19.Jahrhundert siehe oben, Abschnitt I.1.1. dieser Arbeit.

ANMERKUNGEN ZU II. 4.3.2.

(242): Dieffenbach, Anleitung, 1832,§ 20, S.19 f; Vgl.auch: ebenda § 32, S.27
(243): Vgl.: Gedike, Anleitung, 1837, S. 7; Gedike, Handbuch, 1979(1854), § 31, S.16; Pfähler, 1783, S.10; Krügelstein, 1807, S.9 f; Mai, Unterricht, 1784, §§ 97 ff, S.83 ff; Reyher, Anweisung, 1801, S.10 und S.13; M.F.Schmidt, 1831, S.5 f
In der kurzen "Anweisung" HEYFELDERs ist die Definition der Krankenwartung als ein Ausführungsorgan aus dem Kontext ersichtlich (Vgl.: Heyfelder § 10, S.428)
(244): Siehe oben, Abschnitt II.1.2. dieser Arbeit;
(245): Mai, Unterricht, 1794, § 99, S.84 f; Vgl.auch: Dieffenach, Anleitung, 1832, § 5, S.8 ff; M.F.Schmidt, 1831, S.5; Siehe oben, Abschnitt II.4.3.1. dieser Arbeit
(247): Mai, Unterricht, 1784, § 99, S.85
(248): ebenda, § 100, S.87
(249): ebenda, § 1, S.11 und § 97 ff, S.83 ff
(250): Gedike, Anleitung, 1837, S.8
(251): Dieffenbach, Anleitung, 1832, § 26, S.23
(252): Siehe dazu Abschnitt I.1.1. dieser Arbeit
(253): Mai, Instruktion, 1786, S.388 f
(254): Dieffenbach, Anleitung, 1832, § 34, S.28; Vgl.auch: M.F.Schmidt, 1831, S.10 ff
(255): Siehe oben, Abschnitt II.1.2. dieser Arbeit
(256): Siehe oben in diesem Abschnitt
(257): Mai, Unterricht, 1784, § 100, S.87

ANMERKUNGEN ZU II.4.3.3.

(258): Vgl.: Dieffenbach, Anleitung, 1832, S.4 f; Gedike, Anleitung, 1837, S.7 f; Mai, Unterricht, 1784, S.12 und S.89 f; M.F.Schmidt, 1831, S.4 f

(259): Mai, Unterricht, 1784, § 102, S.88

(260): Heymann, 1895, S.417; Vgl.auch: Mendelsohn, 1894, S. 124 f

(261): Siehe oben, Abschnitt I.1.1. dieser Arbeit

(262): Die Berücksichtigung des Individuums, seines Geschlechtes, seines Alters, seiner Konstitution, seiner Lebensgewohnheiten spielte in der sogenannten alten Diätetik eine zentrale Rolle. Im Unterschied zur modernen Medizin war die Diätetik jedoch eine Lehre der idealen Lebensweise mit dem Ziel der Erhaltung der Gesundheit. Mit der naturwissenschaftlich orientierten Medizin ist sie aber nicht nur wegen der unterschiedlichen Zielsetzungen nicht vergleichbar sondern auch wegen des auf die Lebensbedingungen einer kleinen, sozial privilegierten Sozialschicht zugeschnittenen Konzeptes der Diätetik (Vgl.: Sigerist, Heilkunst, 1954, S.94 ff).

(263): Vgl.z.B.: Nagel, 1972, S.11

(264): Siehe oben, Abschnitt II.4.2. dieser Arbeit

(265): Pfähler, 1793, § 6, S.10

(266): Heyfelder, 1837, § 10, S.428

(267): Gedike, Anleitung, 1837, S.8; Vgl.auch: Gedike, Handbuch, 1979(1854), S.16; Dieffenbach, Anleitung, 1832, § 25, S.22; Heyfelder, 1837, S.423 und S.428; Krügelstein, 1807, S.8; Reyher, Anweisung, 1801, S.6; M.F.Schmidt, 1831, S.8

(268): Siehe oben, Abschnitt II.2.2.1. dieser Arbeit

(269): Dieffenbach, Anleitung, 1832, § 25, S.22 f

(270): Vgl.: Krügelstein, 1807, S.8; Reyher, Anweisung, 1801, S.6; M.F.Schmidt, 1831, S.9 f

(271): Vgl.: Gedike, Anleitung, 1837, S.150 ff; Krügelstein, 1807, S.19 f; Mai, Unterricht, 1784, § 1o2 ff, S.88 ff; M.F.Schmidt, 1831, S.115 ff

(272): Krügelstein, 1807, S.17; Vgl.auch: Mai, Unterricht, 1784, § 108, S.94

(273): Krügelstein, 1807, S.17

(274): Siehe oben

(275): Mai, Entwurf, 1786, S.377

(276): ebenda

(277): Mai, Unterricht, 1784, § 113, S.96f; siehe auch Gedike, Anleitung, 1937, S.8

ANMERKUNGEN ZU II.4.4.

(278): BARTHOLOMEYCIK zieht hier offensichtlich aus der bloßen Sprachform "Krankenwärter" voreilig Schlußfolgerungen hinsichtlich der geschlechtsspezifischen Zusammensetzung des Wartpersonals (Vgl.: Bartholomeycik, 1983, S.254)

(279): Siehe oben, Abschnitt II.2.2. dieser Arbeit

(280): Vgl.: Reyher, Anweisung, 18o1, S.V f; Krügelstein, 1807, S.6

(281): Vgl.: Wendehorst, 1976, S.149

(282): Ein ähnliches Lohngefälle ist auch noch zu Beginn des 20. Jahrhunderts in der Krankenpflege zu verzeichnen (Vgl.z.B.: Streiter, 1924, S.96, S.101 und S.104

(283): Krügelstein, 1807, S.6; Anm.: KUCZYNSKI weist darauf hin, daß die "Weiberlöhne" schon im ausgehenden Mittelalter geringer waren als die Löhne der Männer (Vgl.:Kuczynski, Bd.18, 1965, S.12 f; siehe auch: Becker/Brackert/u.a., 1980, S.55)

(284): Die Arbeit von ABEL-SMITH über die englischen Verhältnisse in der Krankenwartung liefert hierfür leider auch keine weitergehenden Erklärungen. Dabei waren nach Aussage des Autors in England ausschließlich Frauen in der Krankenwartung tätig (Vgl.: Abel-Smith, 1961, S.6 ff)

(285): Siehe oben, Abschnitt I.2. dieser Arbeit

(286): Wolff, 1811, S.243

(287): "Sektoral" meint hier insbesondere das Krankenhaus bzw. das Hospital einerseits und die Privatwartung andererseits.

(288): Reyher, Anweisung, 1801, S.V

(289): Siehe unten, Abschnitt III.6. dieser Arbeit

(290): Vgl.: Krügelstein, 1807, S.6

(291): Krünitz, Kranken-Wärter, 1789, S.609

(292): Vgl.: Krügelstein, 1807, S.15

(293): Vgl.: Reyher, Anweisung, 1801, S.12; Siehe auch: Krünitz, Kranken-Wärter, 1798,

(294): Vgl.: Mai, Unterricht, 1784, § 3, S.13 und § 97, S.83; Dieffenbach, Anleitung, 1832, §§ 23 f, S.21 f

ANMERKUNG ZU III.

(1): Maes, Schwestern, 1922, S.26

ANMERKUNGEN ZU III.1.

(2): Vgl.: Carst, 1923, S.31 Dietrich, Geschichte, 1899, S.62; M.Fischer, 1924, S.32 f; Föderl, 1914, S.288; Katscher, (o.J.), S.62; Küster, 1895, S.13; Nutting/Dock, Bd.I, 1910, S.570; Seidler, Grundmotive, 1967, S.367;
Vgl.auch die von Theologen verfaßten Schriften über die Geschichte der christlichen Liebestätigkeit: Schäfer, Bd.I., 1887, S.82 f; Uhlhorn, 1959(1895), S.717 und S.730; Liese, Bd.I., 1922, S.321 f;
Siehe auch die bemerkenswerte Schilderung bei: Döring, 1917, S.11 f

(3): Vgl.: Streisand, 1975, S.61; Preußen, 1981, S.95

(4): Vgl.: Preußen, 1981, S. 91 ff

(5): Vgl.: Gurlt, 1873, S.219 f

(6): Vgl.: ebenda, S.223; Philippi, 1966, S.49

(7): Vgl.: Gurlt, 1873, S.129;
Vereinzelt gab es auch "Männer- und Frauenvereine".

(8): Vgl.: Philippi, 1966, S.53

(9): Siehe dazu auch die einzelnen Beschreibungen der Vereine im zweiten Teil des Werkes von GURLT (Vgl.: Gurlt, 1873, S.219 ff). Im übrigen sei darauf hingewiesen, daß die spontane Bereitschaft zur Hilfeleistung von Frauen und die Legenden um die in Männerkleidern sich an den Kampfhandlungen beteiligten Mädchen auch literarisch verarbeitet wurden (Vgl. beispielsweise: Arndt, 1867).

(10): Vgl.: Gurlt, 1873, S.222;
GURLT füllt im übrigen gut 600 Seiten mit der Aufzählung und Kurzbeschreibung der in den verschiedenen Provinzen und Staaten entstandenen Vereine.

(11): Hierbei ist aber auch in Betracht zu ziehen, daß angesichts der damaligen Verkehrsverhältnisse und zumal unter den Bedingungen des Krieges eine Koordination und Zentralisierung der Vereine und ihrer Tätigkeiten in so kurzer Frist gar nicht möglich gewesen wäre. Die Väterländischen Frauenvereine der zweiten Hälfte des 19. Jahrhunderts fanden diesbezüglich ganz andere Bedingungen vor.

(12): Siehe dazu die Beschreibungen der Vereine bei Gurlt, 1873, S.125-866

(13): Ravoth, 1875, S.249

(14): Vgl.: Philippi, 1966, S.49

(15): ebenda, S.49 f

(16): Vgl.: ebenda, S.50 und S.52 f;
Diese Interpretation stimmt im übrigen weitgehend mit der Darstellung CONZEs überein, wonach, trotz starker volkstümlicher Beteiligung am Geschehen, vor allem der reichsunmittelbare Adel sowie die "Bildungsschicht als sozialer Träger der deutschen Nation" hervortraten (Vgl.: Conze, Bd.2., 1976, S.426 f).

(17): Vgl.: "Aufruf an die Frauen im Preussischen Staate"; zitiert bei: Gurlt, 1873, S.219

(18): Zwischen diesen beiden Aspekten liegt insofern eine Entsprechung vor, als Philanthropie ganz allgemein als 'Privileg' der Wohlhabenden gelten kann, denn nur solche Sozialschichten besitzen die dafür erforderlichen Mittel.

(19): Vgl.: "Aufruf an die Frauen im Preussischen Staate"; zitiert bei: Gurlt, 1873, S.220; Vgl.auch: Philippi, 1966, S.52

(20): Goltz, 1914, T.1, S.146;
Die erste Auflage dieses Werkes erschien 1905. Benutzt wurde in dieser Arbeit die zweite Auflage, die zumindest hinsichtlich der hier zitierten Äußerung mit der ersten Auflage identisch ist.

(21): Seidler, Grundmotive, 1967, S.367;
SEIDLER hat diesen Begriff offensichtlich von PHILIPPI übernommen. Er benützt ihn allerdings in einer sinn-verkürzenden und vereinfachenden Weise (Vgl.: Philippi, 1966, S.58 ff).

(22): Vgl.: Seidler, Geschichte, 1977, S.145

(23): Vgl.: Seidler, Grundmotive, 1967, S.367

(24): ebenda

(25): PHILIPPI schreibt daher, daß die "Damen des Vereins" sich u.a. als Aufsichtsführende über das "untergeordnete Personal" verstanden (Vgl.: Philippi, 1966)

(26): Vgl. dazu auch die Zusammenfassung bei GURLT (Gurlt, 1873, S.850 ff).

(27): ebenda, S.256

(28): GURLT nennt eine solche Ausnahme. Was jedoch im einzelnen unter der aktiven Beteiligung der Vereinsmitglieder an Pflege und Wartung zu verstehen ist, bleibt auch hier offen (Vgl.: ebenda, S.299).

(29): Siehe unten, Abschnitt III.3.2. dieser Arbeit

(30): Vgl.: Gedike, Handbuch, 1979(1854), S.1 f

(31): Vgl.: Ravoth, 1875, S.249

(32): Vgl.: Ulrich, 1837, S.100

ANMERKUNGEN ZU III.2

(33): Siehe oben, Abschnitt I.1.3 dieser Arbeit

(34): Vgl.: Schaper, 1981-82, S.327 f

(35): Vgl.: Liese, 1922, 2 Bde.

(36): Vgl.: ebenda, Bd.I, S.307

(37): Vgl.: Brentano, 1831; Droste zu Vischering, 1833; Bartholmä, 1838; Buß, 1847

(38): Vgl.: Sticker, Entstehung, 1960, S.136-173

(39): Vgl.: Sintzel, 1847

(40): Vgl.: Gatz, 1971

(41): Vgl.: Herder-Dornreich/Kötz, 1972

ANMERKUNGEN ZU III.2.1.

(42): Buß, 1847, S.57

(43): Seidler, Geschichte, 1977, S.114

(44): Vgl.auch: Liese, Bd.I, 1922, S.256 ff und S.274 ff

(45): Vgl.: Sticker, Entstehung, 1960, S.22 f; Gatz, 1971, S.19 ff

(46): Des öfteren stößt man in der Geschichte der Krankenpflege auf das Phänomen eines engen Zusammenhanges zwischen der Entstehung von Organisationsformen der Krankenpflege und Kriegen (mittelalterliche Ritterorden, Befreiungskriege, Rot-Kreuz-Krankenpflege). Für eine Arbeit, die speziell den Zusammenhängen von Krankenpflege und Kriegen nachgeht, wäre es zweifellos eine interessante Fragestellung, ob auch zwischen den Napoleonischen Kriegen und der Duldung und schließlichen Rehabilitierung der Barmherzigen Schwestern ein Zusammenhang besteht.

(47): Vgl.: Gatz, 1971, S.20 f; Uhlhorn, 1959 (1895), S.762 f;

"Ein Erlaß vom 3.Februar 1808 sicherte den Barmherzigen Schwestern erhebliche Finanzhilfen und Gebäude zu und erkannte faktisch 56 karitativ und krankenpflegerisch tätige Kongregationen an, ..." (Gatz, 1971, S.22)

(48): Gatz, 1971, S.21

(49): Vgl.: Buß, 1847, S.56 f

(50): Buß, 1847, S.57

(51): Vgl.: Gatz, 1971, S.22

(52): Vgl.: Gatz, 1971, S.22 ff, S.31 ff und S.138

(53): Ein bereits am Beispiel Frankreichs erwähntes Merkmal dieser Politik, war der bis in die 30-er Jahre des 19.Jahrhunderts hineinreichende Versuch zur Reglementierung des religiösen Lebens der Orden und Barmherzigen Schwestern

Zunächst bezog sich diese 'Politik der Nützlichkeitserwägungen' allerdings nur auf die noch bestehenden deutschen Orden, welche die Krankenpflege ausübten; denn die Ausbreitung der aus den französisch Orden hervorgehenden Barmherzigen Schwestern in Deutschland setzte erst allmählich im zweiten Jahrzehnt ein. Dennoch kann gesagt werden, daß die für die Ausbreitung relevanten politischen Rahmenbedingungen in dieser frühen Zeit gesetzt wurden.

Wenn im folgenden die Barmherzigen Schwestern in den Mittelpunkt der Betrachtung gestellt werden, so ist dies dadurch begründet, daß die karitativen Leistungen der deutschen Orden - soweit diese nicht von der katholischen "Erneuerung" erfaßt wurden - eine untergeordnete Rolle spielten. (Vgl.: Gatz, 1971)

(54): Vgl.: Sticker, Entstehung, 1960, S.23

(55): Vgl.: ebenda; Gatz, 1971, S.42

(56): Seidler, Grundmotive, 1967, S.367: Vgl.auch: Liese, Bd.I, 1922, S.337

(57): Conze, 1976, S.48o

(58): Vgl.: Seidler, Grundmotive, 1967, S.367; Sticker, Entstehung, 1960, S.27; Hohn, 1900, S.18

(59): HERDER-DORNREICH/KÖTZ nehmen an, daß die Cholera einen plötzlichen Nachfragestoß nach Pflegekräften ausgelöst hatte, und führen die Beschleunigung der Ausbreitung der Barmherzigen Schwestern auf ein verändertes öffentliches Bewußtsein gegenüber den Aufgaben der Krankenversorgung zurück. (Vgl.: Herder-Dornreich/Kötz, 1972, S.90 f; Siehe auch: Sticker, Entstehung, 1960, S.18; Gatz, 1971, S.42)

Hinsichtlich der längerfristigen Entwicklung ist aber auch in Betracht zu ziehen, daß aufgrund der volkstümlichen Basis der karitativen "Bewegung" die Barmherzigen Schwestern keine Nachwuchsprobleme hatten.(Vgl.: Conze 1976, S.480; Gatz, 1971, S.93; siehe auch: Brentano, 1831, S.53)

(60): Siehe oben, Abschnitt II.2.1. dieser Arbeit

(61): Allerdings gibt es auch hierzu Beispiele ärztlichen Widerstandes gegen die Pflege der Barmherzigen Schwestern. (Vgl.: Herder-Dornreich/Kötz, 1971, S.94)

(62): Siehe dazu weiter unten in diesem Abschnitt

(63): Vgl.: Herder-Dornreich/Kötz, 1971, S. 93 f; Bartholmä, 1838, S.65 f

(64): Vgl.: Buß, 1847, S.70 ff; Droste zu Vischering, 1833, S.52 ff; Da hier offizielle Dokumente von Armenverwaltungen und Hospitalträgern zitiert werden, besteht kein Anlaß an der Richtigkeit dieser Angaben zu zweifeln.

(65): Seidler, Grundmotive, 1967, S.367

(66): Vgl. z.B. die bei GATZ wiedergegebenen Stellungnahmen Brachts (1840), einem Düsseldorfer Vertreter des Staatskirchentums (Gatz, 1971, S.40).

(67): Vgl.: ebenda, S.42

(68): "Mit klugem Scharfblick sah die katholische Kirche damals in dem Kampfe um ihre Macht in den caritativen Genossenschaften eines der wirksamsten Kampfmittel." (Maes, Schwestern, 1922, S.11)

(69): Im übrigen sei hier darauf hingewiesen, daß MAES unzulässigerweise nicht zwischen DER Kirche und der von "erweckten" Katholiken getragenen "Bewegung" der kirchlichen "Erneuerung" trennt. (Vgl.dazu: Gatz, 1971, S.41 f und S.461 f; sowie: Liese, Bd.I, 1922, S.327)

(70): Conze, 1976, S.479

(71): Siehe unten

ANMERKUNGEN ZU III. 2.2.

(72): Vgl.: Maes, Schwestern, 1922, S.11
Siehe hierzu auch die zeitgenössischen Anmerkungen bei: Brentano, 1831, S.57; Siehe oben, Abschnitt I.1.3. dieser Arbeit.

(73): Siehe oben, Abschnitt I.1.3. dieser Arbeit
Wurde dennoch nach gesellschaftlichen Ursachen von Krankheit gefragt, so geschah dies in vordergründig legitimatorischer Absicht. Bezeichnenderweise überschrieb BUSS seine Einleitung folgendermaßen:
"Blick auf den moralischen Zustand der Gegenwart zum Beweise der Nothwendigkeit einer religiösen Wiederherstellung" (Buß, 1847, S.5; Vgl.auch: ebenda, S.5 ff und S.314 ff)

(74): Vgl.: Droste zu Vischering, 1833, S.12 f und S.91 f

(75): Vgl.: Buß, 1847, S.327 f

(76): Missionierung des Kranken scheint bei BUSS gleichwohl in gewissem Sinne nichts weiter als eine besondere Art der Therapie gewesen zu sein. Ihre Aufgabe war es, der Krankheit der Gesellschaft entgegenzuwirken.
"Die Zeit ist krank, die Gesellschaft ist es, und ihr Leiden findet bei den Einzelnen ihren gesammelten Ausdruck. Daher muß auch die Heilung auf die ermittelten Ursachen der Erkrankung zurückgreifen. Eine religiöse Restauration ist auch hier nothwendig. Ein religiös-moralisches Moment muß in die Gesundheitspflege der Gesellschaft eintreten." (Buß, 1847, S.326)

(77): Buß, 1847, S.331; Vgl.auch: Gatz, 1971, S.94

(78): Die "quacksalbernden" Krankenwärter(-innen) beanspruchten dagegen Therapiemittel materieller Art. Konflikte zwischen Ärzten und dem Krankenwartpersonal waren daher unausweichlich, während dies für die religiöse Krankenpflege nicht in gleicher Weise zutraf.

(79): Vgl.: Seidler, Geschichte, 1977, S.117

(80): Buß, 1847, S.392 Vgl.auch: Droste zu Vischering, 1833, S.31

(81): Vgl.: Buß, 1847, S.391; Droste zu Vischering, 1833, S.11

(82): Bartholmä, 1838, S.74; Vgl.auch: Brentano, 1831, S.33 f; Gatz, 1971, S.246

(83): Vgl.: Brentano, 1831, S. 37 f

(84): Vgl.: Buß, 1847, S.482 ff; Herder-Dornreich/Kötz, 1972, S.94

(85): Siehe oben, Abschnitte II.1., II.4.,II.5 dieser Arbeit

(86): Bartholmä, 1838, S.64; Vgl.auch: Brentano, 1831, S.32

(87): Brentano, 1831, S.36

ANMERKUNGEN ZU III.2.3.

(88): Vgl.: Wendtland, 1924, S.47
(89): Vgl.: Stichwort: "Kongregation", Lexikon für Theologie und Kirche, Bd.6, Kathargo bis Marcello, 2.völlig neubearb.Aufl., Freiburg 1961, S.439 f
(90): Wendtland, 1924, S.48
(91): Vgl.: ebenda, S.47 f
(92): Vgl.: Brentano, 1831, S.48 ff; Droste zu Vischering, 1833, S.123 ff
(93): Seidler, Geschichte, 1977, S.117
(94): Die Schwestern wurden "gestellt"!
(95): Vgl.: Herder-Dornreich/Kötz, 1972, S.104 f
Siehe zu den einzelnen angeführten Aspekten auch den bei BRENTANO abgedruckten Gestellungsvertrag der Congregation der Schwestern des heiligen Carl zu Nancy mit dem Koblenzer Bürgerspital (Vgl.: Brentano, 1831, S.182 ff)
(96): Vgl.: Herder-Dornreich/Kötz, 1972, S.105
(97): "Konflikte am Arbeitsplatz wurden auf die Ebene der Verhandlungen zwischen Mutterhaus und Krankenhaus verlagert, damit auf zwei ebenbürtige Partner verlegt und entpersönlicht." (Herder-Dornreich/Kötz, 1972, S.101)
(98): Vgl.: ebenda, S.102
(99): ebenda, s.103
(100): Vgl.: ebenda, S. 99 ff; Maes, Schwestern, 1922, S.39 und S.67; Ostner/Krutwa-Schott, 1981, S.39 und S.42 ff; Reichel, 1910, S.22 ff, S.40, S.46 ff, S.68, und S.83;
(101): Alter, 1928; Maes, Sterblichkeit, 1921
(102): Herder-Dornreich/Kötz, 1972, S.105

ANMERKUNGEN ZU III. 2.4.1.

(103): Bartholmä, 1838, S.115
(104): Vgl.: Droste zu Vischering, 1833, S.28
(105): Inwiefern die höher geschätzte Leistung der Schwestern in die jeweils zwischen Mutterhaus und Hospital ausgehandelte Höhe des Gestellungsentgeldes einging, kann aufgrund fehlender Untersuchungen dieses Zusammenhanges und fehlender Anhaltspunkte in den untersuchten Quellen nicht eingeschätzt werden.
(106): Herder-Dornreich/Kötz, 1972, S.99
(107): Siehe oben, Abschnitt III.2.3. dieser Arbeit
(108): Vgl.: Droste zu Vischering, 1831, S.28 und S.123 ff; Brentano, 1831, S.48 ff
(109): Herder-Dornreich/Kötz, 1972, S.101
(110): Vgl.: ebenda, S.99
(111): Vgl.: ebenda, S.102
(112): ebenda
(113): Vgl.: ebenda
(114): Vgl.: Sticker, Entstehung, 1960, S.27
(115): Herder-Dornreich/Kötz, 1972, S.100
(116): Vgl.: ebenda, S.101
(117): Vgl.: ebenda, S.100
(118): Vgl.: ebenda, S.101
(119): Vgl. beispielsweise die Schilderungen bei: Bretano, 1831, S.42 und S.113
(120): Vgl.: Herder-Dornreich/Kötz, 1972, S.102; Siehe oben
(121): Siehe oben

ANMERKUNGEN ZU III.2.4.2

(122): Bartholmä, 1838, S.117; Vgl.auch: Droste zu Vischering, 1833, S.31
(123): Barthlmä, 1838, S.119
(124): ebenda, S.116 (Hervorhebung nicht im Original)
(125): ebenda
(126): ebenda, S.117
(127): Droste zu Vischering, 1833, S.17
(128): ebenda, S.29
(129): Maes, Schwestern, 1922, S.11
(130): Brentano, 1831, S.51 f
(131): ebenda, S.25
(132): ebenda, S.24 f; Vgl.auch: ebenda, S.29 ff; Droste zu Vischering, 1833, S.9o ff
(133): Bartholmä, 1838, S.87

ANMERKUNGEN ZU III.2.5

(134): Vgl.: Liese, Bd.I, 1922, S.324 f
(135): Droste zu Vischering, 1833, S.15
(136): ebenda, S.16
(137): G.Meyer, Krankenpflege, 1896, S.19;
(138): Vgl.z.B.: Bartholmä, 1838, S.85
"Die Schwestern besorgen, wie schon bemerkt wurde, den Krankendienst ohne Unterschied des Geschlechts und der Krankheit mit der einzigen Ausnahme der Syphilitischen, welche, nach dem Geschlechte, gedungene Wärter haben." (ebenda, S.84)
(139): Vgl.: Brentano, 1831, S.137; Droste zu Vischering, 1833, S.184
(140): Buß, 1847, S.366
(141): ebenda, S.378
(142): ebenda, S.365
(143): ebenda, S.374
(144): ebenda, siehe auch: ebenda, S.380 ff;

ANMERKUNGEN ZU III.3.

(145): Vgl.: Philippi, 1966
(146): Siehe dazu Abschnitt III.4.1. dieser Arbeit

ANMERKUNGEN ZU III.3.1.

(147): Als Material wird hier der bei Goltz, 1914, Teil 2, S.141-155 abgedruckte Auszug der "Vorschläge zur Errichtung eines allgemeinen Jungfrauenstiftes in Preußen 1814" (Köln 1816), von Johann Daniel Ferdinand Neigebaur zugrunde gelegt und im folgenden zitiert als: "Neigebaur, Vorschläge, in: Goltz, 1914". Auszüge finden sich auch bei Philippi, 1966, S.64-66
(148): Neigebaur, Vorschläge, zitiert nach: Goltz, 1914, T.2, S.143
(149): Neigebaur, Vorschläge, zitiert nach: ebenda, S.142
(150): Siehe dazu das Kapitel "Frühfeminismus in Deutschland" bei Schröder, 1979, S.145 ff
(151): Vgl.: Neigebaur, Vorschläge, in: Goltz, 1914, T.2, S. 142
(152): Vgl.: Philippi, 1966, S.66
(153): Vgl.: Neigebaur, Vorschläge, in: Goltz, 1914, T.2., S.142
(154): Diese Frage konnte auch unter zur Hilfenahme anderer Literatur nicht geklärt werden.

(155): Neigebaur, Vorschläge, zitiert nach: Goltz, 1914, T.2, S.143
(156): Neigebaur, Vorschläge, zitiert nach: ebenda, S.142 f
(157): Philippi, 1966, S.71 (Hervorhebung i.O.)
(158): ebenda, S.67; Vgl.auch: Neigebaur, Vorschläge, in: Goltz, 1914, T.2, S. 143
(159): Siehe unten, Abschnitte III.4.4. und III.4.5. dieser Arbeit
(160): Neigebaur, Vorschläge, zitiert nach: Goltz, 1914, T.2, S.145
(161): Vgl.: Philippi, 1966, S.71
(162): ebenda
(163): "Ohnerachtet in den häuslichen Verhältnissen der Stifts-Jungfrauen nichts geändert wird, so erfordert ihr Stand doch Vorsicht, um von ihrem Hauptzweck des Lebens nicht abgezogen zu werden." (Neigebaur, Vorschläge, zitiert nach: Goltz, 1914, T.2, S.145; Vgl.auch: Philippi, 1966, S.72)
(164): Neigebaur, Vorschläge, zitiert nach: Goltz, 1914, T.2, S.152
(165): Nach PHILIPPI finden sich entsprechende Wertungen "in allen Vorstufen der Diakonissengründung" (Philippi, 1966, Anm.21, S.70).
(166): Neigebaur, Vorschläge, zitiert nach: Goltz, 1914, T.2, S.145
(167): Neigebaur, Vorschläge, zitiert nach ebenda, S.145

ANMERKUNGEN ZU III.3.2.

(168): Diese Feststellung ist insofern nicht ganz korrekt, als häufig auch auf Friederike Fliedner hingewiesen wird. Die Hervorhebung der Person von Amalie Sieveking in der Geschichtsschreibung erscheint insoweit plausibel - und bedingtermaßen auch gerechtfertigt - , als sie als alleinstehender Frau wirksam wurde. Friederike Fliedner wird hingegen primär als "Werkzeug" ihres Mannes begriffen. Siehe auch unten, Abschnitt III.4. dieser Arbeit
(169): Nach PHILIPPI sprach Amalie Sieveking durchweg von "Schwesterschaft" und nicht von "Schwesternschaft" (Vgl.: Philippi, 1966, S.85 f)
(170): Döring, 1917, S.33
(171): ebenda, S.35 (Hervorhebung i.O.)
(172): Vgl.: Philippi, 1966, S.74 f
(173): Vgl.: ebenda, S.79
(174): Vgl.: ebenda, S.74 f
(175): Es sei hier darauf hingewiesen, daß die Bezeichnungen des ihr vorschwebenden Vereins wechselten. Zu Beginn des 20-erJahre etwa dachte sie noch an die "Stiftung eines Ordens barmherziger Schwestern in unserer protestantischen Kirche" (ebenda, S.78).
(176): ebenda, S.98 (Hervorhebung i.O.)
(177): Vgl.: ebenda, S.58 f
(178): Vgl.: Neigebaur, Vorschläge, in: Goltz, 1914, T.2, S. 141 und S.146;
(179): Philippi, 1966, S.97
(180): Vgl.: ebenda, S.79 ff und S.88 ff
(181): Amalie Sieveking, Mss. aus dem Nachlaß, Staatsarchiv Hamburg, Familie Sieveking I a, 1/11 a, Blatt 16 f, zitiert nach: ebenda, S.82
(182): Vgl.: ebenda
(183): Vgl.: ebenda
(184): Vgl.: ebenda, S.86 f

ANMERKUNGEN ZU III.4.

(186): Vgl.: Philippi, 1966
(187): Vgl.: Ostner/Krutwa-Schott, 1981
(188): Vgl.: Sticker,Entstehung, 1960; Sticker, Friederike Fliedner, 1963

ANMERKUNGEN ZU III. 4.1.

(189): Vgl.: Brecht, 1968, S.656 f
(190): Vgl.: Schroeder, 1969, S.160; Großmann, 1928, S.18 f
(191): Schäfer, Bd.1, 1887, S.87; Uhlhorn, 1959(1895), S.733; Disselhoff/Hartwich, 1939, S.8
(192): M.Fischer, 1924, S.42
(193): Schauer, 1960, S.15
(194): Gemeint sind hiermit insbesondere seine beiden Ehefrauen Friederike Fliedner und Karoline Fliedner
(195): Für STICKER beginnt "mit der Diakonissenkrankenpflege die eigentliche neuzeitliche Krankenpflege" (Sticker, Entstehung, 1960, S.9). Mit dieser Begriffsbestimmung wird die zu Beginn des 19.Jahrhunderts vorherrschende Form der Krankenpflege, die Krankenwartung, deren Grundlagen sich bereits im Spätmittelalter herausbildeten (siehe die Abschnitte I.1.2. und I.1.3. dieser Arbeit), implizit als 'nicht neuzeitlich' eingestuft.
(196): Sticker, Entstehung, 1960, S.31
(197): Vgl.: Sticker, Friederike Fliedner, 1960, S.31
(198): Vgl.: Ostner/Krutwa-Schott, 1981,insbesondere S. 20 ff
(199): Philippi, 1966, S.172
(200): Vgl.: Sticker, Entstehung, 1960, S.28 f; Philippi, 1966, S.172 f; Uhlhorn, 1959(1895), S. 718 ff und S. 733; Goltz, T.1., 1914, S.161 ff und S.168 f
(201): Vgl.: Conze, 1976, S.479; Wendt, 1983, S.88 ff
(201): Siehe dazu die ausführliche Diskussion bei PHILIIPI (Vgl.:Philippi, 1966, S.162 ff)
(203): Vgl.: ebenda, S.203
(204): Vgl.: ebenda, S.104 f; Uhlhorn, 1959(1895), S.731
(205): Siehe hierzu die Darstellungen bei WENDT (Vgl.: Wendt, 1983, S.83 ff; Siehe auch: Conze, 1976, S.479 f)
Nach UHLHORN stellte die Abneigung des Protestantismus gegen alles Anstaltliche und die Betonung theologischer Grundsatzfragen ein jahrhundertelanges Hindernis für die Inangriffnahme sozial-karitativer Einrichtungen dar (Vgl.: Uhlhorn, 1959(1895), S.590 f).
(206): Insofern die Initiativen zur Gründung von Vereinigungen von Barmherzigen Schwestern von "erweckten" Katholiken ausgingen und insofern diese Vereinigungen erst allmählich mehr oder weniger feste Verbindungen mit kirchlichen Organen eingingen, haben wir es mit einer analogen Entwicklung in beiden großen Konfessionen zu tun.
(207): Hierin ist im übrigen ein wesentlicher Unterschied zur katholischen Karitas zu sehen.
(208): Vgl.: Philippi, 1966, S.170 f
Im übrigen sei hier darauf hingewiesen, daß die "pragmatische Wende" der 30-er Jahre bei Sieveking eine Abkehr von ihrem Konzept einer "barmherzigen Schwesterschaft" und eine Hinwendung zu vorgegebenen Formen sozialer Arbeit bewirkte.
(209): Goltz, T.2., 1914, S.190 f

(210): So hat Fliedner beispielsweise auch viele Auslandsreisen unternommen.
(211): Sticker, Entstehung, 1960, S.30
(212): Siehe hierzu die ausführliche Darstellung bei PHILIPPI (Vgl.: Philippi, 1966, S.161 ff
(213): Vgl.: ebenda, S.130 ff; S.202 ff und S.220 ff
(214): ebenda, S.203 f
(215): ebenda, S.204
(216): Vgl.: ebenda, S.225 f
(217): Vgl.: ebenda, S.207 f

ANMERKUNGEN ZU III. 4.2

(218): FLIEDNER spricht zunächst noch von der "Krankenpflegerin", erst später verwendet er auschließlich den Ausdruck "Diakonisse" (Vgl.: Sticker, Friederike Fliedner, 1963, S.158)
(219): Fliedner, 1.Jahresbericht, Okt.1836 bis Nov.1837, S.4, zitiert nach: Sticker, Entstehung, 1960, S.204
(220): Siehe oben, Abschnitt I.2. dieser Arbeit
(221): Vgl.z.B.: Fliedner, 2.Jahresbericht, Nov.1837 bis Okt.1838, S.21, in: ebenda, S.215
(222): Vgl.: ebenda, S.36 und S.214; Fliedner an Amalie Sieveking, (8.2.1837), in: Sticker, Friederike Fliedner, 1963, S.332
(223): Vgl.: ebenda, S.334; Sticker, Entstehung, 1960, S.36 und S.204
(224): Vgl.: Auszüge aus dem "Medizinischen Kurs", in: ebenda, S.270-279;
Siehe auch oben, Abschnitt II.3 dieser Arbeit
(225): Auszüge aus dem "medizinischen Kurs", § 3, zitiert nach: ebenda, S.271 f (Siehe auch die §§ 4 bis 19, in: ebenda)
(226): Siehe oben, Abschnitt II.4. dieser Arbeit
(227): Siehe unten, Abschnitt III.4.3. dieser Arbeit
(228): Vgl.: Sticker, Friederike Fliedner, 1963, S.332
(229): Vgl.: Fliedner, 7.Jahresbericht, 1.Januar 1843 bis 1.Januar 1844, S.106, zitiert nach: Sticker, Entstehung, 1960, S.232;
Siehe auch: Instruktion für die Vorsteherin, §§ 3,4,7; in: Sticker, Friederike Fliedner, 1963, S.430 ff
(230): Vgl.: Fliedner, 8.Jahresbericht, 1.Januar 1844 bis 1.Januar 1845, S.123, in: Sticker, Entstehung, 1960, S.233
(231): Hausordnung der Diakonissenanstalt, § 18, zitiert nach: ebenda, S.248
(232): "Da die Seelenruhe der Kranken wesentlich zur Heilung ihrer körperlichen Krankheiten beiträgt, so sind die Diakonissen verpflichtet, sobald sie bei denselben Bedürfnis nach geistlichem Zuspruch sehen, zu veranlassen, daß deren betreffender Seelsorger gerufen werde." (handschriftl. Gestellungsvertrag für zwei Diakonissen zur Krankenpflege ins Bürgerkrankenhaus zu Elberfeld, Kaiserswerth 11.Dez.1838, zitiert nach: Sticker, Entstehung, 1960, S. 290f; Vgl.auch: ebenda, S. 296)
(233): In § 35 der "Hausordnung" heißt es:
"Christinnen, die sich dem Dienst des Herrn völlig hingegeben haben, dürfen nicht erst ermahnt werden, am Sonntag das Wort des Herrn in seinem Haus fleißig und andächtig zu hören, um seinen Tag vorzugsweise zur Erbauung ihrer Seele zu benutzen."
Es wurden jedoch eindeutige Prioritäten dahingehend gesetzt, daß Arbeitspflichten vor religiösen Pflichten Vorrang besitzen.
"Durch den Besuch des öffentlichen Gottesdienstes darf indessen die Pflege der Kranken nicht leiden, so daß, wenn diese es nötig macht, mit dem Kirchenbesuche des Vor- und Nachmittags von den

Diakonissen abgewechselt werden muß." (Hausordnung der Diakonissenanstalt, § 35, zitiert nach: Sticker, Friederike Fliedner, 1963, S.365)

(234): Siehe oben, Abschnitt II.4. dieser Arbeit

(235): Vgl.: Hausordnung der Diakonissenanstalt, §§ 19 u. 20, in: Sticker, Entstehung, 1960, S.248 f; Auszüge aus dem "Medizinischen Kurs", Abschnitte IX u. XI, in: ebenda, S.275 ff

(236): Hausordnung der Diakonissenanstalt, § 20, zitiert nach: ebenda, S.249

(237): Im Zweiten Jahresbericht heißt es ausdrücklich: "Die geistliche Pflege der evangelischen Kranken hat wie früher der Unterzeichnete (Fliedner; HPS) besorgt..." (2.Jahresbericht, 1.November 1837 bis 1.Oktober 1838, S.18, in: Sticker, Entstehung, 1960, S.214; Vgl. auch: Hausordnung der Diakonissenanstalt, §§ 23, 26, in: ebenda, S.249 f)

(238): Vgl.: 7.Jahresbericht, 1.Januar 1843 bis 1.Januar 1844, S.106, in: ebenda, S.232

ANMERKUNGEN ZU III. 4.3.1.

(239): Siehe oben, Abschnitt III.2.3. dieser Arbeit

(240): Vgl.: Herder-Dornreich/Kötz, 1972, S.99; Fraenkel, 1922, S. 87 f; Ostner/Krutwa-Schott, 1981, S.31; Katscher, o.J., S.71; Philippi, 1966, S.213

(241): HERDER-DORNREICH/KÖTZ schreiben daher auch: "Später allerdings, als mit steigendem allgemeinen Lohnniveau auch die Entlohnung der freien Krankenpfleger anstieg, wurde eine zunehmende Diskrepanz zwischen der Barentlonung z.B. der Diakonisse und einer Lohnpflegerin sichtbar. Der materielle Verzicht der Mutterhausschwestern nahm mit steigendem allgemeinen Wohlstand und steigendem Lohnniveau zu" (Herder-Dornreich/Kötz, 1972, S.99)

(242): Sticker, Friederike Fliedner, 1963, S.158; Vgl.auch: ebenda, S. 338 f; Sticker, Entstehung, 1960, S.368 f

(243): Vgl.: Sticker, Friederike Fliedner, 1963, S.338

(244): Fliedner, handschriftliche Notiz über ein Gespräch mit Katharine Weintraut, 12.April 1838, zitiert nach: ebenda, S.159

(245): Brief Fliedner an Amalie Sieveking vom 8.2.1837, zitiert nach: ebenda, S.333

(246): Vgl.: ebenda, S.160

(247): Vgl.: Sticker, Friederike Fliedner, 1963, S.144 f und S.240 ff; Siehe zur Arbeitsteilung zwischen Fliedner und seiner Frau Friederike Fliedner auch die Darstellung bei OSTNER/KRUTWA-SCHOTT (Vgl.: Ostner/Krutwa-Schott, 1981, S.21 f und S.33 f); Vgl. auch: § 10 der Hausordnung der Diakonissenanstalt, in: Sticker, Friederike Fliedner, 1963, S.362

(248): Siehe oben, Abschnitt III. 4.1. dieser Arbeit

(249): Die Mitglieder des später für den Zusammenschluß der Kaiserwerther Diakonissenanstalten gebildeten Gesamtvorstandes waren ebenfalls ausnahmslos Theologen, die nach Auffasung A.STICKERs hinsichtlich der Anpassung der Organisierung der Pflegearbeit an die sich wandelnden Verhältnisse vielfach ihre Inkompetenz unter Beweis stellten (Vgl.: Sticker, patientienorientierte Krankenpflege, 1963, S. 251 f)

(250): Vgl.: ebenda

(251): Im Vergleich zu ihren früheren Veröffentlichungen zeigt die Autorin dabei ein erstaunliches Maß an kritischer Distanz zur Geschichte der Kaiserwerther Diakonissenanstalten.

(252): ebenda, S.251

(253): Brief von Margarete Bolte an Frau Friederike Fliedner, Saarbrücken, 28.November 1841, zitiert nach: Sticker, Entstehung, 1960, S.313

(254): Siehe oben, Abschnitt III.2.3. dieser Arbeit

(255): Vgl.: Fliedner an die Verwaltung des Bürgerkrankenhauses zu Elberfeld, 20.Sept.1843, in: Sticker, Entstehung, 1960, S.301; Margarete Bolte an Friedrike Fliedner, Saarbrücken 28.Nov.1841, in: ebenda, S.313 ff; Katharine Weintraut an Friedrike Fliedner, 14.Febr. 1839, in: Sticker, Friederike Fliedner, 1963, S.372 f

(256): Siehe aber auch den Bericht der an die Berliner Charite ausgesandten Diakonissen. Denn hier wird deutlich, daß zur Unselbständigkeit erzogene Diakonissen aufgrund von Sachzwängen durchaus in der Lage waren, sich als Kollektiv in einer "feindseligen Umgebung" zu behaupten und selbständig zu handeln (Vgl.: Kurzer Bericht über die Arbeit an der Neuen Charite Berlin vom 15.Juni 1843 bis 8.Jan.1845, in: Sticker, Entstehung, 1960, S.320 f; Vgl.auch: ebenda S.41)

(257): Vgl.: Sticker, Friederike Fliedner, 1963, S. 158

(258): Siehe oben, Abschnitt III.2.4.1. dieser Arbeit; Vgl.auch: Sticker, Entstehung, 1960, S.37 und S.40; Sticker, Friederike Fliedner, 1963, S.298 ff

ANMERKUNGEN ZU III. 4.3.2.

(259): Siehe oben, Abschnitte II.4.1., III.2.4.1., III.3.1. und III.3.2. dieser Arbeit

(260): Hausordnung der Diakonissenanstalt, § 7, zitiert nach: Sticker, Friederike Fliedner, 1963, S.361

(261): Fliedner, handschriftliche Notiz über ein Gespräch mit Helene Osthoff vom 19.Dez.1837, zitiert nach: ebenda, S.159

(262): ebenda

(263): ebenda

(264): ebenda

(265): Hausordnung der Diakonissenanstalt, § 29, zitiert nach: ebenda, S.363

(266): Hausordnung der Diakonissenanstalt, § 5, zitiert nach: ebenda, S.360

(267): Hausordnung der Diakonissenanstalt, § 12, zitiert nach:ebenda, S.362; Vgl.auch: Instruktion für die Vorsteherin der Diakonissenanstalt, in: ebenda, S.339 ff

(268): Sticker, Entstehung, 1960 S.291, S.298, und S.313

(269): Instruktion für Helene Osthoff von 1839, zitiert nach: ebenda, S.287

(270): Vgl.: Ostner/Krutwa-Schott, 1981, S.31

(271): Vgl.: ebenda; Hausordnung der Diakonissenanstalt, §§ 5 und 6, in:Sticker, Friederike Fliedner, 1963, S. 360

(272): Instruktion für die Vorsteherin der Diakonissenanstalt, § 1, zitiert nach: ebenda, S.339

(273): Friederike Fliedner an ihren Mann, 30.Okt.1841, in: Sticker, Entstehung, 1960, S.311

(274): Sticker, patientenorientierte Krankenpflege, 1983, S.252

(275): Vgl.: Ostner/Krutwa-Schott, 1981, S.31; Sticker,Entstehung, 1960, S.141

(276): Ostner/Krutwa-Schott, 1981, S.30

(277): Vgl.: Sticker, patientenorientierte Krankenpflege, 1983, S. 251

(278): Siehe oben, Abschnitt III.4.1. dieser Arbeit

(279): Hausordnung der Diakonissenanstalt, §34, zitiert nach: Sticker, Friederike Fliedner, 1963, S.365; Vgl.auch: Instruktion für Eva Theissen und Katharine Weintraut, 20.Jan 1839, in: Sticker, Entstehung, 1960, S.296

(280): Vgl.: Instruktion für Eva Theissen und Katharine Weintraut, 20.Jan.1839, in: ebenda, S.297

(281): Instruktion für Eva Theissen und Katharine Weintraut 20.Jan. 1839, in: ebenda

(282): Vgl.: Instruktion für Helene Osthoff, § 8, 1839, in: ebenda, S.286

(283): Hausordnung der Diakonissenanstalt, § 48,in: ebenda, S.255; Vgl.auch: Instruktion für Helene Osthoff, § 4, 1839, in: ebenda, S.285

(284): Vgl.: Instruktion für Eva Theissen und Katharine Weintraut, Elberfeld, 11.Jan.1839, in: ebenda, S.293

(285): Vgl.: Kurzer Bericht über die Arbeit an der Neuen Charite Berlin vom 15.Juni 1843 bis 8.Jan.1845, in: ebenda, S.321 ff

(286): Kurzer Bericht über die Arbeit an der Neuen Charite Berlin vom 15.Juni 1843 bis 8.Jan.1845, zitiert nach: ebenda, S.322

(287): Kurzer Bericht über die Arbeit an der Neuen Charite Berlin vom 15.Juni 1843 bis 8.Jan.1845, zitiert nach: ebenda, S.324

(288): Siehe oben, Abschnitt II.2.3. dieser Arbeit

ANMERKUNGEN ZU III.4.4

(289): Der Terminus "Diakonissenberuf" stammt von Fliedner (Vgl.beispielsweise: Sticker, Friederike Fliedner, 1963, S.155) und wurde von ihm synonym mit "Diakonissenamt" gebraucht (Vgl.dazu auch: Philippi, 1966, S.198).

(290): Siehe oben, Abschnitt II.2.5. dieser Arbeit

(291): Paulsen, Aufbruch der Frauen, Lahr 1964, S.18, zitiert nach: Ostner/Krutwa-Schott, 1981, S.19

(292): ebenda, S.17; Vgl.auch: Lorenz, 1980; Lauterer-Pirner, 1983

(293): Vgl.: Sticker, Entstehung, 1960, S.28; Philippi, 1966, S.182; Siehe auch oben, Abschnitt III.1. dieser Arbeit

(294): Siehe oben, Abschnitte III.2.1. und III.2.2. dieser Arbeit

(295): Klönne, 1820

(296): Beziehungsweise des "Amtes der Diakonisse"

(297): Vgl.: Philippi, 1966, S.130 ff

(298): Vgl.:ebenda, S.116 ff und S.210

(299): Fliedner an Goßner am 19.Dez.1833, zitiert bei: Georg Fliedner, Theodor Fliedner, Sein Leben und Werk, Bd.II, Kaiserwerth 1912, S.3, zitiert nach: ebenda, S. 184 (Hervorhebungen bei Philippi gesperrt gedruckt)

(300): A.Paulsen, Aufbruch der Frauen, Lahr 1964, S.33, zitiert nach: Ostner/Krutwa-Schott, 1981, S. 19; Vgl.auch: Philippi, 1966, S.184

(301): Uhlhorn, 1959(1895), S.733; Vgl.auch: Schäfer, Bd.I, 1887, S.87; Reme, 1911, S.26; Disselhoff/Hartwich, 1939, S.8

(302): Schauer, 1960, S.15f; Diese Schrift wurde anläßlich des 100-jährigen Bestehens der Kaiserswerther Generalkonferenz 1961 herausgegeben.

(303): Siehe oben, Abschnitt III.3.2. dieser Arbeit

(304): Philippi, 1966, S.189

(305): Ostner/Krutwa-Schott, 1981, S.11 f

(306): Vgl.: Fliedner an Demoiselle Münster, Kaiserswerth 14.Jan.1828, in: Sticker, Friederike Fliedner, 1963, S.14 f

(307): Beispielhaft für die umfangreiche Literatur zu dieser Frage sei hier verwiesen auf: Gerhard, 1978, S.124 ff; Hausen, 1976; Klein, 1980
(308): Fliedner an Demoiselle Münster, Kaiserswerth 14.Jan.1828, zitiert nach: Sticker, Friederike Fliedner, 1963, S. 14
(309): Vgl.z.B.: Ostner/Krutwa-Schott, 1981, S.12 ff
(310): ebenda, S. 13
(311): ebenda, S. 12
(312): Siehe oben,Abschnitt III.4.3. dieser Arbeit
(313): Ostner/Krutwa-Schott, 1981, S.12 f
(314): ebenda, Anm. 1, S.13
(315): Siehe oben, Abschnitt III.4.3. dieser Arbeit
(316): Ostner/Krutwa-Schott, 1981, S.12
(317): ebenda, S. 18

ANMERKUNGEN ZU III.5.

(318): Vgl.: Brentano, 1831, S.53; Siehe auch: Die Heilanstalt für weibliche Kranke im Elisabethenkloster, 5.Bericht, 1839, S.20, in: Sticker, Entstehung, 1960, S. 135; Gatz, 1971, S.93
(319): Vgl.: Herder-Dornreich/Kötz, 1971, S.88
(320): Vgl.: Brentano, 1831, S.21 und S.54; Droste zu Vischering, 1833, S.169; Barthomä, 1838, S.127
(321): Siehe oben, Abschnitte III.3.1. und III.3.2. dieser Arbeit
(322): Schauer, 1960, S.15
(323): Anonym, Illustrierte Zeitung, Leipzig, 4.April 1846, VI. Bd., Nr. 144, zitiert nach: Sticker, Entstehung, 1960, S.338; Vgl. auch: Fredrika Bremer, Kaiserswerth am Rhein, 1846, aus: Deutsches Lesebuch für die oberen Klassen der höheren Töchterschulen, Hannover 1850, S.386-391, in:ebenda, S.341 ff; Florence Nightingale, The Institution of Kaiserswerth, London 1851, in: ebenda, S. 347 ff
(323): Vgl.: Fliedner, Auszüge aus dem Pflegerinnenbuch, in: Sticker, Friederike Fliedner, 1963, S.97 ff, S.2o7 ff und S.348 ff
(324): Fliedner, Auszüge aus dem Pflegerinnenbuch, Nr.2, in: ebenda, S.99
(325): Fliedner, Auszüge aus dem Pflegerinnenbuch,Nr.21, in: ebenda, S.353
(326): Vgl.: Fliedner, Auszüge aus dem Pflegerinnenbuch, in: ebenda, S.97 ff, 207 ff, S. 350 f und S.353 f
(327): Fliedner an Kreisphysikus Ebermeier, 3.Juli 1839, zitiert nach: ebenda S.155
(328): Vgl.: ebenda, S. 211
(329): ebenda, S. 171
(330): Herder-Dornreich/Kötz, 1971, S.35 f
(331): Frau Fliedner, zitiert nach: Sticker, Friederike Fliedner, 1963, S.171
(332): Vgl.: ebenda, S, 172 ff; Philippi, 1966, Anm: 41, S.217
(333): Vgl.: Sticker, Friederike Fliedner, 1963, S.107 ff
(334): Siehe oben, Abschnitt III.4.4. dieser Arbeit
(335): Vgl.: Sticker, Friederike Fliedner, 1963, S.217; Sticker, Entstehung, 1960, S.263
(336): Kurzer Bericht über unsere Wirksamkeit im Versorgungshaus zu Frankfurt am Mein vom Jahr 1839 und 1840 und 1841, zitiert nach: ebenda, S. 374
(337): Siehe oben, Abschnitt III.4.3. dieser Arbeit
(338): In dem zitierten Bericht ist von der Sorge "als treue Mutter" die Rede.

(339): "Wir waren kaum des Lebens noch sicher, da sie alle hinter uns her schimpften und fluchten. Wir gingen aber mitten durch in der Hoffnung, daß es bald vorüberginge, was denn auch geschah." (Kurzer Bericht über die Arbeit an der Neuen Charite Berlin vom 15. Juni 1843 bis 8.Jan.1845, in: Sticker, Entstehung, 1960, S. 322
(340): Siehe oben, Abschnitte II.1.2. und II.4.2. dieser Arbeit
(341): 1.Jahresbericht über die Wirksamkeit der beiden Diakonissen im Hospital zu Kreuznach vom 26. Oktober 1841 bis 1.Oktober 1842, zitiert nach: Sticker, Entstehung, 1960, S.309
(342): Vgl.: 1. Jahresbericht über die Wirksamkeit der beiden Diakonissen im Hospital zu Kreuznach vom 26. Oktober 1841 bis 1.Oktber 1842, in: ebenda, S. 308
(343): Katharine Weintraut nach Kaiserswerth, Elberfeld, 14.Februar 1839, zitiert nach Sticker, Friederike Fliedner, 1963, S.370;
(344): J.H.Schmidt, Barmherzigen Schwestern, 1847, S.8
(345): Braun, Nothwendigkeit, 1842, S.134 f
(346): Dieffenbach, Nonnen, 1836, S. 458 f
(347): ebenda, S. 460
(348): Vgl.: Esse, 1857, S.179 f; J.H.Schmidt, Bramherzigen Schwestern, 1847, S.33 f; Ulrich, 1837, S. 100; Vezin, 1858, S.27 f
(349): J.H.Schmidt, Barmherzigen Schwestern, 1847, S.33
(350): Ulrich, 1837, S.100; Vgl.auch: Sticker, Entstehung, 1960, S.40
(351): Vgl.: Esse, 1857, S. 179 f; Ulrich, 1837, S.100; Vezin, 1858, S.27 f und S.32
(352): Ulrich, 1837, S. 100
(353): Vezin, 1858, S.34; Vgl.auch: Dieffenbach, Nonnen 1836, S.460; J.H.Schmidt, Barmherzigen Schwestern, 1847, S. 20 f; Thorr, 1854, S. 71 f; Ulrich, 1837, S.100
(354): J.H.Schmidt, Barmherzigen Schwestern, 1847, S.21
(355): Vgl.: ebenda, S. 20 f; Esse, 1857, S.173;
(356): J.H.Schmidt, Barmherzigen Schwestern, 1847, S. 20
(357): ebenda

LITERATURVERZEICHNIS

ABEL-SMITH, Brian: A History of the Nursing Profession, 2. Aufl., London, Melbourne, Toronto, 1961 (196o<1>)

ACKERKNECHT, Erwin H.: Geschichte der Medizin, 3.überarb.Aufl. von Geschichte der Medizin, Stuttgart 1977

ALTER: Gesundheitsverhältnisse der Schwestern in allgemeinen öffentlichen Krankenhäusern Deutschlands, Sonderdruck aus: Zeitschrift für das gesamte Krankenhauswesen, 24.Jg., (1928), Heft 9

ANONYM: Die Geschichte der Krankenpflege, In: Die Schwester, 1.Jg.,(1962), Heft 1, S.15-17,

ANONYM: 'Liebe es, unbekannt zu sein und für nichts gehalten zu werden', Die armen Dienstmägde Jesu Christi zu Dernbach, In: Die Schwester, 5.Jg., (1966), S.4-9

ANONYM: Ueber Krankenwartung, In: Allgemeine medizinische Annalen, 19. Jg., (1808), S. 656-664,

ARNDT, Fanny: Die deutschen Frauen in den Befreiungskriegen, Mit einem Porträt der Prinzessin Wilhelm v. Preußen, Halle 1867

BAAS, Karl: Zur Geschichte der Krankenpflege und des Krankenhauswesens vom Ausgang der Antike bis zum Aufkommen der Städtefreiheit in Deutschland, In: Sozialhygienische Mitteilungen, Zeitschrift für Gesundheitspolitik und -Gesetzgebung, 6.Jg., (1922), S.4-13 und S.42-52

BAAS, Karl: Uranfänge und Frühgeschichte der Krankenpflege, In: Archiv für Geschichte der Medizin, Bd. 8, (1915)

BARTHOLMÄ, Fr.: Die Barmherzigen Schwestern in München in Bezug auf Armen- und Krankenpflege, nebst einem Bericht über das Bürgerspital in Coblenz und erläuternden Beilagen, Koblenz 1831

BARTHOLOMEYCZIK, Sabine: Krankenpflege und Weiblichkeit, In: Deutsche Krankenpflege-Zeitschrift, 36.Jg., (1983), S.253-255

BAUER, Franz: Geschichte der Krankenpflege, Handbuch der Entstehung der Krankenpflege von der Frühzeit bis zur Gegenwart, Kulmbach 1965

BECK-GERNSHEIM, Elisabeth: Der geschlechtsspezifische Arbeitsmarkt, Zur Ideologie und Realität von Frauenberufen, 2.Aufl., Frankfurt 1981 (1976<1>)

BECKER, Gabriele; Helmut BRACKERT; u.a.: Zum kulturellen Bild und zur realen Situation der Frau im Mittelalter und in der frühen Neuzeit, In: Aus der Zeit der Verzweiflung, Zur Genese und Aktualität des Hexenbildes, hrsg. v. G.Becker, S.Bovenschen, H.Brackert, u.a., 3.Aufl., Frankfurt a.M. 198o (1977<1>), S. 11-127,

BERKING, Klaus: Arbeitsplatzentwicklung im Krankenpflegebereich im Zusammenhang mit Rationalisierungsprozessen im Krankenhaus, masch.schriftl.Manuskript, Wissenschaftliche Hausarbeit für M.A., Universität Hamburg, Hamburg 1978

BERNT, Joseph: Die öffentliche Krankenpflege, Zum Gebrauche für Aerzte, Rechtsgelehrte und Polizeibeamte, Wien 1817

BIRKELBACH, Dagmar; Christine EIFERT; Sabine LUEKEN: Zur Entwicklung des Hebammenwesens vom 14. Jahrhundert bis zum 16. Jahrhundert am Beispiel der Regensburger Hebammenordnung, In: Frauengeschichte, Dokumentation des 3. Historikerinnentreffens in Bielefeld, April 1981, (= beiträge zur feministischen theorie und praxis), München 1981, S. 83-98

BISCHOFF, Claudia: Hausarbeit und Krankenpflege, Zum Verhältnis von Frauenrolle und Frauenberufstätigkeit, dargestellt am Beispiel der Krankenpflege im 19. Jahrhundert, Wiss. Arbeit zur Erlangung des Grades einer Diplompädagogin, FU Berlin, Fachbereich 12, Erziehungs- und Unterrichtswissenschaften, maschinenschriftl. Manuskript, Berlin 1981

BOEDECKER, Dieter: Die Entwicklung der Hamburgischen Hospitäler seit Gründung der Stadt bis 1800 aus ärztlicher Sicht, Hamburg 1977, (Diss. med. 1974)

BOLLINGER, Heinrich: Hof, Haushalt, Familie, In: Arbeitsbereich Familie, Umrisse einer Theorie der Privatheit, hrsg. v. Ilona Ostner und Barbara Pieper, Frankfurt a.M. 198o, S. 13-72

BRAND, K.L.; L.K.GLASS: Perils and parallels of women and nursing, In:Nursing Forum (Chicago), 14. Jg., (1975), S.160-174

BRAUN: Die Nothwendigkeit der Krankenwärter-Schulen, In: Medicinisches Correspondenzblatt für bayerische Aerzte, 3. Jg., Erlangen 1842, S.134-137

BRAUN, Fr.Eberhard: Ueber Spitaleinrichtungen als Unterricht für Krankenwärter und solche, welche sich dazu bilden wollen, Heilbronn 1808

BRECHT, Berthold: Gesammelte Werke, Bd.9, Gedichte 2, Frankurt a. M.1968

BRENTANO, Clemens: Die Barmherzigen Schwestern in München in Bezug auf die Krankenpflege, Augsburg 1838

BROCKHAUS ENZYKLOPÄDIE, Stichwort "Lehrbuch", 11. Band, "L bis Mah", 17. völlig neu bearb. Aufl. des Großen Brockhaus, Wiesbaden 1970

BRUNNER, Conrad: Über Medizin und Krankenpflege im Mittelalter in schweizerischen Landen, Zürich 1922, (= Veröffentlichungen der schweizerischen Gesellschaft für Geschichte der Medizin und Naturwissenschaft, Bd. 1)

BUELAU, Gustav: Das hamburgische allgemeine Krankenhaus, Hamburg 1830

BULLOUGH, Bonnie; Vern L.BULLOUGH: The Emergence of modern Nursing, 2. Aufl., New York, London 1969 (1964<1>)

BUSS, Franz Josef: Der Orden der barmherzigen Schwestern, Uebersicht seiner Entstehung, Verbreitung, Gliederung, Leistung, Nothwendigkeit und Zweckmässigkeit in der Gegenwart, Schaffhausen 1847 (Unter dem Psyeudonym J.Erimetes ist die erste Auflage Schaffhausen 1844 erschienen)

CARST, Irene: Die Krankenpflege und ihre Erscheinungsformen in geschichtlicher Entwicklung, Diss. Staatswiss., München 1923

CHRISTY, Teresa E.: Nurses in American History, In: American Journal of Nursing (New York), 7.Jg., (1975), S.1163-1165

CHRISTY, Teresa E.: Problem forum historical research, characteristics of historical research and problems of the historian, In: Nursing Research Conference, 8.Jg., (1972), S.227-228

CLEMONS, B.: Women's liberation and nursing, historic interplay, In: AORN Journal, 13.Jg., (1971), S.71-78

CONZE, Werner: Sozialgeschichte 1800-1850 In: Handbuch der deutschen Wirtschafts- und Sozialgeschichte, hrsg.v. W.Zorn, Bd.2, Das 19. und 2o. Jahrhundert, Stuttgart 1976, S.426 ff

DIEFFENBACH, J.F.: Anleitung zur Krankenwartung, Berlin 1832, (Dieffenbach, Anleitung, 1832)

DIEFFENBACH, J.F.: Die Nonnen als Krankenpflegerinnen, In: Wochenschrift für die gesammte Heilkunde, Neue Folge, 2.Jg., Berlin 1836, S.458 - 461

DIEPGEN, Paul: Frau und Frauenheilkunde in der Kultur des Mittelalters, Stuttgart 1963,

DIEPGEN, Paul: Geschichte der Medizin, Die historische Entwicklung der Heilkunde und des ärztlichen Lebens, 1.Band: Von den Anfängen der Medizin bis zur Mitte des 18. Jahrhunderts, Berlin 1949, 2. Band, 1.Hälfte: Von der Medizin der Aufklärung bis zur Begründung der Zelluarpathologie (ca. 1740 bis 1858), Berlin 1951,

DIEPGEN, Paul: Volksmedizin und wissenschaftliche Heilkunde, In: Volksmedizin, Probleme und Forschungsgeschichte, hrsg.v. E.Grabner, Darmstadt 1967, S.200-222, (Abdruck aus: Volk und Volkstum, Jahrbuch für Volkskunde, 2.Jg., (1937), S.37-53),

DIETRICH, Paul: Geschichtliche Entwicklung der Krankenpflege, In: Handbuch der Krankenversorgung und Krankenpflege, hrsg.v. G.Liebe, P.Jacobsohn, G.Meyer, Bd.I, Berlin 1899, S.1-182

DISSELHOFF,D.; N.HARTWICH: Wegbereiter christlicher Krankenpflege, Berlin (1939)

DÖHNER, Otto: Historisch-soziologische Aspekte des Gesundheitsverhaltens im 16. bis 18. Jahrhundert (anhand von gedruckten Leichenpredigten), In: Leichenpredigten als Quelle historischer Wissenschaften, hrsg.v. R.Lenz, Köln und Wien 1975, S.442-469

DÖRING, Luise: Frauenbewegung und christliche Liebestätigkeit, Leipzig 1917

DROSTE ZU VISCHERING, Freiherr Clemens: Ueber die Genossenschaften der Barmherzigen Schwestern, insbesondere über die Einrichtung Einer derselben und deren Leistungen in Münster, Münster 1833

DUDEN: Wörterbuch medizinischer Fachausdrücke, Stuttgart 1968

EHRENREICH, Barbara; Deidre ENGLISH: Hexen, Hebammen und Krankenschwestern, 7.Aufl., München 1980

ESSE, Carl Heinrich: Die Krankenhäuser, ihre Einrichtung und Verwaltung, Berlin 1857

FALK, Johannes Daniel: Denkwürdigkeiten der Berliner Charite aufs Jahr 1797 in alphabetischer Ordnung nebst e. Gegenstück zu Herrn Bresters Darstellung aus Acten, Weimar 1799

FASBENDER, Heinrich: Geschichte der Geburtshilfe, Hildesheim 1964 (reprographischer Nachdruck der Ausgabe Jena 1906)

FISCHER, Alfons: Geschichte des deutschen Gesundheitswesens, Band I: Vom Gesundheitswesen der alten Deutschen zur Zeit ihres Anschlusses an die Weltkultur bis zum Preußischen Medizinaledikt - Die ersten 17 Jahrhunderte unserer Zeitrechnung, Band II: Von den Anfängen der hygienischen Ortsbeschreibung bis zur Gründung des Reichsgesundheitsamtes - Das 18. und 19. Jahrhundert, Berlin 1933,

FISCHER, Alfons: Deutsche Lehrbücher der Krankenpflege im 15. bis 19. Jahrhundert, In: Deutsche Zeitschrift für Krankenpflege und Gesundheitsfürsorge, Heft 6 und Heft 7, (1932),

FISCHER, Michael: Die deutsche Krankenpflege in der Neuzeit, Freiburg i.Br. 1924,

FISCHER-HOMBERGER, Esther: Geschichte der Medizin, Berlin, Heidelberg, New York 1975

FISCHER-HOMBERGER, Esther: Hebammen und Hymen, In: Esther Fischer-Homberger, Krankheit Frau - und andere Arbeiten zur Medizingeschichte der Frau, Bern, Stuttgart, Wien 1979, S.85-105,

FOSSEL, Victor: Öffentliche Krankenpflege im Mittelalter, In: Mittheilungen des Vereins der Ärzte in Steiermark, 37.Jg., (1900), S.37-45 und S.58-65

FÖDERL, Otto: Geschichtliches über Krankenpflege, In: Das österreichische Sanitätswesen, 26.Jg., (1914), S.285-288

FRAENKEL, Annemarie: Die Berufsorganisation der Krankenschwestern, Diss.Phil., Heidelberg 1922

FRANK, Charles Marie: The historical development of nursing: emphasising the cultural of the race and the influence of philosophie and religion on the healing arts, Philadelphia, London 1953

FOUCAULT, Michel: Die Geburt der Klinik, Eine Archäologie des ärztlichen Blicks, Frankfurt a.M., Berlin, Wien 1976, (Ungekürzte Ausgabe; Titel der Originalausgabe: Naissance de la Clinique; aus dem Franz. übersetzt von W.Seitter)

GATZ, Erwin: Kirche und Krankenpflege im 19. Jahrhundert, Katholische Bewegung und karitativer Aufbruch in den preussischen Provinzen Rheinland und Westphalen, München, Paderbron, Wien 1971

GEDIKE, Karl Emil: Anleitung zur Krankenwartung, Zum Gebrauch für die Krankenwartschule der Berliner Charite-Heilanstalt sowie zum Selbstunterricht, Berlin 1837,

GEDICKE, Karl Emil (= GEDIKE, Karl Emil): Handbuch der Krankenwartung, Zum Gebrauche für die Krankenwartschule der Königl. Charite-Heilanstalt sowie zum Selbstunterricht, Lindau 1979, (Faks.Dr. nach dem Original Berlin 1854; = 3.Aufl. der "Anleitung zur Krankenwartung", 1837)

GERHARD, Ute: Verhältnisse und Verhinderungen, Frauenarbeit, Familie und Recht der Frauen im 19.Jahrhundert, Frankfurt a.M. 1978

GESCHICHTE der Krankenpflege, Versuch einer kritischen Aufarbeitung, hrsg.v. Medizinischen Informations- und Kommunikationszentrum, Gesundheitsladen e.V., AG Krankenpflegegeschichte, Berlin 1984

GOLTZ, Eduard Freiherr von der: Der Dienst der Frau in der christlichen Kirche, Geschichtlicher Überblick mit einer Sammlung von Urkunden, 2 Teile, 2.verm. Aufl. Potsdam 1914 (1905<1>)

GOODNOW, Minnie: Nursing History, 7.Aufl. Philadelphia, London 1945 (1916<1>)

GRAUHAN, A.; R.-R.GRAUHAN: Das Unbehagen am Krankenhaus, Führungsstruktur - Funktionserfüllung - Reorganisation, In: Das Krankenhaus, 61.Jg., (1969), S.253-260

GROIS, Bernhard: Das allgemeine Krankenhaus in Wien und seine Geschichte, Wien 1965

GROIS, Bernhard: Der Krankenpflegeberuf in Vergangenheit und Gegenwart, In: Soziale Berufe, 19.Jg., (1967), S.127-148

GROSSMANN, Gottlob: Die Mitarbeit der Frau in der evangelischen Liebestätigkeit in Deutschland von 1800 bis 1928, Berlin 1928

GURLT, Ernst Julius: Zur Geschichte der internationalen und freiwilligen Krankenpflege im Kriege, Leipzig 1873

HAEBERL, Franz Xaver: Abhandlungen über öffentliche Armen- und Krankenpflege, mit einer umständlichen Geschichte der in dem ehemaligen Krankenhause zum heil. Max bey den barmherzigen Brüdern gemachten Erweiterungs- und Verbesserungs-Versuchen und den hievon im neuen allgemeinen Krankenhause zu München gemachten Anwendungen, München 1820

HAESER, Heinrich: Geschichte christlicher Kranken-Pflege und Pflegeschaften, Bad Reichenhall 1966, (unveränderter Nachdruck der Ausgabe Berlin 1857)

HAMPP, Rainer; Ortrud ZETTEL: Die Geschichte des Artzberufs, In: Gesundheitsberufe, Studien zu ihrer Entstehung und Veränderung, hrsg.v. Ortrud Zettel, Frankfurt a.M. und New York 1983, S. 14-63

HARTMANN, Fritz: Wandel und Bestand in der Heilkunde I, Materialien zur Geschichte der Medizin für Studenten, München, Wien, Baltimore 1977

HAUSEN, Karin: Die Polarisierung der 'Geschlechtscharaktere' - Eine Spiegelung der Dissoziation von Erwerbs- und Familienleben, In: Sozialgeschichte der Familie in der Neuzeit Europas, hrsg.v. W.Conze, Stuttgart 1976, S.363-393

HECKER, H.: Die Überarbeitung der Krankenpflegerin, Straßburg 1912

HERDER-DORNREICH, Ph.; W.KÖTZ: Zur Dienstleistungsökonomik, Systemanalyse und Systempolitik der Krankenpflegedienste, Berlin 1972

HEYFELDER, J.F.M.: Anweisung zur Krankenwartung, In: Jahrbuch der gesamten Staatsarzneikunde, 3.Jg., (1837), S.422-435 (Unter dem gleichen Titel auch als Broschüre veröffentlicht: Zürich 1837)

HEYMANN, Felix: Krankenpflege und Krankenbehandlung im Rahmen ärztlicher Ausbildung, In: Zeitschrift für Krankenpflege, 17.Jg., (1895), S.414-420

HOCHHEIMER, Walter: Geleitwort (zu) Hilde-Dore Abermeth, Patientenzentrierte Krankenpflege, Ein Arbeitsbuch, 2.erw.Aufl., Göttingen 1978

HOFFMANN, Nelli: 200 Jahre Krankenpflegeschule Mannheim, In: Deutsche Krankenpflege-Zeitschrit, 36.Jg., (1983), S.256-259

HOHN, Wilhelm: Die socialökonomischen Beziehungen charitativer Genossenschaften speciell untersucht an den Nancy-Trierer Borromäerinnen in Deutschland 1810 - 1899, Diss. phil.,Berlin 1900

HORN, Ernst: Oeffentliche Rechenschaft über meine zwölf-jährige Dienstführung als zweiter Arzt des Königl. Charite-Krankenhauses zu Berlin, nebst Erfahrungen über Krankenhäuser und Irrenanstalten, Berlin 1818

HUERKAMP, Claudia: Ärzte und Professionalisierung in Deutschland, Überlegungen zum Wandel des Arztberufs im 19. Jahrhundert, In: Geschichte und Gesellschaft, 6.Jg., (1980), S.349-382

IMHOF,A.E.: Die Funktion des Krankenhauses in der Stadt des 18. Jahrhunderts, In: Zeitschrift für Stadtgeschichte, Stadtsoziologie und Denkmalspflege, 4.Jg., (1977), S.215-242

INSTRUCTIONEN für die Krankenwärter und Krankenwärterinnen im allgemeinen Krankenhause, Hamburg 1825

INSTRUCTION für die Oberwärter im Allgemeinen Krankenhause, Hamburg 1838

JACOBSOHN, Paul: Fürsorge auf dem Gebiete des Krankenpflege-Unterrichts, In:Handbuch der Krankenversorgung und Krankenpflege, hrsg.v. G.Liebe, P.Jacobsohn, G.Meyer, Bd.II, 1.Abt., Berlin 1902, S. 272-336

JAESRICH, P.: Zur Geschichte der Krankenpflege, Eine Skizze, In: Fliegende Blätter aus dem Rauhen Hause zu Horn bei Hamburg, 1898, Serie 55, S.176-192

JAMIESON,Elizabeth; Mary F.SEWALL: Trends in Nursing History, Their social, international and ethical Relationsships to World Events, 6. erw. Aufl. 1966

JETTER, Dieter: Gemeinschaft und Absonderung der Kranken als antagonistische Funktion historischer Hospitäler, In: Medizinhistorisches Journal, 4.Jg., (1969), S.121-138

JETTER, Dieter: Geschichte des Hospitals, Bd.I: Westdeutschland von den Anfängen bis 1850, Wiesbaden 1966, (=Sudhoff's Archiv, Vierteljahrschrift für Geschichte der Medizin und der Naturwissenschaften, der Pharmazie und der Mathematik, Beihefte, Heft 5),

JUCHLI, Liliane: Krankenpflege, ein Berufsbild im Wandel, In: Deutsche Krankenpflege-Zeitschrift, 36.Jg., (1963), S.245-249

JUNGNITZ, Bernhard: Die konfessionellen Krankenhäuser der Stadt Münster im achtzehnten und neunzehnten Jahrhundert, Herzogenrath 1981, (= Studien zur Geschichte des Krankenhauswesens, Bd.18)

KARLL, Agnes: Die staatliche Prüfung der Krankenpflegepersonen, In: Unterm Lazaruskreuz, 1.Jg., (1906), Nr.7, S.2

KATSCHER, Liselotte: Geschichte der Krankenpflege, Ein Leitfaden für den Schwesternunterricht, 8.Aufl., Berlin o.J.

KECK, Johann Erdmann: Die Hausmutter am Krankenbette, eine gemeinnützige Schrift für alle Stände, Berlin 1784

KIESSLING, Rolf: Bürgerliche Gesellschaft und Kirche in Augsburg im Spätmittelalter, Ein Beitrag zur Strukturanalyse der oberdeutschen Reichsstadt, Augsburg 1971, (= Abhandlungen zur Geschichte der Stadt Augsburg, Schriftenreihe des Stadtarchivs Augsburg, Bd.19)

KLEIN, Anna: Zur Ideologie des weiblichen Charakters im 19.Jahrhunderts, In: Arbeitsbereich Familie, Umrisse einer Theorie der Privatheit, hrsg.v. I.Ostner und B.Pieper, Frankfurt a.M., New York 1980, S.73-95

KLÖNNE, Fr.: Über das Wiederaufleben der Diaconissen der alt christlichen Kirche in unsern Frauenvereinen, In: Jahrbücher für Religions-, Kirchen- und Schulwesen, hrsg.v. Jonathan Schuderhoff, 19.Jg., 37.Bd., Heft 3, Leipzig 1820, S.243-258

KOCH-ZIMMER, Renate: Zur Begriffsgeschichte des Dienens mit besonderer Berücksichtigung der medizinischen Dienste, Med. Diss. Heidelberg 1975

KÖNIG: Geschichtliche Entwicklung der Krankenpflege und die Förderung derselben im Vaterländischen Frauenverein I Altona, Altona 1904

KRÜGELSTEIN, Franz Christian Karl: Handbuch der allgemeinen Krankenpflege, Zum Gebrauch für Ärzte und Familienväter, Erfurt 1807

KRÜNITZ, Johann Georg: Oekonomisch-technologische Encyklopädie oder allgemeines System der Stats-Stadt-Haus- und Land-Wirtschaft, und der Kunst-Geschichte in alphabetischer Ordnung, 2.Aufl., 47.Theil, Berlin 1789,
Stichwort: Kranken-Haus, S.120-585,
Stichwort: Kranken-Wärter, Kranken-Pfleger, Kranken-Wärterinn, Kranken-Pflegerinn, S.597-628

KUCZYNSKI, Jürgen: Studien zur Geschichte der Lage der Arbeiterin in Deutschland von 1700 bis zur Gegenwart, (= Die Geschichte der Lage der Arbeiter unter dem Kapitalismus, Bd.18), 18. unveränd. Aufl., Berlin(Ost) 1965

KÜSTER, E.: Die Krankenpflege in Vergangenheit und Gegenwart, Rede gehalten bei der Uebernahme des Rektorats an der Universität Marburg am 13. Dezember 1895, Marburg 1895

LABISCH, Alfons: Krankenhauspolitik in der Krankenhausgeschichte,
In: Historia Hospitalium, Heft 13, (1979-80), S.217-233

LABISCH, Alfons: Zur Sozialgeschichte der Medizin, Methodologische Überlegungen und Forschungsbericht,
In: Archiv für Sozialgeschichte, Bd.20, (1980), S.431-469

LAUTERER-PIRNER, Heidi: Vom 'Frauenspiegel' zu Luthers Schrift 'Vom ehelichen Leben', Das Bild der Ehefrau im Spiegel einiger Zeugnisse des 15. und 16. Jahrhunderts.
In: Frauen in der Geschichte III, Fachwissenschaftliche und fachdidaktische Beiträge zur Geschichte der Weiblichkeit vom frühen Mittelalter bis zur Gegenwart mit geeigneten Materialien für den Unterricht, hrsg.v. Annette Kuhn und Jörn Rüsen, Düsseldorf 1983, S.63-85

LEISTIKOW, Dankwart: Das deutsche Krankenhaus in der ersten Hälfte des 19.Jahrhunderts,
In: Studien zur Krankenhausgeschichte im 19. Jahrhundert im Hinblick auf die Entwicklung in Deutschland, hrsg.v. H.Schadewaldt, Göttingen, 1976, S.11-57

LEJEUNE, Fritz: Krankenpflege und Krankenhaus bis 185o, Ein geschichtlicher Rückblick,
In: Hand- und Lehrbuch der Krankenpflege, Bd.II, hrsg.v. Fischer, Groß, Venzmer, Stuttgart 1939, S.303-310

LEXIKON für Theologie und Kirche, Bd.6, Karthago bis Marcello, 2.völlig neu bearb.Aufl., Freiburg 1961, Stichwort "Kongregation", S.439 f

LIESE, Wilhelm: Geschichte der Caritas, Bd.1: Allgemeine Geschichte der Caritas, Freiburg i.Br. 1922

LORENZ, Dagmar: Vom KLOSTER zur Küche: Die Frau vor und nach der Reformation Dr. Martin Luthers, In: Die Frau von der Reformation zur Romantik, Die Situation der Frau vor dem Hintergrund der Literatur- und Sozialgeschichte, hrsg.v. Barbara Becker-Cantarino, Bonn 1980, S.7-35

MAES, Ullinca: Die Schwestern in den Krankenanstalten Deutschlands, Berlin 1922, (= Volkswirtschaftliche Studien, Heft 6)

MAES, Ullinca: Die Sterblichkeitsverhältnisse der Krankenschwestern in den verschiedenen Organisationen, In: Zeitschrfit für Hygiene und Infektions-Krankheiten, Bd.91, (1921), S.306-329

MC KEOWN, Thomas: A Sociological Approach to the History of Medicine, In: Medical History and Medical Care, A Symposium of Perspectives, hrsg.v. Thomas Mc Keown und Gordon Mc Lachlan, London 1971, S.1-18,

MC KEOWN, Thomas: Medicine in Modern Society, London 1965,

MAI, Franz Anton: Ausführlicher Entwurf der mit Höchster Genehmigung im Jahre 1781 zu Mannheim errichteten öffentlichen Krankenwärterschule samt der mit derselben unter Höchstem Schutz verbundenen Armenpflege, In: Franz Anton Mai, Vermischte Schriften, Mannheim 1786, S.374-4o2,

MAI. Franz Anton: Instruktion für gelernte Krankenwärter und Wärterinnen, In: Franz Anton Mai, Vermischte Schriften, Mannheim 1786, S.386-393,

MAI, Franz Anton: Die Kunst die verlorne Gesundheit durch zweckmäßige Krankenpflege wieder herstellen zu helfen, Eine Anleitung zu Vorlesungen über vernünftige Krankenpflege, Zweiter Theil, Dritte vermehrte und verbesserte Auflage des Gesundheits-Katechismus und Krankenwärter Unterricht, Mannheim 1820 (vielfach zitiert auch unter dem Titel des Deckblattes des ersten Teiles dieser Schrift als: Die Kunst die blühende Gesundheit zu erhalten und die verlorne durch zweckmäßige Krankenpflege wieder herzustellen, Eine Anleitung zu Vorlesungen über die Gesundheits-Erhaltungslehre, und vernünftige Krankenpflege),

MAI, Franz Anton: Nachricht von der Errichtung der Krankenwärterschule, (Siebzehnter Brief), In: Franz Anton Mai, Vermischte Schriften, Mannheim 1786, S.300-310,

MAI, Franz Anton: Unterricht für Krankenwärter zum Gebrauch öffentlicher Vorlesungen, 2.verb. Aufl., Mannheim 1784, (1782<1>),

MANN, Gunther: Gesundheitswesen und Hygiene in der Zeit des Übergangs von der Renaissance zum Barock, In: Medizinhistorisches Journal, 2.Jg., (1967), S.107-123

MATSCHKE, C.G.: Ideen zu einer allgemeinen Staatskrankenpflege, Breslau 1816

MENDELSOHN, Martin: Die Aufgaben der Krankenpflege In: Zeitschrift für Krankenpflege, 16.Jg., (1894), S.123-128

MENDELSOHN, Martin: Krankenpflege für Mediziner, Jena 1899

MENDELSOHN, Martin: Die Stellung der Krankenpflege in der wissenschaftlichen Therapie, Rede gehalten in der öffentlichen Sitzung der Versammlung Deutscher Naturforscher und Aerzte zu Düsseldorf am 23. Sept. 1898, In: Verhandlungen der Gesellschaft Deutscher Naturforscher und Ärzte, 70.Versammlung, Düsseldorf 1898, Leipzig 1898, S.122-138

MEYER, George: Krankenpflege, In: Encyklopädische Jahrbücher der gesammten Medizin, 6.Jg., (1896), S.3o3-335

METTE, A.;J.WINTER (Hrsg.): Geschichte der Medizin, Einführung in ihre Grundzüge, Berlin (Ost) 1968

MURKEN, Axel Hinrich: Die Charite in Berlin von 1780 bis 1830, Ein 650 Betten umfassendes Krankenhaus der Biedermeierzeit, Sonderdruck aus: Arzt und Krankenhaus, Heft 3, (1980),

MURKEN, Axel Hinrich: Die bauliche Entwicklung des deutschen Allgemeinen Krankenhauses im 19. Jahrhundert, Göttingen 1979, (= Studien zur Medizingeschichte des Neunzehnten Jahrhunderts, Bd.9),

MURKEN, Axel Hinrich: Die Entwicklung des Krankenhausbaus im 19. Jahrhundert, In: Medizinische Monatsschrift, 24.Jg., (1970), S.4o6-412 und S.453-457,

NAGEL, Hans: Ursprung und Sinn hierarchischer Ordnung im Krankenhaus, In: Der Krankenhausarzt, 45.Jg., (1972), S.7-23

NEUMANN, A.: Zur Krankenpflege in Berlin, Bericht über einen Vortrag vor dem ärztlichen Standesverein Süd-West, In: Fortschritte der Krankenpflege, 15.Jg., (1893), S.236

NIESE, H.: Einige Worte über Geschichte, Bedeutung und Aufgaben der Krankenpflege bei Erweiterung der Diakonissenanstalt in Altona, Altona 1870

NOTTER, L.E.: The case for historical research in nursing, In: Nursing Research (New York), 21.Jg., (1972)

NUTTING, M.Adelaide; Lavinia L. DOCK: Geschichte der Krankenpflege, Die Entwicklung der Krankenpflege-Systeme von Urzeiten bis zur Gründung der ersten englischen und amerikanischen Pflegerinnenschulen, Bd.I, Berlin 1910, Bd.II, Berlin 1911, Bd.III, Berlin 1913, (Band III wurde herausgegeben von L.L.Dock und umfaßt Artikel von mehreren nicht genannten Autorinnen) (Titel des Originals: A history of nursing, the evolution of nursing systems from earliest times to the fundation of the first English and American training schools for nurses, New York 1907-1912, ins Deutsche übersetzt von Agnes Karll)

OETHAEUS: Gründtlicher Underricht für Gesunde, Krancke und Kranckenpfleger, wie sich dieselbigen allerseits, so wol in Erhaltung, als in widerbringung der Gesundheit und Verhütung zufälliger Kranckheit, auch im Gebrauch allerhandt Artzneischer Mittel verhalten sollen. sampt angehengter Erklärung und Widerlegung mancherley Irrungen u. Mißbräuch, welche im Brauch der Artzneischen Mitteln fast bey männiglich eingerissen und gemein werden. Allen denjenigen, welchen ihre Gesundheit lieb ist, nutz und notwendig zu wissen. Erstlich erstellt durch Jacobum Oethaeum. Jetztunder aber auffs new ubersehen, vermehret u.verbessert, durch Johanneum Oswaldum, Frankfurt a.M. 1599

OSTNER, Ilona: Beruf und Hausarbeit, Die Arbeit der Frau in unserer Gesellschaft, 2.Aufl., Frankfurt a.M., New York 1982, (1978<1>)

OSTNER, Ilona; Elisabeth BECK-GERNSHEIM: Mitmenschlichkeit als Beruf, Eine Analyse des Alltags in der Krankenpflege, Frankfurt a.M. 1979

OSTNER, Ilona; Almut KRUTWA-SCHOTT: *Krankenpflege - ein Frauenberuf, Bericht über eine empirische Untersuchung, Frankfurt a.M. und New York 1981*

PFÄHLER, Joh.Gottfried: *Unterricht für Personen, welche Kranke warten, Riga 1793*

PHILIPPI, Paul: *Die Vorstufen des modernen Diakonissenamtes (1789-1848) als Elemente für dessen Verständnis und Kritik, Eine motivgeschichtliche Untersuchung zum Wesen der Mutterhausdiakonie, Neukirchen-Vluyn 1966*

PIECHOKI, W.: *Gesundheitsfürsorge und Krankenpflege in den Franckeschen Stiftungen in Halle-Salle, In: Acta Historica Leopoldina, 2.Bd., (1965), S.29-66*

PREUSSEN, Zur Sozialgeschichte eines Staates, Eine Darstellung in Quellen, bearb. von Peter Brandt, Reinbek b. Hamburg 1981, (= Preußen, Versuch einer Bilanz, Bd.3)

PREUSSISCHES ALLGEMEINES LANDRECHT, Ausgewählte öffentlich-rechtliche Vorschriften, hrsg.v. Ernst Pappermann, Paderborn 1972

PROBST, Christian: *Das mittelalterliche Hospital und seine geistesgeschichtlichen Bedingungen, In: Hippokrates, 39.Jg., (1968), S.541-545*

PROBST, Christian: *Das Hospitalwesen im hohen und späten Mittelalter und die geistliche und gesellschaftliche Stellung des Kranken, In: Sudhoff's Archiv, 5o.Jg., Heft 3, (1966), S.246-258,*

RAVOTH, Fr.W.Th.: *Über die Ziele und Aufgaben der Krankenpflege, In: Tageblatt der 48. Versammlung Deutscher Naturforscher und Ärzte, Graz 1875, S.248-253*

REFORM des Wartepersonals bei der Krankenhausverwaltung (Hamburg), In: Deutsche Gemeindezeitung (Frankfurt, Oder), 33.Jg., (1894), S.228

REGUS, Michael: *Natur und Gesellschaft in der Entwicklung der Medizin als Wissenschaft, In: Seminar: Medizin, Gesellschaft, Geschichte, hrsg.v. H.-U.Deppe und M.Regus, Frankfurt a.M. 1975, S.29-73*

REICHEL, Charlotte: *Der Dienstvertrag der Krankenpflegerinnen unter Berücksichtigung der sozialen Lage, Jena 1910*

REICKE, Siegfired: Das deutsche Spital und sein Recht im Mittelalter, Bd.I: Das deutsche Spital, Geschichte und Gestalt, Bd.II: Das deutsche Spitalrecht, Stuttgart 1932, (= Kirchenrechtliche Abhandlungen, Hefte 111 und 112)

REME, Richard: Amalie Sieveking, Eine Vorkämpferin der christlichen Frauenbewegng, Hamburg 1911

REYHER, Johann Georg: Anweisung zur Krankenpflege und Krankenwartung, Hamburg 1801

REYHER, Johann Georg: Ueber die Einrichtung kleiner Höspitäler in mittlern und kleinern Städten, Hamburg und Kiel 1784,

ROBINSON: White Caps: The Story of Nursing, Philadelphia 1946

RODEGRA, Heinz: Vom Pesthof zum Allgemeinen Krankenhaus, Die Entwicklung des Krankenhauswesens in Hamburg zu Beginn des 19. Jahrhunderts, Münster 1977, (= Studien zur Geschichte des Krankenhauswesens, Bd.7)

ROHDE, Johann Jürgen: Soziologie des Krankenhauses, Zur Einführung in die Soziologie der Medizin, 2.überarb. Aufl., Stuttgart 1974, (1962<1>), (= Soziologische Gegenwartsfragen, Neue Folge 14)

ROSEN, George: Kameralismus und der Begriff der medizinischen Polizei,
In: Sozialmedizin, Entwicklung und Selbstverständnis, hrsg.v. Erna Lesky, Darmstadt 1977, S.94-123, (Übersetzung aus dem Amerikanischen von M.Skopec; Titel des Originals: Cameralism and the Concept of Medical Police, 1953),

ROSEN, George: Wirtschafts- und Sozialpolitik in der Entwicklung des öffentlichen Gesundheitswesens, Ein Interpretationsversuch,
In: Sozialmedizin, Entwicklung und Selbstverständnis, hrsg.v. Erna Lesky, Darmstadt 1977, S.26-61, (Übersetzung aus dem Amerikanischen von M.Skopec; Titel des Originals: Economics and Social Policy in the Development of Public Health, An Essay in Interpretation, 1953),

SACHSSE, Christoph; Florian TENNSTEDT: Geschichte der Armenfürsorge in Deutschland, Vom Spätmittelalter bis zum I.Weltkrieg, Stuttgart, Berlin, Köln, Mainz 1980

SCHADEWALDT, H.: Idee und Wirklichkeit des Krankenhauses im 19. Jahrhundert,
In: Das Krankenhaus, 63.Jg., (1971), S.286-291,

SCHADEWALDT, H.: Krankenhauspolitik in den letzten vier Jahrhunderten, In: Arzt und Krankenhaus, 1.Jg., Heft 11, (1976), S.9-18,

SCHÄFER, Theodor: Die weibliche Diakonie in ihrem ganzen Umfang, 2.verm. Aufl., Stuttgart 1887-1894, Bd.1: Die Geschichte der weiblichen Diakonie (1887), Bd.2: Die Arbeit der weiblichen Diakonie (1893), Bd.3: Die Diakonissin und das Mutterhaus (1894),

SCHAPER, H.-P.: Aspekte der Kritik traditioneller Krankenpflege-Geschichtsschreibung, In: Historia Hospitalium, Heft 14, 1981-82, S.321-335

SCHAUER, Hermann: Frauen entdecken ihren Auftrag, Weibliche Diakonie im Wandel eines Jahrhunderts, Göttingen 1960

SCHMIDT, Joseph Hermann: Über Barmherzigen Schwestern, Ein Vortrag im wissenschaftlichen Verein zu Berlin, Berlin 1847

SCHMIDT, Joseph Hermann: Die Reform der Medicinal-Verfassung Preußens, Berlin 1846,

SCHMIDT, Max Flor.: Unterricht für Krankenwärter, Wien 1831,

SCHÖNFELD, Walther: Frauen in der abendländischen Heilkunde vom klassischen Altertum bis zum Ausgang des 19. Jahrhunderts, Stuttgart 1947

SCHROEDER, E.A.: Die Krankenpflege im Krankenhaus, Ein geschichtlicher Querschnitt, In: Deutsches Medizinisches Journal (Berlin), 20.Jg., (1969), S.158-163

SCHRÖDER, Hannelore (Hrsg.): Die Frau ist frei geboren, Texte zur Frauenemanzipation, Bd.I: 1789-1876, München 1979

SCHRÖDER, Winfried; Karlheinz BARCK: Stichwort: "Aufklärung", In: Philosophisches Wörterbuch, Bd.I, A bis Konditionalitätsprinzip, hrsg.v. Georg Klaus und Manfred Buhr, 8.berichtigte Aufl., Berlin(Ost) 1971, S.135-154

SCHWARTZ, F.-W.: Idee und Konzeption der frühen territorialstaatlichen Gesundheitspflege in Deutschland ("Medizinische Polizei") in der ärztlichen und staatswissenschaftlichen Fachliteratur des 16. und 18. Jahrhunderts, Diss.Med. Frankfurt a.M. 1973

SEIDLER, Eduard: *Zur historischen Entwicklung der modernen Krankenpflege, In: Krankenpflege in unserer Gesellschaft, hrsg.v. Maria Pinding, Stuttgart 1972, S.7-16*

SEIDLER, Eduard: *Geschichte der Pflege des kranken Menschen, 4.durchges. u. verm. Aufl., Stuttgart, Berlin, Köln, Mainz 1977, (1966<1>),*

SEIDLER, Eduard: *Grundmotive von Medizin und Krankenpflege im 19. Jahrhundert, In: Deutsche Schwesternzeitung, 20.Jg., (1967), S.365-368 und S.43o-432,*

SEIDLER, Eduard: *Die moderne Krankenpflege in ihrer historischen Entwicklung, In: Hippokrates, 39.Jg., (1968), S.893-898,*

SEIDLER, Eduard: *Die Krankenpflegeschulen des Franz Anton Mai in Mannheim und Heidelberg, In: Deutsche Schwesternzeitung, 16.Jg., (1963), S.223-227,*

SEYMER, Lucy Ridgely: *Geschichte der Krankenpflege, Stuttgart 1936, (Ins Deutsche übersetzt von W.Alter und M.Schiller; Titel des Originals: A general History of Nursing, 1932)*

SHRYOCK, Richard H.: *Die Entwicklung der modernen Medizin in ihrem Zusammenhang mit dem sozialen Aufbau und den Naturwissenschaften, 2.Aufl., Stuttgart 1947 (1940<1>)*

SHULAMITH, Shahar: *Die Frau im Mittelalter, Königstein i.T. 1981*

SICK, Paul: *Die Krankenpflege in ihrer Begründung auf Gesundheitslehre mit besonderer Berücksichtigung der weiblichen Krankenpflege, 3.Aufl., Stuttgart 1893*

SIGERIST, Henry E.: *Die Heilkunst im Dienste der Menschheit, Stuttgart 1954, (Ins Deutsche übersetzt von G.Hübner; Titel des Originals: Medicine and Human Welfare, 1942),*

SIGERIST, Henry E.: *Krankheit und Zivilisation, Geschichte der Zerstörung der menschlichen Gesundheit, Frankfurt a.M. und Berlin 1952,*

SINTZEL, Michael: *Geschichte der Entstehung, Verbreitung und Wirksamkeit des Ordens der barmherzigen Schwestern, Regensburg 1847*

STEINBERG, L.: *Geschichte der Krankenpflege, In: Deutsche Schwesternzeitung, 1.Jg., (1948), Heft 1, S.13-15, Heft 2, S.12-13, Heft 3, S.7-8*

STEINHILBER, Wilhelm: Das Gesundheitswesen im alten Heilbronn, 1281-1871, Heilbronn 1956, (= Veröffentlichungen des Archivs der Stadt Heilbronn, Heft 4)

von STEYNITZ, J.: Mittelalterliche Hospitäler der Orden und Städte als Einrichtungen der sozialen Sicherheit, Berlin 1970, Diss.Wiso. Köln 1969, (= Sozialpolitische Schriften, Heft 26)

STICKER, Anna: Die Entstehung der neuzeitlichen Krankenpflege, Deutsche Quellenstücke aus der ersten Hälfte des 19. Jahrhunderts, Stuttgart 1960,

STICKER, Anna: Friederike Fliedner und die Anfänge der Frauendiakonie, Ein Quellenbuch, 2.durchgeseh.Aufl., Neukirchen-Vluyn 1963 (1961<1>)

STICKER, Anna: Patientenorientierte Krankenpflege - eine Tradition ?, In: Deutsche Krankenpflege-Zeitschrift, 36.Jg., (1983), S.250-253,

STORCH, Joh.: Die wohl-unterrichtete Krancken-Wärterin, Bestehend in einer kurzen mit Obrigkeitlichem Consens vor die hiesige ordentliche-bestellte Krancken-Wärterinnen abgefaßten, Nachgehends aber etwas weitläufiger erläuterten, und vor alle, wellche derer Krancken pflegen brauchbar gemachten Instruktion, Gotha 1746

STREISAND, Joachim: Deutschland von 1789 bis 1815, In: Deutsche Geschichte, Bd.2: Von 1789 bis 1917, Berlin(Ost) 1975, S.1-145

STREITER, Georg: Die wirtschaftliche und soziale Lage der beruflichen Krankenpflege in Deutschland, 2.verb.u.erg.Aufl., Jena 1924 (1910<1>)

STÜBLER, E.: Die geschichtliche Entwicklung der Krankenpflege, In: Hand- und Lehrbuch der Krankenpflege, Bd.I: Grundlagen, 6.Aufl., (überarbeitet), Stuttgart 1957 (1939<1>), S.20-43

STÜRZBECHER, Manfred: Beiträge zur Berliner Medizingeschichte, Quellen und Studien zur Geschichte des Gesundheitswesens vom 17. bis 19. Jahrhundert, Berlin 1966, (= Veröffentlichungen der Historischen Kommission zu Berlin, Bd.18),

STÜRZBECHER, Manfred: Geschichte der Krankenpflege In: Lehrbuch für Krankenschwestern und Krankenpfleger, Bd.I, Theoretische Grundlagen, hrsg.v. Fritz Beske, 3.überarb.u.erw.Aufl., Stuttgart 1974, S.1-11

STÜRZBECHER, Manfred: Nachwort (zu) Karl Emil Gedicke (Gedike), Handbuch der Krankenwartung, Zum Gebrauche für die Krankenwartschule der Königl. Charite-Heilanstalt sowie zum Selbstunterricht, Lindau 1979, (Faks.Dr. nach dem Original Berlin 1854),

THOMPSON, Alice: A Bibliography of Nursing Literature 1859-1960 with an historical Introduction, London 1968

THORR: Über die Krankenpflege der Lohnwärterinnen und der barmherzigen Schwestern in Hospitälern, In: Zeitschrift der Kaiserlich Königlichen Gesellschaft der Aerzte zu Wien, 10.Jg., 1.Bd., Wien 1854, S.58-85

TRÜDINGER, Karl: Stadt und Kirche im spätmittelalterlichen Würzburg, Stuttgart 1978, (= Spätmittelalter und frühe Neuzeit, Tübinger Beiträge zur Geschichtsforschung, Bd.1)

von UEXKÜLL, Thure: Kommentar zur Übertragbarkeit der Beobachtungen David Sudnows, In: David Sudnow, Organisiertes Sterben, Eine soziologische Untersuchung, Tübingen 1973, S.231-237

von UEXKÜLL, Thure: Das Verhältnis der Heilkunde zum Tode, Einleitung zur deutschen Ausgabe, In: David Sudnow, Organisiertes Sterben, eine soziologische Untersuchung, Tübingen 1973, (Titel des Originals: Passing On, The Social Organization of Dying, 1967), S.XI-XX,

UHLHORN, Gerhard: Die christliche Liebestätigkeit, Darmstadt 1959, (unveränderter Nachdruck der 2.verb. Aufl., Stuttgart 1895)

ULRICH, A.L.: Über die Krankenpflege durch barmherzige Schwestern, In: Amtlicher Bericht über die 14.Versammlung Deutscher Naturforscher und Ärzte, Jena 1836, Weimar 1837, S.100

UNSCHULD, Paul U.: Professionalisierung und ihre Folgen, In: Krankheit, Heilkunst, Heilung, hrsg.v. H.Schipperges, E.Seidler, P.U.Unschuld, München 1978, S.517-555, (= Veröffentlichungen des Instituts für Historische Anthropologie e.V., Bd.1)

VEZIN, Hermann: Über Krankenhäuser, die Krankenpflege durch christliche Genossenschaften und über die Wirksamkeit französischer, englischer und russischer Frauen in den Hospitälern der Krim und der Türkei, Münster 1858

WEIGOLD, Adolf: Krankenpflege und Schwesternwesen in Deutschland seit der Gründung des Roten Kreuzes, In: Hand- und Lehrbuch der Krankenpflege, Bd.II, hrsg.v. Fischer, Groß, Venzmer, Stuttgart 1939

WENDEHORST, Alfred: Das Juliusspital in Würzburg, Bd.1: Kulturgeschichte, Würzburg 1976

WENDT, Wolf Rainer: Geschichte der sozialen Arbeit, Von der Aufklärung bis zu den Alternativen, Stuttgart 1983

WENDTLAND, Hans Carl: Die weiblichen Orden und Kongregationen der katholischen Kirche und ihre Wirksamkeit in Preußen 1818-1918, Paderborn 1924

WOLFF, Sab.Jos.: Die Kunst Krank zu seyn, nebst einem Anhange von Krankenwärtern, wie sie sind und seyn sollten, Berlin 1811

ZEFRON, L.J.: The history of the laying-on hands in nursing, In: Nursing Forum (Chicago), 14.Jg., (1975), S.350-353

ZETTEL, Ortrud (Hrsg): Gesundheitsberufe, Studien zu ihrer Entstehung und Veränderung, Frankfurt M., New York 1983

BIBLIOGRAPHIEN

Spezielle Bibliographien der Krankenpflegeliteratur :

a) *Bibliographie der gesamten Krankenpflege, bearbeitet von Ernst Roth, In: Handbuch der Krankenversorgung und Krankenpflege, hrsg.v. G.Liebe, P.Jacobsohn, G.Meyer, Bd.II, Abt.2, Berlin 19o3, S.456-1332*

b) *A Bibliography of Nursing Literature 1859 - 1960 with an historical Introduction, hrsg.v. Alice M.C.Thompson, London 1968*

c) *Spezial-Katalog der Gesammtlitteratur über Krankenpflege, zusammengestellt v. M.Mendelsohn, I.Bloch, M.Hoefer, sowie der Collectiv-Ausstellung der Litteratur über Krankenpflege auf der Ausstellung für Krankenpflege in der Philharmonie zu Berlin, nebst einem Aufsatz: Zur Geschichte der wissenschaftlichen Krankenpflege (Hypurgie) von I.Bloch, Berlin 1899*
(Die Angaben dieser bibliographischen Zusammenstellung sind äußerst ungenau und unzuverlässig.)

Bibliographien, in denen Krankenpflegeliteratur systematisch erfaßt ist:

d) *Deutsche Bibliographie, 1945 ff, Frankfurt a.M. 1953 ff*

e) *Bibliographischer Jahresbericht über Soziale Hygiene, Demographie und Medizinalstatistik sowie alle Zweige des sozialen Versicherungswesens, hrsg.v. A.Grotjahn und F.Kriegel, Berlin 1916 bis 1923, (= Veröffentlichungen aus dem Gebiet der Medizinalverwaltung, Bd.6,Heft 5; 7,9; 8,12; 11,1; 13,1; 16,1; 18,1)*
Vorher unter dem Titel: Jahresbericht über soziale Hygiene, ... (siehe unter 1)

f) *Bibliography of the History of Medicine, hrsg.v. National Library of Medicine, Washington, Bd.1 (1964) bis Bd.16 (1980), Washington 1965 bis 1982*

g) *Vollständiges Bücher-Lexikon, bearb. und hrsg.v. Christian Gottlob Kayser, (Chritian Gottlob Kaysers Bücher-Lexikon), 1750-1910, Leipzig 1834-1912*

h) *Deutsches Bücherverzeichnis, 1911 ff, Leipzig 1916 ff*

i) *Die Frauenfrage in Deutschland, Strömungen und Gegenströmungen 1790-1930, Sachlich geordnete und erläuterte Quellenkunde, unveränderter reprographischer Nachdruck der 1.Auflage, Tübingen 1934, Darmstadt 1961*

j) Jahresbericht über die Fortschritte und Leistungen auf dem Gebiete der Hygiene, Bd.1 (1883) bis Bd.31 (1913), Braunschweig 1884 bis 1915, (Supplement zu: Deutsche Vierteljahresschrift für öffentliche Gesundheitspflege)

k) Jahresbericht über die Fortschritte und Leistungen auf dem Gebiete der Sozialen Hygiene und Demographie, Bd.1 (1900,1901) bis Bd.4 (1904), Jena 1902 bis 1905

l) Jahresbericht über soziale Hygiene, Demographie und Medizinalstatistik und alle Zweige des sozialen Versicherungswesens, hrsg. v. A.Grotjahn, F.Kriegel, Bd.5 (1905) bis Bd.13 (1913), Jena 1906 bis 1914,
Vorher unter dem Titel: Jahresbericht über die Fortschritte .... (Siehe unter k)

m) Katalog der Bibliothek des Central-Ausschusses für die Innere Mission der deutschen evangelischen Kirche, Abt.C1, Liebestätigkeit und Wohlfahrtspflege, hrsg.v.d. Bibliothek des Central Ausschusses für Innere Mission, Berlin Spandau 1930

GPSR Compliance

The European Union's (EU) General Product Safety Regulation (GPSR) is a set of rules that requires consumer products to be safe and our obligations to ensure this.

If you have any concerns about our products, you can contact us on ProductSafety@springernature.com

In case Publisher is established outside the EU, the EU authorized representative is:

Springer Nature Customer Service Center GmbH
Europaplatz 3
69115 Heidelberg, Germany

Batch number: 10809468

Printed by Printforce, the Netherlands